临床医学超声影像诊断要点

LINCHUANG YIXUE CHAOSHENG YINGXIANG

ZHENDUAN YAODIAN

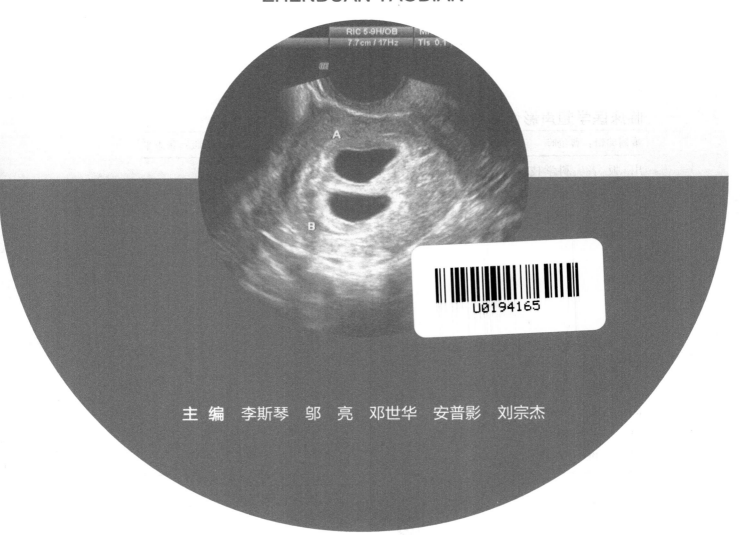

主编 李斯琴 邬 亮 邓世华 安普影 刘宗杰

科学技术文献出版社

SCIENTIFIC AND TECHNICAL DOCUMENTATION PRESS

·北 京·

图书在版编目（CIP）数据

临床医学超声影像诊断要点 / 李斯琴等主编. — 北京：科学技术文献出版社, 2018.5
ISBN 978-7-5189-4470-5

Ⅰ.①临… Ⅱ.①李… Ⅲ.①超声波诊断 Ⅳ.①R445.1

中国版本图书馆CIP数据核字(2018)第104422号

临床医学超声影像诊断要点

| 策划编辑：曹沧晔 | 责任编辑：曹沧晔 | 责任校对：赵 瑷 | 责任出版：张志平 |

出 版 者　科学技术文献出版社
地　　址　北京市复兴路15号　邮编 100038
编 务 部　(010) 58882938，58882087（传真）
发 行 部　(010) 58882868，58882874（传真）
邮 购 部　(010) 58882873
官方网址　www.stdp.com.cn
发 行 者　科学技术文献出版社发行　全国各地新华书店经销
印 刷 者　济南大地图文快印有限公司
版　　次　2018年5月第1版　2018年5月第1次印刷
开　　本　880×1230　1/16
字　　数　348千
印　　张　11
书　　号　ISBN 978-7-5189-4470-5
定　　价　148.00元

前　言

　　超声诊断成像原理是利用超声波在人体不同组织中传播的特性和差异，通过静态和动态图像显示进行诊断的。因其诊断正确率高，在医师熟练操作下有其独特的优越性，适用范围日益广泛，超声诊断队伍也日益壮大。为适应时代发展，进一步提高超声检查技术及工作人员的专业理论水平，我们组织了有多年临床经验的专家编写了此书。

　　本书以临床实用为目的，以临床常见病和多发病为重点，系统阐述了超声诊断基础和内容以及常见疾病的超声影像学诊断。在编写的过程中，尽量体现科学性、先进性、实用性，在文字基础上合理配用图片，易于掌握，查阅方便，可供临床工作及教学参考。

　　本书参编人员均是国内超声医学领域实践经验丰富、技术水平较高的专业医务工作者，对各位同道的辛勤笔耕和认真校对深表感谢。由于写作时间和篇幅有限，难免有纰漏和不足之处，恳请广大读者予以批评指正。

编　者

2018 年 3 月

编者
2018年3月

目 录

第一章

超声诊断原理和基础

第一节　超声成像概述

一、基本原理

　　超声检查（ultrasound examination）是根据声像图特征对疾病作出诊断。超声波为一种机械波，具有反射、散射、衰减及多普勒效应等物理特性，通过各种类型的超声诊断仪，将超声发射到人体内，在传播过程中遇到不同组织或器官的分界面时，将发生反射或散射形成回声，这些携带信息的回声信号经过接收、放大和处理后，以不同形式将图像显示于荧光屏上，即为声像图（ultrasonogram 或 echogram），观察分析声像图并结合临床表现可对疾病作出诊断。

二、相关概念

（一）超声波

　　超声波是指频率超过人耳听觉范围，即大于 20 000Hz 的声波。能传播声波的物质叫介质。临床上常用的超声频率在 2 ~ 10MHz 之间。

（二）反射与折射

　　声波在人体组织内按一定方向传播的过程中遇到不同声阻抗的分界面，即产生反射与折射，可利用超声波的这一特性来显示不同组织界面、轮廓，分辨其相对密度。

（三）分辨力与穿透力

　　超声波具有纵向和横向分辨力，纵向分辨力与超声频率有关，频率越高，纵向分辨力越高；横向分辨力与声束的宽窄有关，声束变窄，可提高横向分辨力。

（四）声能的吸收与衰减

　　超声波在介质传播过程中其声能逐渐减少，称为衰减。在人体组织中衰减的一般规律是：骨组织＞肝组织＞脂肪＞血液＞纯液体。其衰减对特定介质来说是常数，超声通过液体几乎无衰减，而致密的骨化、钙化和结石，衰减值特别大，其后方减弱以致消失，出现声影。

（五）超声波的人体生物效应

　　超声波在人体组织中被吸收后转化为热能，使局部升温，并向周围组织传导。另外，超声波对人体组织还有空化作用和机械作用。声波超剂量的照射会对人体组织产生一定的损伤，临床应用中应注意超声照射的剂量和时间，根据不同个体和检查器官限制在安全范围内。也可有目的地利用超声的人体生物效应到达某种治疗目的，如高能聚焦超声治疗肿瘤。

（六）多普勒效应

　　多普勒效应（Doppler effect）是指发射声源与接收器之间存在相对运动时，接收器收到的频率因运动而发生变化的物理现象。发射频率与接收频率之间的差值称为频移，与运动速度成正比。根据这一原理，多普勒技术可用于测量血流速度、血流方向及血流的性质（层流或湍流）。多普勒超声即根据这一效应研制，分为频谱多普勒和彩色多普勒成像两大类。

（李斯琴）

第二节　超声成像特点及主要应用

一、成像特点

（一）回声强度

通常把人体组织反射回声强度分为四级，即高回声、中等回声、低回声、无回声。对后方伴有声影的高回声，也称为强回声。

1. 强回声　如骨骼、钙化、结石和含气的肺，超声图像上形成非常明亮的点状或团块状回声，后方伴声影。但小结石、小钙化点可无声影。

2. 高回声　如血管壁、脏器包膜、瓣膜、肌腱、组织纤维化等，高回声与强回声的差别是不伴后方声影。

3. 中等回声　如肝、脾、胰腺实质等，表现为中等强度的点状或团块状回声。

4. 低回声　又称弱回声，为暗淡的点状或团块状回声，典型低回声为脂肪组织。

5. 无回声　病灶或正常组织内不产生回声的区域，典型者为尿液、胆汁、囊肿液和胸腹腔漏出液。

6. 暗区　超声图像上无回声或仅有低回声的区域，称为暗区，又可分为实性暗区和液性暗区。

7. 声影（acoustic shadow）　由于障碍物的反射或折射，声波不能到达的区域，即强回声后方的无回声区，称为声影，见于结石、钙化及致密软组织回声之后。

（二）超声图像的分析与诊断

观察分析声像图时，应注意以下内容：

1. 定位　超声检查中为明确脏器或病变的方位，通常以体表解剖标志或体内重要脏器为标志标明方位，定位观察还应包括病变位于某脏器或脏器的某一部位。

2. 大小　脏器及病变组织的大小测量，通常测三维径线的最大值即前后径、上下径及左右径，亦可测面积和周径。

3. 外形　脏器的形态轮廓是否正常、有无肿大或缩小；如是占位性病变，其外形是圆形、椭圆形、分叶形或不规则形。

4. 边缘轮廓　脏器或肿块有无边界回声、是否光滑完整、有无模糊中断以及边缘回声强度如何，对病变性质的鉴别以及了解肿瘤的生物学活性等均有一定意义。

5. 内部结构特征　应注意观察内部回声的强度大小、分布是否均匀、回声形态如何以及结构是否清晰。

6. 后壁及后方回声　根据不同的后壁及后方回声，可对病变性质作进一步鉴别。

7. 周围回声及毗邻关系　根据局部解剖判断病变与周围结构的关系，有无压迫移位、粘连或浸润，周围结构内有无异常回声，有无局部淋巴结肿大和继发性管道扩张。

8. 位置及活动度　脏器位置是否偏移，固有的活动规律是否存在。病变的确切位置，是否随体位变动或呼吸运动而移动。

9. 量化分析　包括对脏器或病变进行径线、面积、体积等测量，以及应用多普勒超声观察病变或脏器内部的血流分布、走行及形态，对有关血流动力学参数进行测量。

二、主要应用

（一）超声解剖学和病变的形态学研究

超声检查可获得各脏器的断面声像图，显示器官或病变的形态及组织学改变，对病变作出定位、定量及定性诊断。

（二）功能性检查

通过检测某些脏器、组织的生理功能的声像图变化或超声多普勒图上的变化作出功能性诊断，如用超声心动图和多普勒超声检测心脏的收缩及舒张功能；用实时超声观察胆囊的收缩和胃的排空功能。多普勒超声技术的发展使超声从形态学检查上升至"形态－血流动力学"联合检查，使检查水平进一步提高。

（三）器官声学造影的研究

声学造影即将某种物质引入"靶"器官或病灶内，以提高图像信息量的方法。此技术在心脏疾病的诊断方面已经取得良好效果，能够观察心腔分流、室壁运动和心肌灌注情况，测定心肌缺血区或心梗范围及冠状动脉血流储备。目前此技术已推广至腹部及小器官的检查。

（四）介入性超声的应用

介入性超声（interventional ultrasound）包括内镜超声、术中超声和超声引导下进行经皮穿刺、引流等介入治疗。高能聚焦超声还可用来治疗肿瘤等病变。

三、优点和限度

（一）优点

（1）无放射性损伤，属无创性检查技术。
（2）能取得多种方位的断面图像，并能根据声像图特点对病灶进行定位和测量。
（3）实时动态显示，可观察器官的功能状态和血流动力学情况。
（4）能及时得到检查结果，并可反复多次重复观察。
（5）设备轻便、易操作，对危重患者可行床边检查。

（二）限度

（1）超声对骨骼、肺和胃肠道的显示较差，影响成像效果和检查范围。
（2）声像图表现的是器官和组织的声阻抗差改变，缺乏特异性，对病变的定性诊断需要综合分析并与其他影像学表现和临床资料相结合。
（3）声像图显示的是某局部断面，对脏器和病灶整体的空间位置和构型很难在一幅图上清晰显示。三维超声技术可部分解决此问题。
（4）病变过小或声阻抗差不大，不引起反射，则难以在声像图上显示。
（5）超声检查结果的准确性与超声设备的性能以及检查人员的操作技术和经验有很大关系，为操作人员依赖性（operator－dependent）技术。

（李斯琴）

第三节　三维超声波成像技术

一、静态结构三维超声波成像技术

（一）信息采集

1. 机械驱动扫描检查　超声波扫描检查探头被固定在超声波扫描仪的机械臂末端上，由计算机内特定的扫描程序控制步进电动机带动探头做平行扫描检查、扇形扫描检查和旋转扫描检查。扫描检查时的运动轨迹是预先设计好的。

（1）机械驱动扫描检查方法的优点：①计算机容易对所获取的二维图像进行空间定位；②信息处理与三维图像重建速度快；③重建的三维图像准确性较高。

（2）机械驱动扫描检查方法的缺点：①机械装置体积较大、较重，且不易于探头匹配；②扫描检查时噪声较大；③扫描检查方式单一，信息采集部位难以确定，且扫描检查时间受到限制。

2. 自由扫描检查

（1）声学定位扫描检查：将一个声发射装置安装在超声波探头上，并在检查床的上方安装多个声音接收装置，通过测量声传播中不同的时间延迟来估算出探头所处的空间位置。扫描检查不受限制，但空间定位的精确度较差。

（2）磁场空间定位扫描检查：用磁场空间定位系统进行定位。电磁场发生器由计算机控制产生电磁波，并向空间发射形成电磁场。再在探头上安装一套空间位置感测器。在给患者进行超声波扫描检查时，计算机即可感测到探头的运动轨迹，再由探头的运动轨迹确定图像的空间位置。磁场空间定位扫描检查的优点在于：体积较小、重量较轻、操作灵活、采集信息方便等。

（二）定量测量

直接利用三维超声波图像进行各种数据测量。

（三）图像处理技术

1. 未知数值的推测　未知数值的推测是信息采集的逆过程，数字图像是离散场，只有少数位置的数值是已知的，而原始的场是连续的。在进行三维图像重建时，常常需要用已知任意一点位置的值来推测未知的值。

推测未知数值的方法很多，运算量和效果差异也比较大。最简单的方法是用最近邻的数值来推测未知数值，任意一点就用最近的一个采样点的值来替代。最常用的是线性（liner）推测法，假设相邻采样点之间的变化全是线性的，这种方法计算快、效果好。高次的多项式推测法，计算量较大，但效果不一定比线性好。

2. 高通滤波与低通滤波　三维图像的滤波与二维图像滤波是基本一致的，滤波又分为高通滤波和低通滤波。滤波器的种类也比较多，其中的非线性滤波器可以满足某些特殊要求，例如去除噪声、保持边缘细节等。

（1）低通滤波：低通滤波被用于去除图像中的噪声；也被用于获取更大的图像，以便进行图像分析。

（2）高通滤波：高通滤波被用于锐化图像或提取物体边缘。

3. 图像分割　在进行图像处理与分析时，常常需要将人体体素数据进行区域分割，把医师与技术员感兴趣的区域挑出来。在对人体体素数据进行区域分割时要求采用自动化分割的方法进行分割，并保证对图像进行正确分割。由于人体解剖结构的变化差异较大，因此，在进行图像分割时同时满足以上两项要求难度较大。为了同时满足以上两项要求，并保持图像分割的正确性，有时还需进行手工分割。但手工分割的速度太慢，影响了图像的处理速度。为了提高图像处理速度，在保证图像正确分割的情况下，应尽量进行自动分割操作。

图像分割的方法有：①阈值分割法，适用于同一物体内灰度较一致，或不同物体间灰度明显的情况；②种子限域生长分割法，适用于软组织的图像分割，因为软组织的密度差别不明显；③自动边缘检测分割法，用户只需提供曲线的起点和终点，计算机就可自动沿着检测到的物体边缘划分；④多参数分割法，用两种或两种以上的图像，在两个或两个以上参数构成的参数空间上指定物体的取值范围，就更容易进行对图像正确分割了；⑤数学形态学分割法，在用阈值分割法对物体进行初步分割后，再对其进行一些数学形态学操作，以按需要改变其连通性。

4. 重合处理　假如要利用不同设备采集的三维图像信息，或同一设备不同时间采集的三维图像信息进行三维图像重建时，由于两个图像中人体的空间位置可能不一致。在进行图像的三维重建之前，应首先对它们进行匹配。即进行变换，使一个图像经过变换后与另一个图像尽可能地进行物体的重合。

（四）三维图像重建技术

1. 表面重建成像　以 CT 三维图像重建技术为例，简单介绍一下表面重建成像技术。通过确定兴趣区所要显示结构的实际密度所包含的最高和最低 CT 值，设定最高和最低阈值水平，然后标定兴趣区所要显示的结构，重建程序将根据代表该结构密度范围对所有邻近像素进行识别，将阈值范围内的连续性像素构筑成单个的三维结构模型，产生一个标记的成像源以显示用灰阶编码的表面显示图像。可以用多个 CT 阈值进行表面遮盖显示，并对不同 CT 值的结构用彩色显示。表面遮盖显示能极好地显示复杂结构，尤其是结构重叠区域的三维关系。但是这种以 CT 阈值为参数的图像处理，丢失了大量与 X 线衰减有关的信息，对设定阈值以外的像素不能显示，小的血管也难以显示，重度狭窄可表现为血管腔闭塞，血管壁钙化和管腔内造影不能区分，所以对狭窄的管径有可能显示不清，尤其是在只设定单一阈值水平时。

表面重建三维图像的步骤：首先，用采集到的密度数据信息进行图像的表面重建，即重建出三维物体表面；然后再进行表面再现。根据光照模型确定的算法给物体表面加阴影，投影在平面屏幕上。表面遮盖显示重建出的立体三维图像直观、真实感较好。

表面重建的目的在于求出三维物体的表面几何形状。计算机既可用大量的小片拼接来表示三维物体的表面几何形状，又可以用小立方体拼接来表示三维物体的表面几何形状，但表示的基本单元上都必须有法矢量。

表面重建数据之间采样间隔的大小有两种情况：假如采样间隔是基本相同的三维灰度图像，只需指定一对阈值就可分割出三维物体表面；假如采样间隔是较大的断层图像，为了得到效果较好的重建三维图像，应先在断层图像上分割感兴趣区，然后再对这些二维的感兴趣区进行基于形状的未知数值的推测，并将这些推测出的数值插入。

用表面重建成像法重建出的三维图像结果的好与坏，与图像的分割有关。图像分割得越好，重建的三维图像质量越高。假如采用阈值分割法对图像进行分割的话，则阈值对三维物体的尺寸影响较大。法矢量计算得是否准确对表面遮盖显示法的最终效果也有较大的影响。

表面重建成像的特点：①适应人的视觉习惯，立体形态的真实感效果较好，表面遮盖显示法特别适用于物体空间结构较复杂的情况；②该法使用的加速硬件造价要求不高，即在低价的加速硬件上就能实现复杂的人机交互操作；③容易进行定量测量和对三维物体操作；④在进行三维物体表面分割时，分割参数对结果影响较大，并且需要烦琐的人工操作；⑤部分容积效应对显示结果影响较大，细小的血管容易产生狭窄、堵塞状的伪像，误诊率较高；⑥伪像的真实感较强，应引起特别的重视；⑦结果图像不提供密度信息。

该重建法适用于含液性结构和被液体包绕的结构。

2. 透明成像　由于实质性器官在进行超声波扫描检查时为实质性均匀回声，重建出的三维图像无法观察到器官与组织的内部结构，采用透明成像技术，可以观察到器官的内部结构。

（1）透明成像的方法：①最大回声模式：它可以显示沿每条声束上的最强回声之三维结构；②最小回声模式：它可以显示沿每条声束上的最低回声之三维结构；③X 线模式：它可以显示沿每条声束上的灰阶平均质，重建出与 X 线相类似的扫描检查图像。

（2）透明成像的临床意义：①可以观察到器官内血管结构改变的立体形态；②可以观察到器官内组织结构或病变与血管结构的空间位置关系。

3. 多普勒血流三维成像技术　首先用超声波多普勒扫描仪采集血管成像信息，再利用计算机的三维重建特殊软件重建出器官血管的三维立体结构，用于了解器官的血液供应情况。

多普勒血流三维成像的临床意义：①了解移植器官的血流灌注情况，诊断有无排斥反应；②了解移植器官的血流灌注情况，诊断实质性器官有无梗死情况；③观察肿瘤滋养血管的三维结构，判断肿瘤的大小、形态和位置等情况。

（五）图像的显示与储存

计算机将重建好的超声波三维图像显示在监视器上，或储存在计算机的硬盘上，或用激光打印机打印成图片供医师们诊断。可以从任意方向和任意角度对超声波三维图像进行显示与观察，也可以从任意方向和任意角度对超声波三维图像进行切割显示与观察器官和病灶的大小、形态、体积、内部结构等信息。

二、动态结构三维超声波成像技术

（一）信息采集

下面以心脏三维超声波检查为例，简单介绍一下动态结构三维超声波的信息采集方法。

1. 三维超声波扫描检查的窗口

（1）经食管超声波扫描检查窗：将全平面经食管探头插入患者食管内进行超声波扫描检查。其优点为：消除了肋骨、肺、脂肪对超声波影像的影响，其图像质量最好。

（2）经胸壁超声波扫描检查窗：经胸壁全平面超声波扫描检查探头，或扇形扫描探头。

2. 动态结构三维超声波成像信息的获取方法

（1）经食管平行扫描检查方法：将探头插入食管，并将探头沿食管上下移动，以获取各个不同水平高度的系列二维横断图像，现已不再使用。

（2）扇形扫描检查方法：首先将探头固定，然后在某一方向上变动扫描检查角度进行扇形扫描检查。

（3）旋转扫描检查方法：首先将探头固定，然后由计算机检测系统控制探头操作柄上的步进电动机，使探头按设定的程序进行180°的旋转，可得到系列夹角相等、轴心固定的二维图像。

3. 动态三维超声波的扫描检查方法 首先将探头固定在胸壁上，并将固定点作为轴心，然后顺时针将探头转动180°，每隔3°左右扫描一幅二维图像，计算机利用图像三维重建软件进行图像立体三维重建。在相同的扫描范围内，采集到的二维图像越多，重建出的三维图像质量越好。

（二）定量测量

直接利用三维超声波图像进行各种数据测量。

（三）图像处理技术

请参阅静态结构三维超声波成像技术的内容。

（四）超声波血管三维图像的重建

在进行血管系统三维立体图像重建时，应选择一个能充分显示主动脉瓣的切面，分别从主动脉瓣上短轴、主动脉瓣下短轴及主动脉瓣长轴等不同角度对主动脉瓣进行重建，重建时仔细调节灰度阈值及透明度，以增强图像的实体感并减少伪影。详细内容请参阅静态结构三维超声波成像技术。

（五）图像的显示与储存

计算机将重建好的超声波三维图像显示在监视器上，或储存在计算机的硬盘上，或用激光打印机打印成图片供医师们诊断。可以从任意方向和任意角度对超声波三维图像进行显示与观察，也可以从任意方向和任意角度对超声波三维图像进行切割显示与观察器官和病灶的大小、形态、体积、内部结构等信息。

三、三维超声波成像的优缺点

（一）三维超声波成像的优点

与二维超声波成像方法相比，三维超声波成像有以下的优点：①更清晰地观察人体各器官与病灶的形态、大小等指标；②更清晰地观察人体各器官、病灶与相邻解剖结构的关系；③可以从不同的角度观察病灶；④能够显示二维超声波不能显示的病灶；⑤可以观察到器官与病灶的全貌。

（二）三维超声波成像的缺点

与二维超声波成像方法相比，三维超声波成像有以下的缺点：①三维图像的好与坏，受二维图像质量的影响；②图像质量受多种因素影响，影响三维图像质量的因素比二维多；③由于其具有操作较复杂、费用高、检查时间长等缺点，一时难以在较大范围内推广应用。

（李斯琴）

第四节　超声诊断的显示方式及其意义

超声诊断的显示方式甚多。最常用者有 2 类 5 型。还有一些其他类型目前使用尚不普遍。

一、脉冲回声式

脉冲回声式（pulsed echomode）的基本工作原理：①发射短脉冲超声，脉冲重复频率（PRF）500~1 000Hz 或者更高；②接收放大，因体内回声的振幅差别在 100~120dB（10^5~10^6）之间，除高速数字化技术外，一般必须使用对数式放大器；③数字扫描转换技术，使各种扫查形式的超声图转换成通用的电视制扫描模式；④显示图形，根据工作及显示方式的不同，可分 3 型。

1. A 型　为振幅调制型（amplitude modulation）。单条声束在传播途径中遇到各个界面所产生的一系列的散射和反射回声，在示波屏时间轴上以振幅高低表达。即示波屏的 X 轴自左至右代表回声时间的先后次序，它一般代表人体软组织的浅深（可在电子标尺上直读）；而 Y 轴自基线上代表回声振幅的高低（图 1-1）。

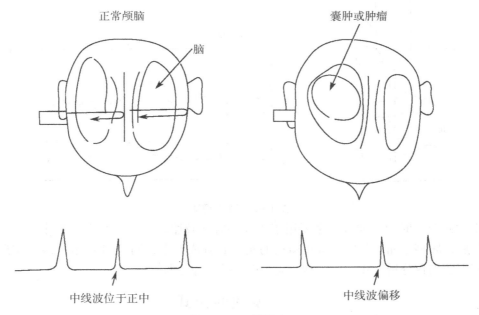

图 1-1　A 型超声

A 型仪为单声束取样分析法，它不能形成直观图型。另外，示波屏上所显波形振幅因受非线性放大及显示压缩等影响，它不与真正的回声振幅成正比关系（相差甚大），已逐步被淘汰。目前在眼科临床中仍有应用，但仅取其距离深度测量作分析依据。

2. B 型　属辉度调制型（brightness modulation）。本型的基本原理为将单条声束传播途径中遇到的各个界面所产生的一系列散射和反射回声，在示波屏时间轴上以光点的辉度（灰度）表达。B 型示波屏时间轴在 y 轴（与通用的 A 型仪不同）上。B 型超声诊断仪的完整含义为超声成像（或图像）诊断仪，它包括下列 3 个重要概念：①回声界面以光点表达；②各界面回声振幅（或强度）以辉度（灰度）表达；③声束顺序扫切脏器时，每一单条声束线上的光点群按次分布成切面声像图（图 1-2）。

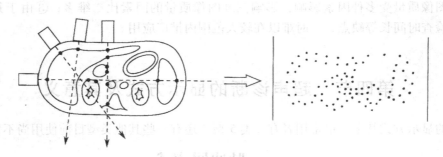

图1-2 B型超声

本型又分灰阶（grey scale）、彩阶（color scale）显示，与静态（static）和实时（real time）显示等。目前临床最常应用的为实时（帧频大于24f/s；8～23f/s应称准实时）及灰阶（灰阶数>64）或彩阶仪器。另外，根据探头与扫查方式，又可分线扫（linear scan）、扇扫（sector scan）、凸弧扫（convex linear scan）及圆周扫（radial scan）等。以凸弧扫的适应范围最广。

3. M型　为活动显示型（time - motion mode），原理为：①单声束取样获得界面回声；②回声辉度调制；③示波屏y轴为距离轴，代表界面深浅；④示波屏x轴为另一外加的代表慢扫描时间基线，代表在一段较长时间内（数秒至数十秒）的超声与其他有关生理参数的显示线（图1-3）。

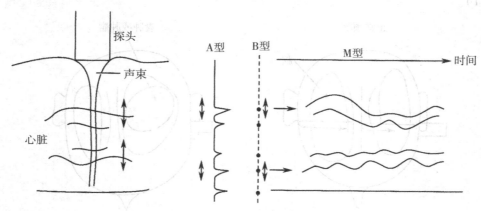

图1-3 M型超声

M型获得"距离-时间"曲线。主要用于诊断心脏病及胎动、胎儿心率及心律测定。自从扇扫出现并发展完善后，M型已屈居其次。常在扇扫的实时心脏成像中，调节M型取样线，作选定心脏或瓣膜结构在时相上的细致分析。M型可丰富、完善扇扫的图像诊断。

二、差频回声式

差频回声式（frequency shifted mode）的基本工作原理为：①发射固定频率的脉冲式或连续式超声波；②提取频率已经变化的回声（差频回声）；③将差频回声频率与发射频率相比，获得两者正负差量值；④显示。

根据工作及显示方式的不同，可分2型：

1. D型（Doppler mode）速度曲线　D型为差频（或：频移）示波型。单条声束在传播途径中遇到各个活动界面所产生的差频回声，在x轴的慢扫描基线上沿y轴代表其差频的大小。通常慢扫描时基线上方显示正值的差频，下方显示负值的差频，振幅高低代表差频的大小。如输入"声轴-流向"夹角数值，则经$\cos\theta$计算可直接显示血流流速。曲线谱宽代表取样线段经过管腔所获得的多种流速范围，各点的辉度代表不同流速间统计分布。另一种则为模拟曲线显示型，只能表示差频回声中功率最大的成分。D型又可分为两种亚型：①连续波式（continuous wave）：对声束线上所有的血管内血流均可获得回声，它可测的最大流速不受限制，但无距离分辨力，不能区分浅、深血管中流速。在此式中，又分3

种不同性能的装置：a. 非方向性：只估计流速高低不显示方向；b. 方向性：可分别显示血流正、负向；c. 双向性：可在同一瞬时显示正、负两种不同方向上的血流。②脉冲选通门式（range gated）：脉冲发射与 A 型仪类似。接收器中设选通门，其门宽及浅深均属可调（门宽从 0.5～20mm 间可调；门深从 0mm 的皮肤面至 20cm 处可调）；这一亚型一般均为双向型显示。其不同点为扫描式显示抑或卷轴式显示。此外，有专用的差频频谱分析软件及频谱图显示等（图 1－4）。

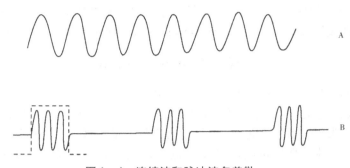

图 1－4　连续波和脉冲波多普勒
A. 连续波；B. 脉冲选通门式

2. D 型彩色描绘（Doppler color flow mapping）（CFM，CDFI）　近来获得快速发展。通常用自相关技术以迅速获得一个较大腔室或管道中的全部差频回声信息，然后予以彩色编码显示。一般要求如下所述。

（1）彩色分离：通常用红黄色谱代表一种血流方向，蓝绿色谱代表另一种方向。并用红色表示低流速，愈往黄色，流速愈高，最高流速为白色（代表屏幕显示色）；以蓝色表示另一方向的低流速，愈往绿色，流速愈高，最高流速为白色（代表屏幕显示色）。

（2）彩色实时显示：用以追踪小血管行径。

三、时距测速式

时距测速式为另一原理的超声彩色血流流速成像。它不用多普勒原理，而直接用短脉冲超声测定一群红细胞在单位时间内所流动的距离，从而算出流速并用彩色编码显示。本法能获得连续的瞬时（每 10 毫秒）流速剖面及血管内径，故可用超声计算符合正确理论要求的血管内血流量。

四、非线性血流成像

应用血液中注射超声造影剂（大量微气泡群）对入射超声产生能量较大的二次谐频，二次谐频的频率为发射超声中心频率的 2 倍。提取二次谐频的信息成像可实时显示血管中造影剂的流动，液流图像特别清晰。亦即可用以观察脏器内血管分布，研究有关疾病中正常或异常血供。谐频本身由于超声的非线性效应产生，故名为超声非线性血流成像。

五、弹性成像

1991 年 Ophir 等首先提出了弹性成像（elastography）原理，近年来得到了迅速的发展。目前主要应用和研究领域包括乳腺、甲状腺、前列腺、血管壁等部位的病变；同时新的组织弹性成像技术肝纤维化的判断诊断等方面也得到应用。

弹性成像的基本原理是当对组织施加力（包括内部自身或外部、动态或静态/准静态）的激励，由于组织自身的弹性力学等物理特性的存在，组织将产生响应，包括位移、应变、形变等，组织在沿着探头的纵向压缩，收集被测体在力作用前后的形态、位置等变化信息，估计组织内部不同位置的位移，从而计算出变形程度并以灰阶或彩色编码形式成像。通常情况小，弹性成像以彩色编码叠加在实时两维超声图像之上。超声成像中，从外界输入人体的"振动源"其频率属兆赫（MHz）级；但在弹性成像中，从外界输入人体的"振动源"其频率甚低，仅为数赫至数千赫（最高亦不超过 20kHz）。因其振动源不是超声，故不能称"超声弹性成像"而只能命名为"声弹性成像"。"声弹性成像"方是一个科学性术语，请注意英语正确命名为"acoustic elastography"。

临床应用中，当组织被压缩时，组织内所有的质点均产生一个纵向（压缩方向）的应变，如组织内部弹性系数分布不均匀，组织内的应变分布也会有所差异。弹性系数较大的区域，引起的应变比较小；反之，弹性系数较小的区域，相应的应变比较大。技术上通过互相关技术对压缩前、后的射频信号进行延时估计，可以估计组织内部不同位置的位移，从而计算出组织内部的应变分布情况。声弹性成像的技术分类较多，根据给力方式不同声弹性成像技术分为3种：①压迫性弹性成像（compression elastography of strain imaging）；②间歇性弹性成像（transient elastography）；③振动性弹性成像（vibration sonoelastography）。

六、超声造影技术

软组织的散射回声强度是血细胞的1 000～10 000倍，故血细胞（主要为红细胞）在二维图呈现"无回声"。超声造影是通过造影剂增强血液的散射信号强度，从而使得二维超声可以显示血流的存在，达到对某些疾病进行鉴别诊断目的。超声造影微泡有良好的散射性，并能产生丰富的谐频信号以及受声压作用下可被击破重要特性。高质量的新型超声造影剂应具有如下特点：①安全性高、不良反应低；②微泡直径和大小均匀，直径小于8微米，可自由通过毛细血管，有类似红细胞的血流动力学特征；③可产生丰富的谐频；④具有一定的稳定性，在人体血液中可以维持一定时间不被破坏。

除新型超声造影剂外，超声造影技术还包括造影谐频成像外、间歇式超声成像、能量对比谐频成像、反向脉冲谐频成像、受激声波发射成像、低机械指数成像、造影剂爆破成像等方法。具备超声造影功能的超声设备必须有足够的带宽、高动态范围，能提供充分的参数，如造影时间、MI和声强及实时动态硬盘存储功能等。低机械指数成像为目前常用的超声造影技术，当机械指数（MI）低于0.08时称为低机械指数，此时可最大程度上保护造影剂微泡不被超声能量击破。

（李斯琴）

第五节　常见的超声效应与图像伪差

一、混响效应

声束经过体内平滑大界面时，部分声能量反射回到探头表面之后，又从探头的平滑面再次反射并第二次进入体内。因此，这是多次反射中的一种。由于第二次反射再进入体内的声强明显减弱，故在一般实质脏器成像时，其微弱二次图形叠加在一次图形中，不被察觉；但如大界面下方为较大液性无回声区时，此微弱二次图形可在液区的前壁下方隐约显示。所显的图形为大界面上方图形的重复、移位。偶然，在上方组织较薄或提高仪器增益后，可出现三次图形，移置于二次图形的下方，更为暗淡。混响效应（reverberation effect）多见于膀胱前壁及胆囊底、大囊肿前壁，可被误认为壁的增厚、分泌物，或肿瘤等（图1-5）。

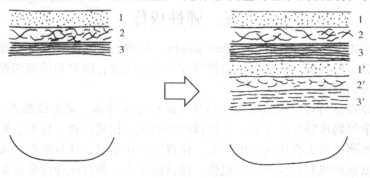

图1-5　混响效应

1. 皮肤层；2. 皮下组织层；3. 肌肉层；1′. 皮肤层混响效应；2′. 皮下层混响效应；3′. 肌肉层混响效应

二、振铃效应

振铃效应（ringing effect）又名声尾。系声束在传播途径中，遇到一层甚薄的液体层，且液体下方有极强的声反射界面为形成条件。通常在胃肠道及肺部容易产生。胃肠道管腔内常含较多气体，气体与软组织或液体间的声反射系数在99.9%以上，使绝大部分的入射声返回。超声波在薄层液体两侧的声界面之间（肠壁和肠腔内气体液体界面）来回往复多次反射。这种多次反射发生在一个薄层小区内，每作一次往复其声能略有减低。随着反射次数的增加，减低亦渐显著。声像图上见到长条状多层重复纹路分布的光亮带，极易辨认。如胃肠道内气体略有变动，则此亮带的部位及内部纹路亦快速变换，如闪光一般。振铃效应的回声带常超越声像全长，抵达甚远处。振铃效应亦可在胆管内气体下方出现，可作为与胆管内泥沙样结石鉴别要点（图1-6）。胆囊壁内胆固醇小体伴少量液体时，其后方出现的彗尾（comet tail）亦为振铃现象。

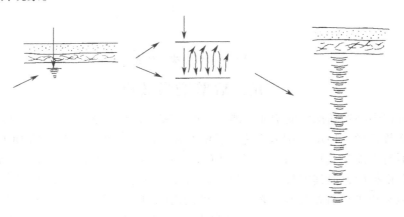

图1-6 振铃效应

三、镜像效应

镜像效应（mirror effect）亦称为镜面折返虚像。类似光学中的"镜像"。声束遇到深部的平滑镜面时，镜面把声波反射到与之接近的界面，靶标的反射回声沿原路达镜面再次反射回探头，从而在镜面两侧距离相等显示形态相似的声像图。镜像效应必须在大而光滑的界面上产生。常见于横膈附近。一个实质性肿瘤或液性占位可在横膈的两侧同时显示。横膈的浅侧为实影，深者为虚影或镜像（图1-7）。

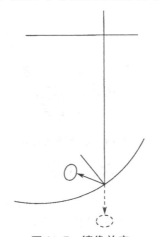

图1-7 镜像效应

四、侧壁失落效应

大界面回声具明显角度依赖现象。入射角较大时，回声转向他侧不复回探头，则产生回声失落现象。回声失落时此界面不可能在屏幕上显示。囊肿或肿瘤其外周包以光滑的纤维薄包膜，超声常可清晰显示其细薄的前、后壁，但侧壁不能显示。此由于声束对侧壁的入射角过大而致使侧壁回声失落（lateral wall echo drop - out）（图 1－8）。

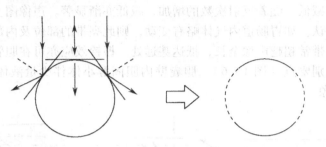

图 1－8　侧壁失落效应

五、后壁增强效应

声束在传播过程中必然随深度的增加其能力不断衰减，但设计者为使声像图显示深浅均匀、可比，故必须利用深度增益补偿（DGC）调节系统。后壁增强效应是指在常规调节的 DGC 系统下所发生的图像显示效应，而不是声能量有所增强的效应。DGC 调节使与软组织衰减的损失一致时，获"正补偿"图。而在整体图形正补偿，但其中某一小区的声衰减特别小时，例如液区，则回声在此区的补偿过大，成"过补偿区"其后壁亦因补偿过高而较同等深度的周围组织明亮，称为后壁增强效应（posterial wall enhancement effect）。此效应常出现在囊肿、脓肿及其他液区的后壁，但几乎不出现于血管腔的后壁。有些小肿瘤如小肝癌、血管瘤的后壁，亦可略见增强（图 1－9）。

与此对应，后壁增强必然伴有后方回声增强效应。但病灶后方应有散射体存在方可显示。

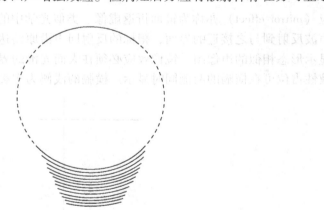

图 1－9　后壁增强效应

六、声影

声影（acoustic shadow）指在常规 DGC 正补偿调节后，在组织或病灶后方所显示的回声低弱甚或接近无回声的平直条状区。声影系声路中具较强衰减体所造成。如前所述，衰减由于多种因素所综合形成。高反射系数物体（如气体）下方具声影；高吸收系数物体（如骨骼、结石、瘢痕）下方具声影；兼具高反射及高吸收系数者更具明显声影（图 1－10）。

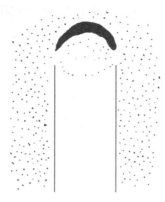

图 1 - 10　声影

七、侧后折射声影

侧后折射声影（posterio - lateral shadowing due to refraction）发生于圆形病灶周围有纤维包膜（声速较软组织高）情况下，当入射角大于临界角时产生全反射现象，从而导致界面下方第二介质内的失照射，即在圆形病灶的两侧侧后方显示为直线形或锐角三角形的清晰声影。侧后折射声影只从超声物理的角度提示病灶（或脏器）具声速较高的外壁，多为致密的纤维组织组成，而不能推断该病灶的性质，例如：液性或实质，良性或恶性。在胆囊的纵切面中，胆囊底部及胆囊颈部常伴侧后声影。不要以此错误推断该声影的上方胆囊内必然有结石存在。

八、旁瓣效应

旁瓣效应（side lobe effect）系指第 1 旁瓣成像重叠效应。声源所发射的声束具一最大的主瓣，它一般处于声源的中心，其轴线与声源表面垂直，故名为主瓣。主瓣周围存在对称分布的数对小瓣称旁瓣。旁瓣声轴与主瓣声轴间形成大小不同的角度。最靠近主瓣的旁瓣为第 1 旁瓣，与主瓣声轴间呈10°～15°角。通常第 1 旁瓣的发射超声能量为主瓣的 15%～21%。主瓣在扫查成像时，旁瓣亦同时在扫查成像。但旁瓣对同一靶标的测距长且图形甚淡，旁瓣图重叠在主瓣图上，形成虚线或虚图（图 1 - 11）。

旁瓣效应常在显示子宫、胆囊、横膈等处发生。表现为膀胱暗区内的薄纱状弧形带、胆囊暗区内斜形细淡回声点分布及多条横膈线段。

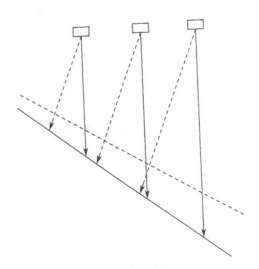

图 1 - 11　旁瓣效应

九、部分容积效应

病灶尺寸小于声束宽度，或者虽然大于束宽，但部分处声束内时，则病灶回声与周围组织的回声重叠，产生部分容积效应（partial volume effect）。部分容积效应较多见于小型液性病灶（图1－12）。例如小型肝囊肿因部分容积效应常可显示其内部出现细小回声（系周围肝组织回声重叠于无回声的液体之上），而难以与实质性肿块鉴别。在此情况下，应立即观察有无后壁增强效应及后方回声增强效应；液性病灶明显存在，而实质性病灶不存在或仅轻微存在。

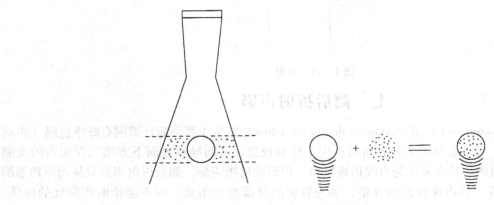

图1－12　部分容积效应

十、折射重影效应

声束经过棱形或圆形低声速区时，产生折射现象。折射使声束偏向，但成像于垂直的示波屏扫描线上。显然，由于折射致使实物与图像间产生了空间位置的伪差。由于双侧的内向折射，则1个靶标可同时被两处声束所测到。因此，显示了2个同样的图像并列一起，如同两个真实的结构，此为折射重影效应（duplicated imaging effect due to refraction）。在上腹部剑突下横切时，常可显示肠系膜上静脉为2个并列的血管重影；而腹主动脉亦常可同样显示为2个并列的血管重影（图1－13）。

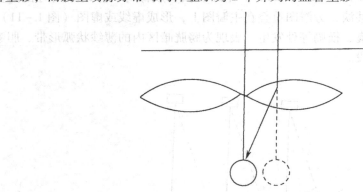

图1－13　折射重影效应

（李斯琴）

第二章

超声成像技术

第一节　超声成像概述

一、基本原理

超声检查（ultrasound examination）是根据声像图特征对疾病作出诊断。超声波为一种机械波，具有反射、散射、衰减及多普勒效应等物理特性，通过各种类型的超声诊断仪，将超声发射到人体内，在传播过程中遇到不同组织或器官的分界面时，将发生反射或散射形成回声，这些携带信息的回声信号经过接收、放大和处理后，以不同形式将图像显示于荧光屏上，即为声像图（ultrasonogram 或 echogram），观察分析声像图并结合临床表现可对疾病作出诊断。

二、相关概念

（一）超声波

超声波是指频率超过人耳听觉范围，即大于 20 000Hz 的声波。能传播声波的物质叫介质。临床上常用的超声频率在 2 ~ 10MHz。

（二）反射与折射

声波在人体组织内按一定方向传播的过程中遇到不同声阻抗的分界面，即产生反射与折射，可利用超声波的这一特性来显示不同组织界面、轮廓，分辨其相对密度。

（三）分辨力与穿透力

超声波具有纵向和横向分辨力，纵向分辨力与超声频率有关，频率越高，纵向分辨力越高；横向分辨力与声束的宽窄有关，声束变窄，可提高横向分辨力。

（四）声能的吸收与衰减

超声波在介质传播过程中其声能逐渐减少，称为衰减。在人体组织中衰减的一般规律是：骨组织 > 肝组织 > 脂肪 > 血液 > 纯液体。其衰减对特定介质来说是常数，超声通过液体几乎无衰减，而致密的骨化、钙化和结石，衰减值特别大，其后方减弱以致消失，出现声影。

（五）超声波的人体生物效应

超声波在人体组织中被吸收后转化为热能，使局部升温，并向周围组织传导。另外，超声波对人体组织还有空化作用和机械作用。声波超剂量的照射会对人体组织产生一定的损伤，临床应用中应注意超声照射的剂量和时间，根据不同个体和检查器官限制在安全范围内。也可有目的地利用超声的人体生物效应到达某种治疗目的，如高能聚焦超声治疗肿瘤。

（六）多普勒效应

多普勒效应（Doppler effect）是指发射声源与接收器之间存在相对运动时，接收器收到的频率因运动而发生变化的物理现象。发射频率与接收频率之间的差值称为频移，与运动速度成正比。根据这一原理，多普勒技术可用于测量血流速度、血流方向及血流的性质（层流或湍流）。多普勒超声即根据这一效应研制，分为频谱多普勒和彩色多普勒成像两大类。

（李斯琴）

第二节　超声成像特点及主要应用

一、成像特点

（一）回声强度

通常把人体组织反射回声强度分为四级，即高回声、中等回声、低回声、无回声。对后方伴有声影的高回声，也称为强回声。

1. 强回声　如骨骼、钙化、结石和含气的肺，超声图像上形成非常明亮的点状或团块状回声，后方伴声影。但小结石、小钙化点可无声影。

2. 高回声　如血管壁、脏器包膜、瓣膜、肌腱、组织纤维化等，高回声与强回声的差别是不伴后方声影。

3. 中等回声　如肝、脾、胰腺实质等，表现为中等强度的点状或团块状回声。

4. 低回声　又称弱回声，为暗淡的点状或团块状回声，典型低回声为脂肪组织。

5. 无回声　病灶或正常组织内不产生回声的区域，典型者为尿液、胆汁、囊肿液和胸腹腔漏出液。

6. 暗区　超声图像上无回声或仅有低回声的区域，称为暗区，又可分为实性暗区和液性暗区。

7. 声影（acoustic shadow）　由于障碍物的反射或折射，声波不能到达的区域，即强回声后方的无回声区，称为声影，见于结石、钙化及致密软组织回声之后。

（二）超声图像的分析与诊断

观察分析声像图时，应注意以下内容：

1. 定位　超声检查中为明确脏器或病变的方位，通常以体表解剖标志或体内重要脏器为标志标明方位，定位观察还应包括病变位于某脏器或脏器的某一部位。

2. 大小　脏器及病变组织的大小测量，通常测三维径线的最大值即前后径、上下径及左右径，亦可测面积和周径。

3. 外形　脏器的形态轮廓是否正常、有无肿大或缩小；如是占位性病变，其外形是网形、椭网形、分叶形或不规则形。

4. 边缘轮廓　脏器或肿块有无边界回声、是否光滑完整、有无模糊中断以及边缘回声强度如何，对病变性质的鉴别以及了解肿瘤的生物学活性等均有一定意义。

5. 内部结构特征　应注意观察内部回声的强度大小、分布是否均匀、回声形态如何以及结构是否清晰。

6. 后壁及后方回声　根据不同的后壁及后方回声，可对病变性质做进一步鉴别。

7. 周围回声及毗邻关系　根据局部解剖判断病变与周围结构的关系，有无压迫移位、粘连或浸润，周围结构内有无异常回声，有无局部淋巴结肿大和继发性管道扩张。

8. 位置及活动度　脏器位置是否偏移，固有的活动规律是否存在。病变的确切位置，是否随体位变动或呼吸运动而移动。

9. 量化分析　包括对脏器或病变进行径线、面积、体积等测量，以及应用多普勒超声观察病变或脏器内部的血流分布、走行及形态，对有关血流动力学参数进行测量。

二、主要应用

（一）超声解剖学和病变的形态学研究

超声检查可获得各脏器的断面声像图，显示器官或病变的形态及组织学改变，对病变作出定位、定量及定性诊断。

（二）功能性检查

通过检测某些脏器、组织的生理功能的声像图变化或超声多普勒图上的变化做出功能性诊断，如用超声心动图和多普勒超声检测心脏的收缩及舒张功能；用实时超声观察胆囊的收缩和胃的排空功能。多普勒超声技术的发展使超声从形态学检查上升至"形态－血流动力学"联合检查，使检查水平进一步提高。

（三）器官声学造影的研究

声学造影即将某种物质引入"靶"器官或病灶内，以提高图像信息量的方法。此技术在心脏疾病的诊断方面已经取得良好效果，能够观察心腔分流、室壁运动和心肌灌注情况，测定心肌缺血区或心梗范围及冠状动脉血流储备。目前此技术已推广至腹部及小器官的检查。

（四）介入性超声的应用

介入性超声（interventional ultrasound）包括内镜超声、术中超声和超声引导下进行经皮穿刺、引流等介入治疗。高能聚焦超声还可用来治疗肿瘤等病变。

三、优点和限度

（一）优点

（1）无放射性损伤，属无创性检查技术。
（2）能取得多种方位的断面图像，并能根据声像图特点对病灶进行定位和测量。
（3）实时动态显示，可观察器官的功能状态和血流动力学情况。
（4）能及时得到检查结果，并可反复多次重复观察。
（5）设备轻便、易操作，对危重患者可行床边检查。

（二）限度

（1）超声对骨骼、肺和胃肠道的显示较差，影响成像效果和检查范围。
（2）声像图表现的是器官和组织的声阻抗差改变，缺乏特异性，对病变的定性诊断需要综合分析并与其他影像学表现和临床资料相结合。
（3）声像图显示的是某局部断面，对脏器和病灶整体的空间位置和构型很难在一幅图上清晰显示。三维超声技术可部分解决此问题。
（4）病变过小或声阻抗差不大，不引起反射，则难以在声像图上显示。
（5）超声检查结果的准确性与超声设备的性能以及检查人员的操作技术和经验有很大关系，为操作人员依赖性（operator－dependent）技术。

（李斯琴）

第三节　三维超声波成像技术

一、静态结构三维超声波成像技术

（一）信息采集

1. 机械驱动扫描检查　超声波扫描检查探头被固定在超声波扫描仪的机械臂末端上，由计算机内特定的扫描程序控制步进电动机带动探头做平行扫描检查、扇形扫描检查和旋转扫描检查。扫描检查时的运动轨迹是预先设计好的。

（1）机械驱动扫描检查方法的优点：①计算机容易对所获取的二维图像进行空间定位；②信息处理与三维图像重建速度快；③重建的三维图像准确性较高。

（2）机械驱动扫描检查方法的缺点：①机械装置体积较大、较重，且不易于探头匹配；②扫描检查时噪声较大；③扫描检查方式单一，信息采集部位难以确定，且扫描检查时间受到限制。

2. 自由扫描检查

（1）声学定位扫描检查：将一个声发射装置安装在超声波探头上，并在检查床的上方安装多个声音接收装置，通过测量声传播中不同的时间延迟来估算出探头所处的空间位置。扫描检查不受限制，但空间定位的精确度较差。

（2）磁场空间定位扫描检查：用磁场空间定位系统进行定位。电磁场发生器由计算机控制产生电磁波，并向空间发射形成电磁场。再在探头上安装一套空间位置感测器。在给患者进行超声波扫描检查时，计算机即可感测到探头的运动轨迹，再由探头的运动轨迹确定图像的空间位置。磁场空间定位扫描检查的优点在于：体积较小、重量较轻、操作灵活、采集信息方便等。

（二）定量测量

直接利用三维超声波图像进行各种数据测量。

（三）图像处理技术

1. 未知数值的推测　未知数值的推测是信息采集的逆过程，数字图像是离散场，只有少数位置的数值是已知的，而原始的场是连续的。在进行三维图像重建时，常常需要用已知任意一点位置的值来推测未知的值。

推测未知数值的方法很多，运算量和效果差异也比较大。最简单的方法是用最近邻的数值来推测未知数值，任意一点就用最近的一个采样点的值来替代。最常用的是线性（liner）推测法，假设相邻采样点之间的变化全是线性的，这种方法计算快、效果好。高次的多项式推测法，计算量较大，但效果不一定比线性好。

2. 高通滤波与低通滤波　三维图像的滤波与二维图像滤波是基本一致的，滤波又分为高通滤波和低通滤波。滤波器的种类也比较多，其中的非线性滤波器可以满足某些特殊要求，如去除噪声、保持边缘细节等。

（1）低通滤波：低通滤波被用于去除图像中的噪声；也被用于获取更大的图像，以便进行图像分析。

（2）高通滤波：高通滤波被用于锐化图像或提取物体边缘。

3. 图像分割　在进行图像处理与分析时，常常需要将人体体素数据进行区域分割，把医师与技术员感兴趣的区域挑出来。在对人体体素数据进行区域分割时要求采用自动化分割的方法进行分割，并保证对图像进行正确分割。由于人体解剖结构的变化差异较大，因此，在进行图像分割时同时满足以上两项要求难度较大。为了同时满足以上两项要求，并保持图像分割的正确性，有时还需进行手工分割。但手工分割的速度太慢，影响了图像的处理速度。为了提高图像处理速度，在保证图像正确分割的情况下，应尽量进行自动分割操作。

图像分割的方法有：①阈值分割法，适用于同一物体内灰度较一致，或不同物体间灰度明显的情况；②种子限域生长分割法，适用于软组织的图像分割，因为软组织的密度差别不明显；③自动边缘检测分割法，用户只需提供曲线的起点和终点，计算机就可自动沿着检测到的物体边缘划分；④多参数分割法，用两种或两种以上的图像，在两个或两个以上参数构成的参数空间上指定物体的取值范围，就更容易进行对图像正确分割了；⑤数学形态学分割法，在用阈值分割法对物体进行初步分割后，再对其进行一些数学形态学操作，以按需要改变其连通性。

4. 重合处理　假如要利用不同设备采集的三维图像信息，或同一设备不同时间采集的三维图像信息进行三维图像重建时，由于两个图像中人体的空间位置可能不一致。在进行图像的三维重建之前，应首先对它们进行匹配。即进行变换，使一个图像经过变换后与另一个图像尽可能地进行物体的重合。

（四）三维图像重建技术

1. 表面重建成像　以 CT 三维图像重建技术为例，简单介绍一下表面重建成像技术。通过确定兴趣区所要显示结构的实际密度所包含的最高和最低 CT 值，设定最高和最低阈值水平，然后标定兴趣区所要显示的结构，重建程序将根据代表该结构密度范围对所有邻近像素进行识别，将阈值范围内的连续性像素构筑成单个的三维结构模型，产生一个标记的成像源以显示用灰阶编码的表面显示图像。可以用多个 CT 阈值进行表面遮盖显示，并对不同 CT 值的结构用彩色显示。表面遮盖显示能极好地显示复杂结构，尤其是结构重叠区域的三维关系。但是这种以 CT 阈值为参数的图像处理，丢失了大量与 X 线衰减有关的信息，对设定阈值以外的像素不能显示，小的血管也难以显示，重度狭窄可表现为血管腔闭塞，血管壁钙化和管腔内造影不能区分，所以对狭窄的管径有可能显示不清，尤其是在只设定单一阈值水平时。

表面重建三维图像的步骤：首先，用采集到的密度数据信息进行图像的表面重建，即重建出三维物体表面；然后再进行表面再现。根据光照模型确定的算法给物体表面加阴影，投影在平面屏幕上。表面遮盖显示重建出的立体三维图像直观、真实感较好。

表面重建的目的在于求出三维物体的表面几何形状。计算机既可用大量的小片拼接来表示三维物体的表面几何形状，又可以用小立方体拼接来表示三维物体的表面几何形状，但表示的基本单元上都必须有法矢量。

表面重建数据之间采样间隔的大小有两种情况：假如采样间隔是基本相同的三维灰度图像，只需指定一对阈值就可分割出三维物体表面；假如采样间隔是较大的断层图像，为了得到效果较好的重建三维图像，应先在断层图像上分割感兴趣区，然后再对这些二维的感兴趣区进行基于形状的未知数值的推测，并将这些推测出的数值插入。

用表面重建成像法重建出的三维图像结果的好与坏，与图像的分割有关。图像分割得越好，重建的三维图像质量越高。假如采用阈值分割法对图像进行分割的话，则阈值对三维物体的尺寸影响较大。法矢量计算得是否准确对表面遮盖显示法的最终效果也有较大的影响。

表面重建成像的特点：①适应人的视觉习惯，立体形态的真实感效果较好，表面遮盖显示法特别适用于物体空间结构较复杂的情况；②该法使用的加速硬件造价要求不高，即在低价的加速硬件上就能实现复杂的人机交互操作；③容易进行定量测量和对三维物体操作；④在进行三维物体表面分割时，分割参数对结果影响较大，并且需要烦琐的人工操作；⑤部分容积效应对显示结果影响较大，细小的血管容易产生狭窄、堵塞状的伪像，误诊率较高；⑥伪像的真实感较强，应引起特别的重视；⑦结果图像不提供密度信息。

该重建法适用于含液性结构和被液体包绕的结构。

2. 透明成像　由于实质性器官在进行超声波扫描检查时为实质性均匀回声，重建出的三维图像无法观察到器官与组织的内部结构，采用透明成像技术，可以观察到器官的内部结构。

（1）透明成像的方法：①最大回声模式：它可以显示沿每条声束上的最强回声之三维结构；②最小回声模式：它可以显示沿每条声束上的最低回声之三维结构；③X 线模式：它可以显示沿每条声束上的灰阶平均质，重建出与 X 线相类似的扫描检查图像。

（2）透明成像的临床意义：①可以观察到器官内血管结构改变的立体形态；②可以观察到器官内组织结构或病变与血管结构的空间位置关系。

3. 多普勒血流三维成像技术　首先用超声波多普勒扫描仪采集血管成像信息，再利用计算机的三维重建特殊软件重建出器官血管的三维立体结构，用于了解器官的血液供应情况。

多普勒血流三维成像的临床意义：①了解移植器官的血流灌注情况，诊断有无排斥反应；②了解移植器官的血流灌注情况，诊断实质性器官有无梗死情况；③观察肿瘤滋养血管的三维结构，判断肿瘤的大小、形态和位置等情况。

（五）图像的显示与储存

计算机将重建好的超声波三维图像显示在监视器上，或储存在计算机的硬盘上，或用激光打印机打印成图片供医师们诊断。可以从任意方向和任意角度对超声波三维图像进行显示与观察，也可以从任意方向和任意角度对超声波三维图像进行切割显示与观察器官和病灶的大小、形态、体积、内部结构等信息。

二、动态结构三维超声波成像技术

（一）信息采集

下面以心脏三维超声波检查为例，简单介绍一下动态结构三维超声波的信息采集方法。

1. 三维超声波扫描检查的窗口

（1）经食管超声波扫描检查窗：将全平面经食管探头插入患者食管内进行超声波扫描检查。其优点为：消除了肋骨、肺、脂肪对超声波影像的影响，其图像质量最好。

（2）经胸壁超声波扫描检查窗：经胸壁全平面超声波扫描检查探头，或扇形扫描探头。

2. 动态结构三维超声波成像信息的获取方法

（1）经食管平行扫描检查方法：将探头插入食管，并将探头沿食管上下移动，以获取各个不同水平高度的系列二维横断图像，现已不再使用。

（2）扇形扫描检查方法：首先将探头固定，然后在某一方向上变动扫描检查角度进行扇形扫描检查。

（3）旋转扫描检查方法：首先将探头固定，然后由计算机检测系统控制探头操作柄上的步进电动机，使探头按设定的程序进行180°的旋转，可得到系列夹角相等、轴心固定的二维图像。

3. 动态三维超声波的扫描检查方法　首先将探头固定在胸壁上，并将固定点作为轴心，然后顺时针将探头转动180°，每隔3°左右扫描一幅二维图像，计算机利用图像三维重建软件进行图像立体三维重建。在相同的扫描范围内，采集到的二维图像越多，重建出的三维图像质量越好。

（二）定量测量

直接利用三维超声波图像进行各种数据测量。

（三）图像处理技术

请参阅静态结构三维超声波成像技术的内容。

（四）超声波血管三维图像的重建

在进行血管系统三维立体图像重建时，应选择一个能充分显示主动脉瓣的切面，分别从主动脉瓣上短轴、主动脉瓣下短轴及主动脉瓣长轴等不同角度对主动脉瓣进行重建，重建时仔细调节灰度阈值及透明度，以增强图像的实体感并减少伪影。详细内容请参阅静态结构三维超声波成像技术。

（五）图像的显示与储存

计算机将重建好的超声波三维图像显示在监视器上，或储存在计算机的硬盘上，或用激光打印机打印成图片供医师们诊断。可以从任意方向和任意角度对超声波三维图像进行显示与观察，也可以从任意方向和任意角度对超声波三维图像进行切割显示与观察器官和病灶的大小、形态、体积、内部结构等信息。

三、三维超声波成像的优缺点

（一）三维超声波成像的优点

与二维超声波成像方法相比，三维超声波成像有以下的优点：①更清晰地观察人体各器官与病灶的形态、大小等指标；②更清晰地观察人体各器官、病灶与相邻解剖结构的关系；③可以从不同的角度观察病灶；④能够显示二维超声波不能显示的病灶；⑤可以观察到器官与病灶的全貌。

（二）三维超声波成像的缺点

与二维超声波成像方法相比，三维超声波成像有以下的缺点：①三维图像的好与坏，受二维图像质量的影响；②图像质量受多种因素影响，影响三维图像质量的因素比二维多；③由于其具有操作较复杂、费用高、检查时间长等缺点，一时难以在较大范围内推广应用。

（邬　亮）

第三章

胸腔疾病超声

第一节　正常声像图

一、肋间隙探测声像图

胸壁各层组织可分别显示：皮肤为线状高回声，皮下脂肪为弱回声，肋间外肌、肋间内肌、肋间最内肌三层显示为不均匀实质弱回声。两层胸膜呈一光滑线状高回声难以分开，正常情况下超声不能区分脏、壁层胸膜，其内的肺组织呈一片强烈回声或多次反射，不能显示肺内结构，但可见其随呼吸有上下运动。呼吸时两侧胸膜各自随胸壁和肺移动，在两者间可出现线状弱回声。探头置于肋骨上时，仅显示肋骨外板为平滑的带状强回声，其后为声影。在婴幼儿声束可透过肋骨时，肋骨内、外板呈高回声，中间为弱回声。

二、肋缘（剑）下经肝和脾探测声像图

横膈与肺交界面为向上凸起光滑的弧形带状强回声，覆盖于肝和脾的上缘和左缘，高分辨率超声显示膈肌为 2～3mm 弱回声带，其上方为肺底部肺组织回声。

三、经胸骨上窝探测上纵隔声像图

冠状及矢状切面可显示主动脉弓的横断面、头臂动脉、上腔静脉、左头臂静脉、右肺动脉、左心房及其附近的组织结构。声束向腹侧倾斜，内可见下腔静脉和升主动脉以及气管前间隙。平行主动脉弓扫查，主要显示主动脉弓长轴，头臂大血管及其起点、降主动脉、主肺动脉间隙、右肺动脉和左方及其邻近组织结构。在婴儿期，于胸骨后方，气管、大血管前方，可见胸腺，分左右两叶，呈均匀实质性低回声，并有包膜。

四、右胸骨旁探测纵隔声像图

经肋间探头向内倾斜横向扫查，在隆凸水平可显示升主动脉横断面，及其后方的右肺动脉、左头臂静脉、上心包隐窝。在左心房水平，可显示升主动脉及上腔静脉横断面，右上肺静脉进入左房。纵向扫查，可显示右主支气管前壁、整个升主动脉纵断面、左房、右肺动脉及其后方的隆凸下间隙。略向外倾斜纵向扫查，可显示纵断面的上腔静脉进入右房、上腔静脉后方是右肺动脉。

经胸骨上窝和胸骨旁扫查纵隔，可将其分为以下各区：①主动脉上区：为主动脉弓上方间隙，应见到整个主动脉弓及其分支，头臂静脉和上腔静脉分支；②右气管旁区：位于右支气管上方，头臂动脉下方间隙，应见到头臂动脉、右头臂静脉、升主动脉和右肺动脉；③主－肺动脉窗：为主动脉弓下方及肺动脉干、右肺动脉及左主支气管上方间隙；④血管前区：位于升主动脉、上腔静脉及主肺动脉干前方，胸骨后间隙；⑤隆凸下区：为气管隆凸下方、左房上方间隙，此区可见升主动脉、右肺动脉和左房；⑥心包旁区：为心脏的前后，应见到左房、左室及两侧心包脂肪垫。正常除心脏、大血管外，以上所有

纵隔间隙的结缔组织和脂肪，声像图均呈均匀高回声。

（邬 亮）

第二节 胸壁疾病的诊断

胸壁除乳腺及皮肤外，其他组织，如肋骨、肋软骨、胸骨、脂肪、神经、血管、肌肉及淋巴组织，可发生多种疾病，其中以外伤、炎症和肿瘤最常见。

一、超声诊断的意义

（1）鉴别胸壁肿块的性质，判断其大小、侵袭深度及与胸腔内有无关系。
（2）判定胸壁脓肿的深度、范围及来源。
（3）引导胸壁病灶穿刺活检及引流。
（4）对肋骨和胸骨骨折也有很高的诊断准确率。

二、胸壁炎症疾病

胸壁炎症包括：软组织、肋骨、肋软骨及其周围的炎症。其中非化脓性炎症以肋软骨炎为代表，化脓性炎症包括皮下脓肿、胸大肌下脓肿、穿透性脓胸、肋骨骨髓炎等，无热性脓肿以胸壁结核为代表。

（一）胸壁结核（tuberculosis of chest wall）

1. 病理 胸壁结核包括胸膜周围结核、肋骨周围结核及结核性脓肿。绝大多数继发于肺、胸膜结核，结核菌经淋巴途径侵入胸骨旁或肋间淋巴结，首先引起胸壁淋巴结结核，继而形成脓肿，侵入周围胸壁软组织，向胸壁内、外蔓延，侵蚀和破坏肋骨或胸骨。

2. 临床表现 胸壁结核临床上以无痛性肿块和无热性脓肿为主要特征的疾病，破溃后形成瘘管，全身可有发热、不适、盗汗等症状。

3. 超声检查 胸壁结核的声像图表现：早期病灶较小，限于肋间软组织内，呈椭圆形，内部呈不均匀低回声，干酪坏死后出现无回声区，逐渐增大沿肋间呈梭形，并可见点状钙化，但肋骨无异常。脓肿较大时，可穿破肋间肌，在皮下及胸膜外形成脓肿，包绕肋骨，或内外呈哑铃形，肋骨结构仍保持完整。脓肿晚期侵袭肋骨或胸骨时，可见骨皮质不规则变薄、回声中断或消失。死骨形成时在脓腔中可见不规则片状、斑点状强回声后伴声影。脓肿向胸壁深层及胸内侵袭时，可在胸膜外形成无回声区，凸向肺野，边缘不光整（图3-1），并可见低回声不规则窦道形成，壁层胸膜回声增强模糊不清，晚期胸膜发生钙化。

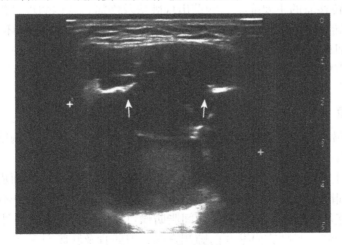

图3-1 胸壁结核
病灶侵袭肋骨，骨皮质回声中断（箭头所示），脓肿向胸壁深层及胸内侵袭，凸向肺野

（二）肋软骨炎

1. 病理　肋软骨炎分为非特异性肋软骨炎（Tietze 综合征）和感染性肋软骨炎。Tietze 综合征是一种自限性非特异性非化脓性软骨疾病，组织学上肋软骨以坏死性为主，炎症改变较轻。好发于上胸部肋软骨连接处，尤以左侧第 2 肋软骨最常见。多发生于 20～30 岁年轻女性。

2. 临床表现　肋软骨炎突出的临床表现为病变的肋软骨膨隆、肿大，有明显的自发性疼痛和压痛，局部无红、热改变。

3. 超声检查　肋软骨炎的声像图显示，肋软骨交界处增大，局部回声减低，透声性较健侧增强，周边部回声减弱，但无液性暗区出现，可伴有软骨膜增厚。

三、胸壁肿瘤

胸壁肿瘤是指除皮肤、皮下、乳腺外的胸壁深层组织肿瘤，包括骨骼、骨膜、肌肉、血管、脂肪、淋巴、结缔组织等部位的肿瘤。80% 以上为骨性胸壁肿瘤。原发性软组织肿瘤较少见，大部分为良性，常见的有脂肪瘤、血管瘤、纤维瘤、神经鞘瘤和淋巴管瘤等，其中脂肪瘤最为多见。软组织恶性肿瘤多为肉瘤。原发性胸壁骨肿瘤，多为恶性，以软骨肉瘤最多见，其次为骨肉瘤、尤因肉瘤及骨髓瘤等。转移性比原发性多见。良性骨肿瘤和瘤样病变有软骨瘤、骨瘤、纤维异样增殖症等。

（一）软骨肉瘤

1. 病理　软骨肉瘤占胸壁原发性恶性肿瘤的 45%～60%，30～40 岁成人多发，20 岁以上少见。肿瘤发展速度较快，易发生钙化。肋骨或胸骨破坏，向软组织内发展可形成较大肿块，向胸廓内外凸出。可引起病理骨折。

2. 临床表现　临床表现没有特异性。多表现为缓慢发展的胸壁疼痛，可触及肿块。

3. 超声检查　软骨肉瘤的声像图显示，肋胸骨破坏，骨皮质回声中断，肿瘤向胸内外生长，呈梭形，凸向肺野，肿瘤肺侧壁回声不减弱，胸壁侧基底较宽，边缘呈锐角。早期胸膜回声完整。肿瘤内部呈较均匀低回声，当发生钙化时，可见斑片状强回声；发生黏液变性时，可见无回声区，胸膜受累后可发生胸腔积液。较大的肿瘤，压迫邻近肋骨使之变形。

（二）肋骨转移瘤

1. 病理　肋骨转移瘤，多由肺癌、乳腺癌、前列腺癌、甲状腺癌、肝癌及恶性胸腺瘤等血行转移而来，少数由肺癌和乳腺癌直接侵袭所致。常见于老年人。转移的肋骨局限性溶解破坏，呈梭形肿大，可发生病理骨折。

2. 临床表现　肋骨转移瘤的主要症状为胸壁出现肿块及疼痛，或因病理骨折而被发现。

3. 超声检查　肋骨转移瘤的声像图显示，肋骨局限性梭形肿大，骨质破坏，骨皮质变薄或回声中断，肿瘤多呈较均匀低回声，肿瘤边界多较清楚，肿瘤无后方衰减（图 3-2），很少发生软组织肿块，可先后出现多处肋骨回声相同的病灶。彩色多普勒超声可见肿瘤内动脉血流信号异常。超声引导下穿刺活检可明确诊断。

（三）胸壁脂肪瘤

1. 病理　脂肪瘤是最常见的胸壁软组织肿瘤，可发生于皮下，肌层间及胸壁内（胸膜外）。脂肪瘤质软，呈扁平分叶状，有少量结缔组织间隔及包膜，与周围组织分界明显。

2. 临床表现　肿块生长缓慢，一般无症状，挤压时偶有刺痛感。肿块表面皮肤正常。

3. 超声检查　胸壁脂肪瘤的声像图显示，脂肪瘤呈中等回声，内部回声不均伴较多线状高回声，边界清晰或不清，皮下脂肪瘤断面呈扁平形，肋间脂肪瘤可呈哑铃型，部分向外延伸至筋膜下，部分凸向胸内。胸壁内面的脂肪瘤，紧贴胸内壁并向肺侧隆起，但肋骨及胸膜回声无异常。彩色多普勒超声显示肿瘤内部多无血流信号。

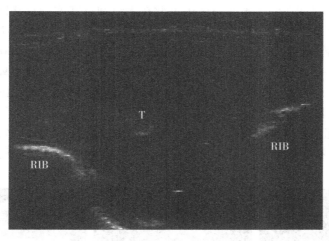

图 3 - 2 肋骨转移瘤

肿瘤呈不均匀低回声，边界较清，周围骨质被破坏，骨皮质回声；RIB：肋骨；T：肿瘤

（四）神经鞘瘤

1. 病理 神经鞘瘤是一种起源于神经髓鞘的良性肿瘤，在胸壁常发生在肋间、后肋椎旁。肿瘤由梭形神经鞘细胞构成，质地硬，有完整包膜，呈圆形或梭形，可发生变性、坏死液化，常突入胸腔内生长。

2. 临床表现 神经鞘瘤多生长缓慢，出现肿块和疼痛是常见的临床症状。

3. 超声检查 神经鞘瘤的声像图显示，肿瘤呈圆形或椭圆形，边界清晰，包膜完整，内部为较均匀低回声，后方回声增强，常见囊性变、坏死、出血。肿瘤位于壁层胸膜外，凸向胸膜腔内或肺内，肿瘤边缘倾斜呈锐角。肿瘤较小时，呼吸时可随胸壁活动，无骨质改变。彩色多普勒超声显示肿瘤内有少许血流信号。

（邬 亮）

第三节 胸膜疾病

胸膜壁层紧贴胸壁内侧，呈细线样强回声，不随呼吸移动；脏层胸膜紧贴肺表面呈强回声线，随呼吸上下移动，可见滑动征。正确识别两层胸膜结构，是超声判断病变来源的关键。

（一）胸腔积液

临床上胸腔积液以渗出性积液多见，中青年患者应首先考虑结核性，中老年患者特别是血性积液应考虑恶性肿瘤引起。当上腔静脉回流受阻，血管内静水压升高或各种原因引起的低蛋白血症时，可导致漏出性积液，如心衰、肝硬化、肾病综合征患者等。

胸部 X 线检查对大量胸水引起的阴影，难以分辨其内部结构。超声显示胸腔积液十分灵敏而准确。它不仅能显示很少量胸水，还能估计积液量、确定积液部位、协助穿刺定位或置管引流等。

1. 少量胸水 通过肋间直接扫查或经肝脾声窗腹部间接扫查，常积聚于胸腔最底部即后肋膈角。患者坐位从肩胛下角线至腋后线肋间扫查，可见液体呈无回声，位于肺底膈上，常见含气肺随呼吸上下移动。须注意与腹水及膈下积液鉴别，应注意横膈与积液的关系，改变体位观察液体范围的变化有助于鉴别。有的胸腔积液内部有回声，难与胸膜病变鉴别，当受到心脏搏动等影响时，彩色超声可能显示出红蓝相间的"液体彩色"伪像，此征象有助于判断为积液。

2. 包裹性积液 多发生于胸腔侧壁或后壁，肋间扫查可见不规则形、椭圆形局限性无回声区，有的见分隔，改变体位后液体无流动现象。局部胸膜常增厚，可达 5mm 以上。胸水位于叶间裂时称为叶间积液，为小范围的局限性积液。

3. **血性胸水或脓胸** 早期在胸水无回声区内见散在大量细点状或颗粒状回声，体位改变后点状回声可移动。晚期胸水内见多数细回声带与胸膜相连，形成不规则多房蜂窝状，周围包裹大量纤维组织。

4. **估计胸水量** 胸腔少量积液首先聚集于肺底和肋膈窦区，液体微量仅 50～60mL 时，超声便能敏感地显示。积液量达 200～300mL 时，膈上见细长条状无回声区，厚度随呼吸略有变化。随着积液量增多，无回声区逐渐扩大。积液量超过 1 000mL 的大量积液，胸腔内呈大片状无回声区，肺受压，膈肌下移，纵隔可向对侧移位（图 3－3）。

5. **胸腔穿刺抽液的超声定位与引导** 中或大量胸腔积液一般只需要超声定位，描述穿刺进针深度即可。较少量、有分隔、特殊部位积液或临床抽液失败的病例，需要实时超声引导下进行，选择最佳进针途径，在确保穿刺针位于积液区域时抽吸、置管或注药治疗。

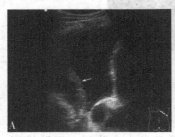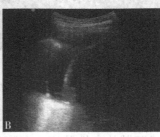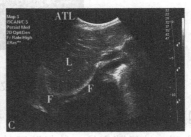

图 3－3 胸腔积液声像图

A. 右侧胸腔大量积液，肺压迫不张（↑）；B. 抽液后胸腔少量积液；C. 肺底少量积液（经腹壁肋缘下向膈顶部扫查，显示肺底积液）

（二）胸膜增厚

胸膜增厚分为弥漫性和局限性两种。弥漫性胸膜增厚常提示胸膜纤维化或胸膜恶性肿瘤，可见于结核性胸膜炎、脓胸、胸腔术后、胸膜肿瘤等。局限性胸膜增厚常代表纤维化，多为炎症的结局，常见于肺炎、肺梗死、外伤，以及药物相关性胸膜疾病等。

弥漫性胸膜增厚超声表现为胸膜广泛不规则增厚，呈等或稍低回声（图 3－4）；局限性胸膜增厚时胸膜见边界清晰的低回声结节，呈扁平状或椭圆形。通过呼吸运动滑动征可鉴别病变来源于壁层或脏层胸膜。发生粘连时，呼吸运动受限。明显的局限性胸膜增厚有时与胸膜肿瘤鉴别困难，可考虑穿刺活检确诊。胸膜病变细针活检成功率稍低（80% 以上），建议使用 18G 或 16G 针及自动活检枪取材，并重视参考细胞学检查结果。

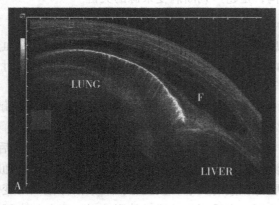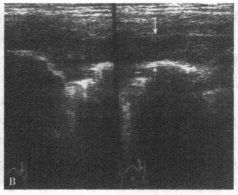

图 3－4 胸膜增厚声像图

A. 结核性胸膜炎，轻度胸膜增厚，并发少量积液；LU：肺，LI：肝脏，F：胸腔积液；B. 结核性胸膜炎，壁层胸膜不规则增厚达 6mm（↑），呈弱回声，胸膜腔见少量积液，穿刺诊断为结核

（三）胸膜肿瘤

胸膜原发性肿瘤主要为间皮瘤，根据病变分布形态可分为局限型和弥漫型（图3-5）。胸膜继发性肿瘤主要为肺癌转移，或乳腺癌、胃癌、肝癌等肿瘤的胸膜转移（图3-6）。胸膜肿瘤的声像图有以下共同特点：

（1）肿瘤多自壁层胸膜向腔内突起，与胸壁相连或分界不清。

（2）多呈低回声或等回声，内部无气体强回声。

（3）病变多为结节状或不规则状。

（4）肿瘤常不随呼吸而移动。

（5）恶性肿瘤常并发较大量胸水。

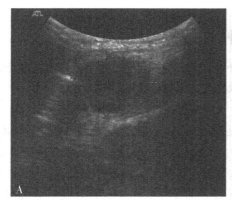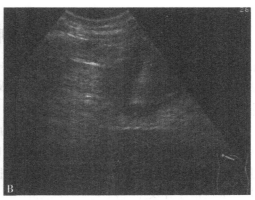

图3-5　胸膜间皮瘤（局限型）声像图

A. 壁层胸膜局限性增厚，形成边界清晰的弱回声实性占位；B. 超声引导穿刺活检显示穿刺针和引导线，病理诊断为间皮瘤

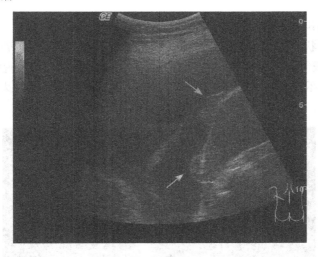

图3-6　胸膜多发转移癌结节（↑）并发癌性胸水

胸膜肿瘤突向肺内易误诊为肺周围性肿瘤。若发现少量胸水位于肿瘤与受压肺部之间，或呼吸时肺与脏层胸膜在肿瘤深面滑动，有助于胸膜病变确诊。超声引导下胸膜占位病变穿刺活检，常可获得明确病理诊断。

（四）气胸

正常脏层胸膜-肺组织界面产生强回声反射，随着呼吸运动而移动，存在滑动征。当胸膜腔内出现游离气体形成气胸时，气体产生的混响反射也呈强回声，但不随呼吸运动而移动，故滑动征消失。胸腔内积气可随体位改变而移动。结合病史怀疑气胸者，应行 X 线检查。X 线胸片可显示气胸线，肺实质被压缩的程度，便于决定治疗方案。

（邬　亮）

第四节　肺部疾病

目前肺组织病变的诊断主要依靠 X 线、CT、MRI 及支气管镜检查。超声检查因受肺内气体的干扰及肋骨、肩胛骨等的影响受到限制。当肺内占位性病变接近胸壁或存在大片肺实变、不张或有胸水存在时，超声对肺内的相应病变诊断及鉴别诊断有较高价值，成为又一新的辅助检查手段，正逐渐受到临床重视。

一、肺肿瘤

在肺肿瘤的影像学诊断中，超声是一种有价值的补充方法，超声对肺肿瘤的诊断有助于判断病变性质、对肿瘤进行分期、引导穿刺活检、评估外科手术及监控治疗效果。

（一）肺癌 （bronchogenic carcinoma）

1. 病理　根据肺癌细胞的分化程度、形态特征，将肺癌分为鳞状上皮细胞癌（简称鳞癌）、未分化小细胞癌、未分化大细胞癌、腺癌、混合型肺癌等，其中鳞癌最常见，占 50%，其次为腺癌、小细胞未分化癌，小细胞未分化癌是恶性程度最高的肺癌。根据肿瘤发生部位将肺癌分为中央型、周围型和弥漫型三类，中央型是指癌肿发生在段支气管以上的支气管，即发生在段支气管和支气管的肺癌；周围型是指发生于段支气管以下的支气管的肺癌；弥漫型指癌肿发生于细支气管或肺泡，多弥漫地分布于两肺。

2. 临床表现　主要临床症状有咳嗽、胸痛、咯血痰、呼吸困难及感染发热。有时无症状，偶在胸部透视被发现。

3. 超声检查　肺癌的声像图所见：

（1）肺癌肿块呈结节状或不规则类圆形团块，内部呈实质性弱回声或等回声多见，轮廓清晰（图 3 - 7）。腺癌多呈弱回声或等回声，较均匀；鳞癌多较大，强弱不均；小细胞癌多呈均匀弱回声或无回声。较大肿瘤或并发出血坏死者，则内部回声不均匀，并可见内壁不光滑的无回声区。与支气管相通的空洞，有时在无回声区中，可见不规则点状强回声。

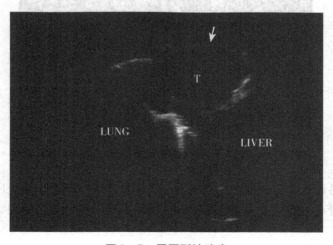

图 3 - 7　周围型肺腺癌

肿瘤呈均匀低回声，类圆形，与肺胸膜相连，但胸膜光滑、连续

（箭头所示）Liver：肝；T：肿瘤；Lung：肺

（2）肿瘤对胸膜、胸壁侵犯程度，是临床分期、判断手术适应证、决定治疗方式、判定预后的依

— 28 —

据。在声像图上，仅脏层胸膜受累，肺胸膜线状回声中断、增厚或消失，呼吸时肿瘤尚可随肺移动。肿瘤累及壁胸膜有粘连或侵犯胸壁时，肿瘤与胸壁分界不清，呼吸时肿瘤与胸壁同步运动或无活动（表3-1）。

表3-1　肺癌胸壁侵犯分期及超声征象

分期	病理所见	超声征象
P0	癌组织未达肺胸膜表面	肿瘤表面有非含气肺组织且不与胸膜连续
P1	癌组织已达肺胸膜	肿瘤与肺胸膜相连，但胸膜平滑、连续、无增厚及纤维素形成
P2	癌组织超越肺胸膜表面	肺胸膜回声中断、缺损、增厚、有纤维素沉着，但呼吸时肿瘤可移动
P3	癌组织侵入壁层胸膜及相邻胸壁和纵隔脏器	肿瘤与壁层胸膜粘连，胸膜回声消失、增厚、呼吸时肿瘤移动受限或消失

（3）中心型肺癌：超声检查一般较困难，当肿瘤引起叶、段支气管阻塞时，以实变肺为超声窗，常可显示肿瘤。声像图上肿瘤呈结节状、团块状或形态不规则状，内部呈实质性弱回声，分布均匀或不均匀，边界多较清晰，位于实变肺近肺门的一端。左侧中心型肺癌，肿瘤团块有时在左室长轴及胸旁四腔观上，于左房后上方出现实质性肿块，内部均匀或不均匀，左房受压，后壁向腔内隆起成弧形。肿瘤阻塞的外周肺实变内可显示扩张增宽的支气管液相，肿瘤压迫肺门部可见肺内动脉支扩张，彩色多普勒可显示高速血流。并发中~大量胸水时，中心型肺癌位于肺门部的肿块更易被显示。

（4）膈肌附近肺底部肺癌：于肋缘（剑突）下探测，在膈肌的条带状回声上方，可见边界清楚的弱回声实质肿块，内部均匀或不均匀，形态不定。胸膜未被波及时，膈肌回声带光滑、平整；肿瘤侵及胸膜及膈肌时，出现局限性增厚膈回声带中断缺损，深呼吸肿瘤随膈一起活动。可有局限性肺底积液无回声区。

（5）彩色多普勒超声检测：肺癌病灶内部及周边可检出低速、低阻有搏动性血流、连续性低速血流或出现动静脉瘘血流信号，部分血流可伸向肿瘤内。

（6）超声造影检查：由于肺脏双重血供的起源不同，超声造影剂的到达时间也有差别。正常人右心在注射造影剂后1~5秒开始显影（提示肺动脉期），而左心在8~11秒开始显影（提示支气管动脉期），因此病灶内造影剂的增强时间小于6秒常提示肺动脉供血，相反大于6秒提示支气管动脉供血。病灶的增强程度以脾脏增强程度为参照，高于其增强程度定义为明显增强，反之为轻微增强。

由于肺癌的血供主要来源于支气管动脉，偶有肺动脉参与供血，因此肺癌在"肺动脉期"呈无或轻微增强，而在"支气管动脉期"呈轻微或明显增强，该特征性表现是超声造影诊断肺癌的重要依据。造影动态增强后主要表现为肺癌内部及边缘的新生血管走行扭曲、紊乱，呈典型"螺旋状"。这些新生血管的生成与肿瘤增强程度密切相关，研究表明腺癌增强程度高于鳞癌。

（7）食管内镜超声：用于判定肺癌淋巴结转移和中心性肺癌对邻近大血管的浸润程度。声像图上，可见血管受压变形，肿瘤浸润和包绕血管，血管搏动和呼吸时，血管与肿瘤间的滑动消失。肺门周围及纵隔淋巴结肿大。

4. 临床价值　超声对早期肺癌、弥漫性及中心性肺癌难以显示。此外，胸骨和肩胛骨等的掩盖区、纵隔胸膜、脊柱旁深部等区域也是超声检查的盲区。唯有对邻近胸壁的周围型肺癌，肿瘤与脏层胸膜间肺组织较薄≤1.0cm，或发生阻塞性肺实变，以及并发胸水者，超声才能显示出肿瘤病灶。CDFI对判定肿瘤的良恶性、观察肺癌化疗及放疗疗效有重要意义。目前临床上仍需依靠穿刺活检明确病理性质，超声引导下肺占位病变的活检操作简便，能避开支气管、血管，成为更安全有效的方法，临床有较高的实用价值。

（二）肺错构瘤（hamartoma）

1. 病理　肺错构瘤是肺正常组织胚胎发育障碍所形成的肿瘤样病变，起源于肺周围支气管组织，肿瘤主要由软骨和纤维组织构成，可含上皮、平滑肌、脂肪及骨组织等，可发生钙化。一般为单发，呈圆形或分叶状，有包膜，大小不一。周围型错构瘤多位于肺的边缘部胸膜下，与正常肺组织分界清楚。

2. 临床表现　肺错构瘤生长极慢，多无症状，偶在 X 线检查时被发现。

3. 超声检查　肺错构瘤的声像图显示，肿瘤呈均匀或不均匀性低回声，中心部可有条束状高回声，肿瘤的边界清晰光滑、整齐，有时边缘可见钙化，呈圆形或椭圆形，后部回声减弱，很少侵犯胸壁（图 3-8）。纤维型错构瘤，可有囊性变，出现不规则无回声区。应与炎性假瘤、结核瘤、肿瘤等鉴别。

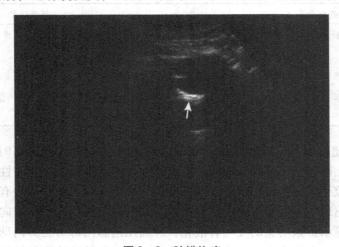

图 3-8　肺错构瘤
肿瘤呈圆形，内部回声均匀，边缘可见钙化（箭头所示）

（三）先天性肺囊肿（pulmonary cyst）

1. 病理　先天性肺囊肿，一般为先天性支气管潴留性囊肿，可分为单房或多房性，囊液澄清或为血性，囊壁菲薄，表面光整，内层有纤毛上皮或柱状上皮细胞被覆，外层有腺体、平滑肌、软骨和纤维组织。一般囊肿不与支气管相通。

2. 临床表现　小囊肿一般无症状，囊肿过大压迫邻近组织或纵隔，产生呼吸困难；发生感染时有发热、咳嗽、咳痰等症状。

3. 超声检查　较大的邻近胸壁的囊肿，声像图上，囊肿呈圆形，边界清楚，内部为无回声区，囊壁光整回声较高，后壁回声增强。与支气管相通的含气囊肿，上部可见强烈气体回声，下部为液体无回声区。并发感染时，与肺脓肿相似，囊肿壁增厚，内部回声不均匀。

（四）支气管腺瘤

1. 病理　支气管腺瘤为良性肿瘤，有恶变倾向。病理分类癌型和唾液腺型，前者多见。好发于大支气管，右侧多于左侧，多数患者可以在支气管镜下探及。3/4 属于中央型支气管腺瘤，1/4 属于周围型支气管腺瘤。

2. 临床表现　临床上多发生于 30~40 岁，女性多于男性，多无症状，少数可出现反复咯血、阻塞性肺不张。

3. 超声检查　周围型支气管腺瘤位于胸膜下时超声可显示，呈圆形，可有浅分叶，内部回声多为均质等回声，多无钙化，后壁回声清楚，多无衰减。恶变时，包膜不完整，内部回声不均质。中央型支气管腺瘤只在伴有肺实变时才可被超声探及，腺瘤向支气管内呈息肉样生长，超声可观察其形态及大小。

（五）肺包虫囊肿病

1. 病理　本病见于我国西北，系感染犬棘缘虫蚴所引起，好发于右肺下叶，易破入支气管并发感染。

2. 临床表现　患者一般无症状，继发感染时则有发热、咳嗽、胸痛等症状。

3. 超声检查　肺包虫囊肿多为圆形、卵圆形，边界清晰，囊壁厚而规则，典型时见环形强回声钙化，囊肿随呼吸稍有变形。常为多房性，并可见"囊中囊"，也称"母子囊"。囊内多为无回声液性暗区，内可见强回声漂浮物系脱落的囊壁组织，与支气管相通时，囊内可见气体反射。破入胸腔则可见部分囊壁残缺，胸腔内大量胸水伴点片状强回声。

二、肺炎症性病变

（一）肺脓肿（lung abscess）

1. 病理　肺脓肿是肺的化脓性炎症，发生坏死、液化形成的，浓汁形成后积聚于脓腔内，张力增高，最后破溃到支气管或胸膜腔内，前者咳出大量浓痰，空气进入脓腔，形成脓气腔；后者产生脓气胸。邻近肺边缘的脓肿，常发生局限性胸膜炎，引起胸膜粘连和渗出。

2. 临床表现　临床表现为高热、胸痛、咳嗽、咳痰、气短等症状。

3. 超声检查　肺脓肿的声像图显示，早期脓肿病灶呈类圆形，边界不清，内部呈不均匀弱回声，并可见含气小支气管强回声。坏死液化，脓肿形成后，病灶中心部可见不规则无回声区，脓腔周围回声增高，有纤维包膜形成时，边界回声较清楚。脓肿与支气管相通时，脓肿上方可见气体为强回声反射，下方可见浓汁及坏死物质为弱回声的分层现象。并发胸膜腔积液或脓胸时，则可见胸膜增厚及包裹性或游离性液性暗区。超声引导下抽吸获取样本进行病原学检查具有重要意义。

（二）肺结核（pulmonary tuberculosis）

1. 病理　肺结核是常见的肺部疾病，结核病灶以慢性增生、渗出和肉芽肿型病变为特征，继之发生干酪样变、液化及空洞形成。并可继发胸膜炎和其他器官结核。

2. 临床表现　临床症状有低热、乏力、体重减轻、咳嗽、咯血、胸痛和呼吸困难等。

3. 超声检查

（1）结核瘤：声像图上，多显示为不均匀实质性团块，呈圆形或椭圆形，轮廓较清晰，边缘光整，周边部回声较强，中心部分干酪样呈弱回声。空洞液化部分为无回声区，并有较厚的弱回声壁。有钙化的结核瘤，可见点状强回声。

（2）干酪性肺炎：声像图上，病灶区显示为较均匀弱回声，病灶内可见含气支气管的管状或点状强回声（图3-9）。

（3）慢性纤维空洞型肺结核：病灶区呈不规则回声，强弱不等，空洞内显示为强烈气体回声。病灶边界不清，常可见胸膜增厚。心脏向病灶侧移位，双侧肺受损，常有右心系统内径增大、肝瘀血、肝静脉增宽等改变。

4. 临床价值　肺结核的诊断，主要依赖X线、CT检查。超声检查对某些类型结核也只是起辅助诊断作用，如大片的干酪性肺炎、慢性纤维空洞型结核、接近胸壁的结核瘤、并发胸腔积液的浸润型结核和结核性胸膜炎等。

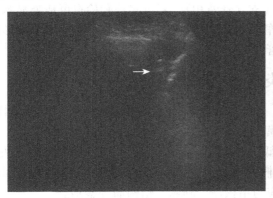

图3-9　干酪性肺结核
病灶显示为较均匀的弱回声，内有点状强回声（箭头所示）

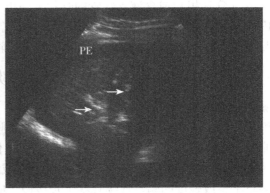

图3-10　大叶性肺炎
肺实变，内部回声增强，似肝脏回声，其内可见含气的支气管的管状强回声（箭头所示），并伴有少量胸腔积液；PE：胸水

（三）肺炎（pneumonia）

1. 病理　可由多种病原体引起，由肺炎双球菌引起的大叶性肺炎，病理改变为肺泡内和间质炎症细胞浸润，浆液纤维蛋白渗出，继而发生肺实变，最后溶解咳铁锈色痰，病灶吸收而愈。

2. 临床表现　大叶性肺炎临床上起病急，有高热、寒战、胸痛、咳嗽、呼吸困难、全身酸痛等症状。

3. 超声检查　声像图上大叶性或肺段性肺炎显示肺实变，内部回声增强（似肝脏回声），边界清晰，其内可见含气支气管的管状强回声（支气管气相）（图 3 - 10），后方有时出现彗星尾征和含液支气管所形成的管状无回声（支气管液相），以及由肺实质内残留空气所引起的散射点状强回声等三项改变，胸膜回声光滑连续或轻度凹陷，部分可有少量胸水。彩色多普勒超声检查可于支气管旁显示肺动、静脉血流图和频谱。

三、肺隔离症

1. 病理　肺隔离症（pulmonary sequestration）是一种少见的先天性肺部疾病。本病特点是部分肺组织被胸膜包裹而与正常肺组织互相隔离，无正常支气管相通，其血液供应动脉来自胸主动脉或腹主动脉的异常分支，静脉回流到半奇静脉或门静脉系统。隔离肺的肺组织，肺泡发育不全，没有功能。分肺内型和肺外型两种，肺外型77%位于肺下叶与膈之间，80%在左侧。

2. 临床表现　此病多无症状，偶由胸部 X 线透视被发现。

3. 超声检查　只有肺外型肺隔离症可用超声诊断。声像图上，多见于左、右下叶基底段，肺实变呈类三角形低回声区，其内可见多发散在液性暗区，呈蜂窝状，有较粗伴行血管进入肿块内，类似肝实质样肿块，边界清楚，彩色多普勒血流显像，可见到异常供应动脉血流来自胸或腹主动脉即可提出拟诊。

四、肺不张

1. 病理　肺不张（atelectasis）指全肺或部分肺呈收缩和无气状态。根据病因分类，肺不张可分为压缩性肺不张和支气管阻塞引起的阻塞性肺不张，压缩性肺不张多由大量胸腔积液、气胸、胸腔内肿瘤所致。

2. 临床表现　肺不张的临床表现主要取决于病因、肺不张程度和范围以及并发症的严重程度等。可有胸闷、气急、呼吸困难、干咳等症状。

3. 超声检查　肺不张表现为肺内部分或完全无气体时，形成实变图像。声像图上多表现为楔形的均匀高回声区域，其形态取决于被阻塞的支气管大小和部位，压缩型肺不张可见伴有含气支气管的管状强回声（支气管气相）或含液支气管的管状无回声（支气管液相）。彩色多普勒检查可清晰显示不张的肺组织内血流呈"树枝样"分布，从肺门或段支气管向外延伸。阻塞型肺不张二维声像图和彩色多普勒表现与压缩型肺不张类似，但一般无含气的支气管回声。

五、肺炎性假瘤

1. 病理　炎性假瘤（inflammatory pseudotumor）为某些非特异性炎症慢性增生导致的肿瘤样病变。由多种细胞成分组成的炎性肉芽肿，周围有假性包膜，边缘较光整。

2. 临床表现　临床上常有间歇性干咳、胸痛、低热等症状，或可无任何症状，偶由胸透被发现。

3. 超声检查　声像图上，一般为单发性圆形或椭圆形结节，边界回声清晰，内部多为低回声，胸膜回声多较平整或轻度凹陷。连续观察生长缓慢。应与结核瘤、肺癌、错构瘤等鉴别。

（邬　亮）

第五节 纵隔疾病

一、纵隔肿瘤

纵隔肿瘤大部分来自胸腺、淋巴结、神经组织和纵隔间叶组织。其中以胸腺瘤和畸胎瘤最多，神经源性肿瘤及恶性淋巴瘤次之，胸内甲状腺瘤、支气管囊肿为第三位，其他则少见，前四者占全部纵隔肿瘤的3/4（国内统计以神经源性肿瘤最多，其次为畸胎类肿瘤，胸腺瘤为第三位）。纵隔肿瘤中25%～30%为恶性，淋巴肿瘤大部分为恶性，胸腺瘤有45%向周围浸润。各种肿瘤又有其好发部位：上纵隔好发甲状腺肿瘤、胸腺瘤、畸胎瘤、神经源性肿瘤等；前纵隔多见胸腺瘤、畸胎瘤、胸腺囊肿、恶性淋巴瘤、胸内甲状腺肿等；中纵隔多见恶性淋巴瘤、支气管囊肿、心包囊肿等；后纵隔多见神经源性肿瘤及肠源性囊肿。超声可显示肿瘤发生的部位、形态、大小、内部结构、与周围脏器的关系，并可在超声引导下行穿刺活检。前纵隔及上纵隔肿瘤超声检查的敏感性为90%，特异性为99.6%。经食管内镜超声（EUS）对纵隔病变的定性、定位诊断具有重要作用，可直接确定病变范围、性质及病变与重要器官的关系。同时EUS引导下穿刺活检，对纵隔肿瘤诊断有重要意义，同时对制订治疗方案有指导作用。

（一）畸胎瘤（Teratoma）

1. 病理 纵隔是生殖腺外最易发生畸胎瘤的部位，纵隔畸胎瘤占纵隔肿瘤第二位（20%），好发生于上纵隔及前纵隔，可分为囊性、实质性、混合性三种，80%为良性。良性囊性畸胎瘤，有完整包膜，边缘光滑，肿瘤内容有黄褐色液体或含毛发黄色皮脂物质，除皮肤外，还含有气管或肠管上皮、神经、平滑肌及淋巴组织，甚至骨及软骨等组织。囊性畸胎瘤一般呈圆形或椭圆形。实质性畸胎瘤，常以实质性结构为主，含液部分较少，呈圆形或不规则分叶状，恶性变的倾向较大。

2. 临床表现 出生时即可发病，但常于成年后因胸痛、咳嗽或体检时偶尔发现。

3. 超声检查 畸胎瘤的声像图表现：

（1）囊性畸胎瘤：为圆形、椭圆形或分叶状、多为单房，也可为双房或多房，肿瘤大部分呈囊性，肿瘤外壁光滑清晰，内壁可见实质性的结节状、团块状回声，附着于囊壁并凸向囊腔，有时囊肿内容为稀薄液体与油脂样皮脂同时存在，两者分层，后者漂浮于上方显示为高回声，前者显示为无回声区，称为脂液分层征。部分囊性畸胎瘤，油脂液状物充满囊腔，则显示为较均匀类实质回声，周边部可有高回声光团。肿瘤的后部回声不减弱或增强。

（2）混合性畸胎瘤：肿瘤外壁光滑，肿瘤内部不均匀，兼有实质回声，回声较高，与肝实质相似和液性囊腔无回声区并存，两者界限较清楚，有时实质区内可见强回声伴有声影（图3-11）。

（3）实质性畸胎瘤：肿瘤内大部分呈实质性较均匀的低回声，与不规则团块状、斑片状高回声并存，肿瘤边界回声清晰。含有骨或牙齿时，可出现局限性强回声，伴有明显声影。如肿瘤呈分叶状，内部呈不均匀低回声，边缘不规则，增大较快并发胸腔及心包积液时，常为恶变的表现。

（二）胸腺肿瘤

1. 病理 胸腺瘤（thymoma）占纵隔肿瘤的20%～30%，占前纵隔肿瘤第一位。胸腺瘤含有胸腺上皮细胞和胸腺淋巴细胞，上皮细胞型具有恶性趋势。胸腺瘤为实质性，切面多呈分叶状，内部结构均一，两面光滑，边界清楚，多数有纤维包膜，有时发生囊性变、出血、坏死及钙化。恶性者可发生多发性胸膜转移种植。

2. 临床表现 半数患者无症状，在查体时偶然发现；少数患者有瘤体侵犯或压迫邻近纵隔结构所引起的胸部局部症状，如咳嗽、胸痛、呼吸困难、吞咽困难等；部分患者可出现全身症状，如减重、疲劳、发热等非特异性症状。另外，胸腺肿瘤有多种伴随症状，最常见的有重症肌无力、单纯红细胞再生障碍性贫血、低丙种球蛋白血症等。

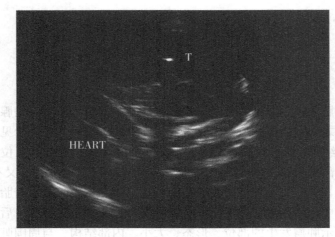

图3-11 混合性畸胎瘤
肿瘤边界清晰,内部回声不均,呈囊实混合性回声
HEART:心脏;T:肿瘤

3. 超声检查 胸腺瘤的声像图表现:

(1)良性胸腺瘤:声像图上多呈圆形、椭圆形,部分呈分叶状,边界清晰光滑,常有明显的包膜回声,肿瘤内部多呈均匀低回声,有囊性变时,可见小无回声区,完全囊变时呈囊肿样改变。部分呈地图状不均匀实质性回声。有钙化灶时,则出现斑点状强回声。彩色多普勒显示血流分布均匀,以静脉血流为主。

(2)恶性胸腺瘤:肿瘤包膜回声不完整,边缘回声不规则,呈锥状突起,内部回声不均匀、强弱不一,可向周围组织浸润(心包、血管),并有胸膜及远隔转移征象(图3-12)。彩色多普勒显示血流分布紊乱,以动脉血流为主。

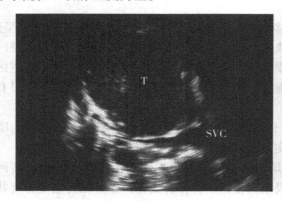 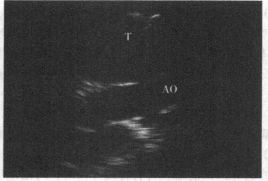

图3-12 恶性胸腺瘤
肿瘤包膜不完整,内部回声不均匀,压迫上腔
静脉;T:肿瘤;SVC:上腔静脉

图3-13 恶性神经鞘瘤
肿瘤形态不规则,无包膜,内部回声不均匀,
与主动脉界限不清;T:肿瘤;AO:主动脉

(三)神经源性肿瘤

1. 病理 纵隔神经源性肿瘤占纵隔肿瘤15%,大部分从交感神经干或肋间神经发生,少数发生于迷走神经、膈神经和喉返神经。其中来源于神经纤维的良性肿瘤有:神经纤维瘤、神经鞘瘤;来源于神经节细胞的良性肿瘤有:神经节细胞瘤、嗜铬细胞瘤及副神经节细胞瘤。恶性者则分别有恶性神经纤维瘤及神经母细胞瘤或神经节母细胞瘤等。成人以神经纤维来源者多见,小儿以神经节细胞来源的肿瘤多见。大部分发生在后纵隔。

2. 临床表现 一般无症状,多在X线检查时被发现。生长快较大的肿瘤,可有压迫症状。神经节细胞瘤,可出现腹泻、高血压、面红、出汗等症状。

（1）神经鞘瘤：超声检查：声像图上，肿瘤为实质性，呈圆形、椭圆形或分叶状，轮廓清晰，边缘整齐，有完整包膜回声。内部回声为均匀中低回声，可发生脂肪和囊性变及出血，出现大小不等的无回声区。彩色多普勒超声显示血流不丰富。恶性神经鞘瘤形态不规则，无包膜，内部回声不均匀，可有不规则无回声区（图 3 - 13）。

（2）神经节细胞瘤（ganglioneuroma）：超声检查：声像图上，肿瘤为实质性，呈圆形或椭圆形，边界清晰，有完整包膜回声，内部为均匀低回声，发生囊性变时，可见大小不等无回声区。彩色多普勒超声显示肿瘤内少许血流信号。此瘤多见于儿童，生长快，常有压迫症状。

（3）神经母细胞瘤：超声检查：声像图上，肿瘤为实质性，常较巨大，形状不规则，边缘不整齐，边界清晰，无包膜，内部为不均匀中低回声，偶可见无回声区或钙化样强回声。彩色多普勒显示肿瘤内血流不丰富，可探及动脉血流。

（4）神经纤维瘤：超声检查：声像图上，肿瘤为实质性，多为圆形、椭圆形或分叶状，边界清晰，无完整包膜，内部回声为均匀中低回声，可有后方回声增强。彩色多普勒显示肿瘤内血流不丰富。

（四）淋巴瘤（lymphoma）

1. 病理　淋巴瘤是一组起源于淋巴结或其他淋巴组织的恶性肿瘤。纵隔淋巴结可能为淋巴瘤的原发部位，也可能是全身淋巴瘤的一部分。多见于前纵隔和中纵隔。可见于任何年龄，以 30～40 岁多见。淋巴瘤可分为霍奇金淋巴瘤和非霍奇金淋巴瘤两大类。纵隔淋巴瘤以前者多见。纵隔霍奇金淋巴瘤大多数为结节硬化型，包括不规则的细胞区和周围的纤维组织带。非霍奇金淋巴瘤为含有分化程度不等的淋巴细胞、组织细胞或网状细胞的结节状或弥漫性增生，多为双侧发病。

2. 临床表现　纵隔淋巴瘤临床以单个或一组淋巴结无痛性肿大为特征。淋巴结可融合成团块，压迫和浸润邻近器官，则可发生心包或胸腔积液、肺不张，并可见肝脾肿大。

3. 超声检查　淋巴瘤的声像图表现：

（1）淋巴瘤引起淋巴结明显肿大或融合成团块时，声像图可显示为单发或多发性圆形、椭圆形，或互相融合成分叶状不规则形病灶，轮廓清楚，内部为较均匀弱回声或无回声（图 3 - 14）；有时内部不均匀，高回声和低回声并存。彩色多普勒显示病变内部及周边血流较丰富，并可探及高速动脉血流。

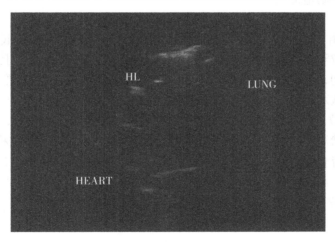

图 3 - 14　霍奇金淋巴瘤
淋巴结肿大、相互融合，呈分叶状不规则形病灶，内部呈较均匀低回
声；HL：霍奇金淋巴瘤；Lung：肺；Heart：心脏

（2）淋巴瘤并发心包或胸腔积液时，可在相应部位探测到积液的无回声区。

（3）淋巴瘤位于肺门可压迫支气管，引起肺不张或阻塞性肺炎时，有相应的肺部回声变化。

（4）可见颈部、腹部、腋下、腹股沟淋巴结肿大，肝脾肿大及转移灶。

（五）胸骨后甲状腺肿瘤

1. 病理　胸骨后甲状腺肿瘤多位于上纵隔，接近胸廓入口，常与颈部甲状腺相连。

2. 临床表现　临床上女性多见，10% 的患者伴发甲状腺功能亢进。临床上少有症状，偶有气管、食管或上腔静脉受压的相应症状。

3. 超声检查　除极少数纵隔内异位甲状腺肿之外，绝大多数胸骨后甲状腺肿瘤与颈部甲状腺相连，超声可通过胸骨上窝、锁骨上窝及胸骨旁扫查，嘱患者做吞咽动作时，胸内肿块与颈部甲状腺同向运动，是判断胸骨后甲状腺肿瘤的重要依据。彩色多普勒超声可有助于证实病变起源器官。气管受压时可向一侧移位。

（六）纵隔囊肿

1. 病理　纵隔囊肿种类繁多，大多是先天发育异常所致。如来源于气管或支气管芽的气管和支气管囊肿，来源于前肠芽的食管囊肿和胃肠囊肿，以及由于中胚层组织发育异常所致的心包囊肿和囊性淋巴管瘤等。这类囊肿一般不发生恶变。

2. 临床表现　临床上多数患者无症状，仅于常规体检或其他原因行胸部 X 线检查时发现，少数患者囊肿过大时可出现胸骨后压迫、恶心、呼吸困难、咳嗽、吞咽困难等症状。

3. 超声检查　超声可清晰显示心包囊肿、支气管囊肿和食管囊肿。声像图上显示为纵隔内圆形或卵圆形的无回声暗区。心包囊肿可随心脏搏动而有同步移动，多为单房性。支气管囊肿多位于中纵隔的中上部，多为单房性，可见环形强回声包膜，深呼吸时其形态可有大小的改变，并随气管活动。食管囊肿一般位于后、上纵隔。部分囊液呈高黏稠状态，呈均匀类实质回声时，彩色多普勒超声显示病变内无血流可有助于诊断。此外，还有胸导管囊肿、淋巴囊肿、神经性肠囊肿等均表现为纵隔内的囊性占位，较罕见。

二、膈疝

1. 病理　腹腔或后腹膜脏器或组织穿越横膈进入胸腔而形成膈疝。膈疝分为创伤性膈疝与非创伤性膈疝，后者可分为先天性和后天性两类，左侧多见。

2. 临床表现　多无临床症状，疝口较大疝入内容物较多时，可有上腹部或胸骨后受压感及不适，亦可出现心脏、呼吸和胃肠道症状。

3. 超声检查

（1）食管裂孔疝：由于裂孔扩大，部分胃底嵌入胸腔称为胸腔胃，若胃底与食管下段直接相连称为短食管型，若胸腔胃位于食管旁侧称为食管旁疝。声像图显示胸腔胃在膈上中纵隔后呈囊性液性暗区，囊壁为胃壁层次结构，囊内为含有消化液及食物的混浊液体，并可见到漂浮的不均质高回声斑点，并有气体强回声反射，饮水后内容物漂浮运动明显，且囊腔扩大。

（2）腰肋裂孔疝：位于胸后方，嵌入内容进入后纵隔，多为横结肠、肝、肾等。结肠声像图显示为后纵隔条状或弯曲管状混合性回声，内可见气体强回声反射，可见结肠袋结构，随深呼吸移动。纵隔肿块为肾疝时探及典型肾包膜、肾实质及中央集合系统强回声，同侧肾区肾脏缺如。右侧纵隔实质性肿块，纵隔肿块为肝疝时，可探及典型肝包膜、肝实质以及肝内管道结构。

（3）胸肋裂孔疝：位于前纵隔，疝入内容多为胃、结肠及大网膜等。

（邬　亮）

第四章

乳腺超声

第一节 乳腺超声解剖、组织结构及生理

一、乳腺的胚胎发育

乳腺是人体最大的皮肤腺，其位置及功能属于皮肤汗腺的特殊变形，结构近似皮脂腺。乳房从外胚叶套入部发生于顶浆分泌腺的原基；开始发育的地方即以后形成乳头之处。乳腺的发育过程分为初生期、青春期、月经期、妊娠期、哺乳期、闭经期及老年期。各期变化均受内分泌的调节，形态有很大差异。

男女两性胚胎第 1 个月末，在躯干两侧鳃弓区与尾部间乳腺开始发生，胚胎 9mm 时出现一条带状的上皮增厚突起形成乳线。胚胎第 2 个月初约 11.5mm，乳线多处上皮增厚成为乳嵴，由 4 ~ 5 层移行上皮细胞构成，下层为富腺管的间叶组织。嵴内产生顶浆分泌腺群。乳嵴内有多个乳腺原基，第 3 个月初仅留下一对原基继续发育，其余乳嵴萎缩、退化，消失不全形成多乳症。

乳腺原基为乳嵴皮肤上皮的局部扁豆状增厚，第 3 个月末至第 4 个月初呈球形突入皮肤内，第 5 个月生出 25 个上皮栓，末端肥大构成输出系统，皮栓的分支产生腺小叶。

基底部细胞向下生长，形成原始乳芽，进一步延伸成索状结构——输乳管原基。第 6 个月时输乳管原基开始分支，形成 15 ~ 20 个实性上皮索深入真皮。第 9 个月实性上皮索内出现空腔，由 2 ~ 3 层细胞围成乳腺导管，下端基底细胞形成乳腺泡的前驱结构——小叶芽。乳腺小芽形成于腺周围浅肌膜内，逐渐增大时把脂肪纤维推开位于胸肌肌膜上。出生后保持原状。直到青春期在雌激素作用下发育成末端腺管或腺泡。

胚胎 32 ~ 36mm 时乳腺始基表面细胞分化成鳞状细胞形成圆盘状乳腺区，周围结缔组织围绕，形成一凹陷，凹底有乳腺管开口。胚胎第 5 ~ 6 个月皮下产生顶浆分泌的 5 ~ 12 个乳晕腺。出生后乳头下结缔组织增生，乳腺区突起构成乳头。

将出生时，男女两性乳腺都由 20 ~ 25 条部分还无管腔的管构成，开口于乳腺区凹陷内。腺管呈放射状向各方与真皮内分支，末端膨大。上皮管的分化自漏斗状开口部起，连接细而长的输出管，经行乳头结缔组织内，输出管扩大部为输乳窦，自此发出分支。

二、乳腺解剖与组织结构

（一）乳腺

人类一对乳房位于前胸。乳房的主要结构为皮下浅筋膜、蜂窝脂肪组织及内部的乳腺。

1. 形态和发育程度　因人与年龄及功能阶段而异。男性乳房的腺部通常不发育，周围脂肪组织极少，扁平无功能。成年女性未孕时乳腺呈圆锥形或半球形，紧张有弹性。乳房大部分由脂肪构成，大小与乳汁分泌无关。

2. 乳头晕和乳头 乳房中央部的皮肤变化形成。环状的乳头晕有许多微小的突起为分散的皮脂腺，授乳时使乳头滑润。年轻人乳头多呈玫瑰红色，妊娠期变褐色，随妊娠次数加深。乳头圆锥形突起，年轻人乳房顶点约与第 4 肋间相对。借基底环形纤维和附着于输乳管的纵行纤维的作用，以指触之自动突起。乳头皮肤脆弱易受伤，呈裂隙状擦伤疼痛，常为细菌进入门户。乳头晕可发生裂隙、湿疹或感染以致形成脓肿。

3. 蜂窝脂肪组织 位于乳房皮肤下面，乳腺即在蜂窝脂肪组织其间。

4. 浅筋膜、结缔组织 浅筋膜形成整个乳房的总被膜，且插进乳房内成为隔障，能扶持腺组织和脂肪组织。每一个输乳管周围都有结缔组织与皮肤相连。网状的结缔组织维持处女乳房的坚韧性与轮廓。授乳期结缔组织随腺体增加而不同程度软化和萎缩。经产妇结缔组织松弛，脂肪减少乳房下坠。乳腺与胸大肌间有薄层的乳房后结缔组织；乳房脓肿可波及此区，隆胸置入物常在此区。

（二）乳腺大体解剖

乳腺位于胸前壁乳房内，腺体及其纤维和脂肪组织在第 2～6 肋间，其宽度从胸骨旁线到腋中线，2/3 在胸大肌前，外侧为腋前线，内侧达胸骨缘。腺组织大部分位于胸大肌肌膜上，小部分在前锯肌上。有些薄层的乳腺组织其上可达锁骨，内至胸骨中线，外侧达背阔肌前缘，外上侧可达腋下。伸进腋前皱襞，形成块状，似腋窝肿瘤。

乳腺的中央为乳头和乳晕。乳头内有 15～30 个输乳管开口；皮内有大量皮脂腺开口于输乳管口周围。乳晕在乳头周围的环形区，表面有 5～12 个小结节状的乳晕腺，是汗腺与乳腺的中间过度，单独开口乳晕区分泌脂状物有保护作用。妊娠及哺乳期乳晕腺特别发达。

（三）乳腺的内部解剖与组织结构

乳腺正常结构（指成年未婚、未孕妇女的乳腺）的主要基础是乳腺体，由皮肤大汗腺衍生而来的多管泡状腺和脂肪组织构成（图 4-1）。

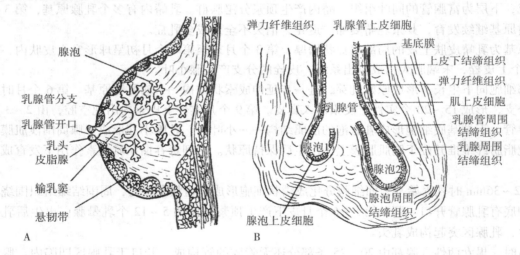

图 4-1 乳腺内部结构

A. 乳腺叶，每个腺叶分成许多小叶，小叶由腺泡组成，其间充以叶间结缔组织；B. 乳腺管和腺泡，乳腺管内衬上皮细胞，外被原纤维基底膜

1. 乳腺叶 成年女性的 1 个乳腺有 15～20 个乳腺叶，腺叶间被皮下致密纤维脂肪物充填，称叶间结缔组织。每个腺叶再分支成许多小叶，每个小叶外周为疏松黏液样纤维组织包绕，称小叶间结缔组织。小叶为乳腺解剖上的 1 个单元，由若干腺泡及相近的末梢导管汇聚而成。小叶最后为分泌单位即小泡。每个小叶由 10～100 个或以上的小管（管泡）组成，小管汇聚成末梢导管。小管外有肌上皮细胞螺旋状缠绕周围，收缩时可将腺泡内乳汁排出。部分分泌组织可能位于胸肌膜下乳房后结缔组织深处。乳腺叶的数量固定不变，而小叶的数量和大小有很大变化。

2. 小叶内间质 为疏松的黏液样或网状结缔组织，是小叶实质的一部分，随卵巢分泌功能状态变化。小叶内结缔组织在生理和病理上有重要意义，管内型纤维腺瘤、纤维细胞肉瘤、乳腺增生性病变均与此层有关。而小叶间致密结缔组织不受内分泌功能状态影响。

3. 乳腺导管系统 乳腺叶有一根单独的乳汁排泄管即输乳管。15～20 条输乳管以乳头为中心放射状排列。输乳管末梢部分与乳腺小叶的腺泡小管相通。在乳头附近，输乳管囊状膨大，呈梭形或壶腹样称输乳窦，可暂存乳汁。输乳管末端变细可相互汇合，开口于乳头输乳孔。

输乳管自成系统，乳晕下方为大导管，其下叶间导管，再分为中导管和小导管（小叶间导管），最终为末梢导管，其末端 10～100 个或以上的小管构成乳腺小叶。哺乳期乳汁自乳腺周边乳腺小叶的末梢导管，汇聚至小导管，数个小导管汇聚流入中导管、大导管，经输乳窦暂时储存，最后由乳头的输乳孔开口排出。

4. 乳头、乳晕 为复层鳞状上皮细胞被覆，基底层有黑色素沉着。乳头乳晕的致密结缔组织内有乳腺导管、血管、淋巴管、平滑肌；皮下组织内有圆锥状的平滑肌性格子网，顶尖细、底部宽，以弹性腱固定于结缔组织内。乳晕上皮下有乳晕腺、汗腺、皮脂腺；无脂肪组织。

5. 乳腺内脂肪组织 乳腺周围的脂肪组织呈囊状，其中有不同走向的结缔组织纤维束，称柯氏（Cooper）悬韧带；由腺体的基底部连接于皮肤或胸部浅筋膜形成分隔乳腺叶的墙壁和支柱，有固定乳腺位置的作用。乳腺基底面稍凹陷，与胸肌筋膜间有疏松的结缔组织间隙称乳腺后间隙，使乳腺可轻度移动。

6. 乳房血管 血管、神经、淋巴管分布在小叶间质。

（1）乳房动脉：供血动脉来自 3 处，主要为胸外侧动脉及胸廓内动脉，来自肋间前动脉的多少不定（图 4 - 2）。①胸外侧动脉：起自腋动脉第 2 段沿乳腺外侧下降分支供应乳腺，并与胸廓内动脉的穿支吻合。②胸廓内动脉：其上 4 或 5 肋间隙的皮肤穿支供应乳腺，其中 1、2 或 2、4 两支较大。③肋间前动脉：第 2、3、4 肋间的外侧分支供应乳腺，起自锁骨下及乳房内动脉位于锁骨胸骨端后方，沿胸骨外侧缘（相距 1.25cm）平行地下行进入胸廓。④胸肩峰动脉分支或腋动脉直接发出的分支称乳房外侧动脉：穿过胸大、小肌至锁骨下方，下降至乳头供应乳腺。因此，供应乳腺的动脉皆来自上方两侧，横行朝向乳头，在胸膜上向下、前和内侧走行，在小叶间结缔组织内形成一致密的毛细管网，沿输出管至乳头下网，腺体深面无大血管进入。乳头和乳晕区的血液供应由后方进入。

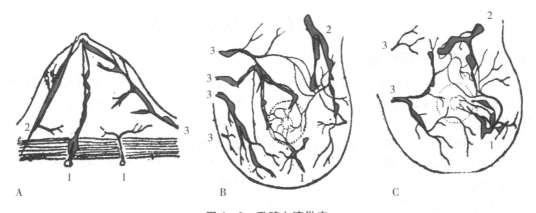

图 4 - 2 乳腺血液供应
主要血管围绕乳头吻合 A 水平切面，B、C 前面观
1. 来自肋间动脉；2. 来自胸外侧动脉；3. 来自胸廓内动脉

（2）乳房静脉：在乳晕深处形成静脉丛，再形成辐射状较大的静脉。①一部分静脉通过胸廓内静脉的肋间穿支汇入胸廓内静脉，再至头静脉；②一部分静脉汇入腋静脉；③一部分静脉通过肋间回流至奇静脉系统，再至上腔静脉。

乳腺静脉分两组，浅静脉紧贴皮肤位于浅筋膜下面由淋巴管伴行；深静脉与动脉伴行。横向的静脉向胸骨旁回流，在中线两侧有吻合；纵向的静脉向上行走，注入颈根部浅静脉，再回流颈前静脉。深静脉分别回流至胸廓内静脉、腋静脉、奇静脉或半奇静脉，再流入脊椎静脉丛。

（3）乳腺的神经：起自血管周围网及毛细血管周围网，感觉末梢居于乳头及腺内。

7. 乳房淋巴系统　乳腺内部含有极为丰富、微细的淋巴管网，起始于腺泡周围的毛细淋巴间隙。淋巴网包围着腺小叶、输乳管和腺泡，即输乳管和腺泡周围淋巴管。这些淋巴管与在腺体间组织内分支的叶间淋巴管及皮下组织和乳房后组织内畅通。乳腺区淋巴管分别引流皮肤及腺体两组，引流皮肤的淋巴管呈辐射状，乳腺外份的淋巴管汇入腋淋巴结为主，其次为胸骨旁淋巴组。上份的淋巴管汇入锁骨上淋巴结。内上的淋巴管大部分进入胸骨旁淋巴结。乳腺实质的淋巴结75%汇入腋淋巴结。极少数乳房淋巴管从乳腺内侧随着血管的穿支通过肋间内侧，经纵隔障导致沿内乳动脉排列的前纵隔淋巴腺。

淋巴液通过淋巴网按不同部位回流至淋巴结，绝大部分汇入腋淋巴结，小部分汇入锁骨及胸骨旁上淋巴结。

三、乳腺生理

乳腺是性激素的靶器官，与子宫内膜一样受内分泌周期性调节。出生后乳腺发育不完善，幼年乳房系小管构成，腺组织极少，借纤维隔障与皮肤相连。

女性乳腺组织随年龄和性的成熟及雌激素分泌量增多逐渐发育。青春期后迅速增殖，形成腺泡和小叶。有月经来潮，产生乳腺结构周期性相应的生理变化：卵巢开始分泌卵泡素和黄体酮刺激乳腺体增殖导管增多，间叶结缔组织和脂肪也明显增多；并有充血水肿使乳房增大，自觉肿胀不适或胀痛感，月经后可恢复正常。静息期乳腺小叶无明显的腺泡，妊娠及哺乳期，乳腺才达到充分发育小导管末端有腺泡形成。从性成熟期开始直到绝经后，雌激素及黄体酮的缺乏致乳腺逐渐退化，腺泡及部分导管均萎缩。乳腺的声像图亦随着各周期相应变化，超声检查者必须熟悉乳腺结构解剖与生理变化，才能正确掌握乳腺的声像图。

（邹　亮）

第二节　乳腺超声检查方法

一、二维彩色多普勒常规检查

（一）了解病史及一般检查

1. 病史询问　乳腺超声扫查前，即使健康人亦需询问与乳病相关的病史，如月经期或两次经期间，乳房有无短时间的不适、隐痛、胀痛；或自觉乳房内有无高低不平、块物。育龄妇女分娩后哺乳期是否有足够乳汁及断乳方式等。

2. 视、触诊　两侧乳房常规视、触诊对比检查。乳房外形有无形态失常，皮肤表面呈橘皮样、牵拉；乳头有无凹陷、扭曲。内部质地有无异常肿块，部位、大小、边界、软硬、移动性及压痛等。正常乳房的能动性为突出的特征，触诊时易从手指下滑脱，很难诊断小肿块；故应取仰卧位以手掌平放在乳房上，把乳腺大部分压抵在坚硬的胸壁上，这样可准确发现小肿瘤或囊肿。

（二）超声仪器条件

1. 仪器调节　检查前将灵敏度调到最佳状态，获得乳房各层结构清晰的二维图像。

（1）组织谐波成像技术减少脂肪组织的噪声对图像的影响。

（2）发现病灶时调整焦点置于病灶水平；必要时可选用2～3个焦点使图像更加均匀柔和。

（3）像素优化技术对不规则图像重新计算排列，减低斑点噪声，可使组织血管的边界显像增强、清晰。

（4）梯形探头可扩大病变中、远场的范围，有利于病灶基底部浸润深度的观察。

（5）超声全景成像，较大病变梯形探头扫描不完整时选用，手执探头连续移动扫描的实时图像，经计算机处理后获得大面积、低噪声、高清晰度的宽景图像，能显示病灶完整形态与进行大小的测量。局部放大功能检查乳腺小病灶或1cm以下的微小病灶，其内部的微细结构、钙化微粒、微细血管及边缘状态能清楚显示。

2. 探头频率 2D 彩色超声仪通常使用 5.0 ~ 17.0MHz 高频探头。乳房硕大、乳腺肿块较大（4cm 以上）或多发、弥漫性的病变，由于高频探头的有效长度多 <4cm，不能显示病灶的完整形态与大小时，先用 3.5 ~ 4.0MHz 线阵探头。扫描深度调至能看到乳腺深部胸大肌与肋骨的回声为宜，可观察病灶的全貌，提示病灶的位置、大小，尤其炎性病变血管充血水肿或乳腺深部较大的脓肿。3.5 ~ 4.0MHz 有利于彩超显示病变丰富的血管构架，整体与局部分布的疏密；然后再用高频探头详查局部情况（图 4 – 3）。

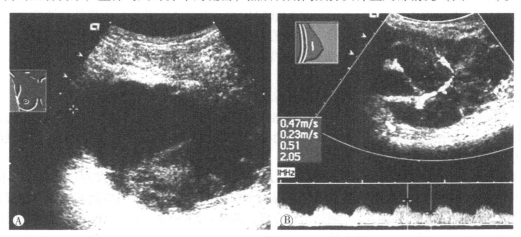

图 4 – 3 4MHz 线阵探头检测乳房巨大囊腔显示病灶全貌

哺乳期多房性乳汁潴留囊肿；A. 4MHz 探头检测右乳巨大囊腔 11cm×8cm，液性低回声有杂乱絮状条索，边缘不规则；B. 彩超显示腔内纤维间隔及周围组织血流信号丰富，动脉 RI 低 0.51

3. 血管彩超检查 需降低彩色速度标志，彩色增益灵敏度需适中以不产生彩色噪声为宜。乳房、乳腺病灶血管彩色显示的多少与仪器的质量有关。高档彩超仪血流彩色较容易看到，且无彩色溢出；血管形态清楚，动脉、静脉并行；可能检测直径 0.01mm 左右的微细血管，多普勒显示相应的频谱形态，并能测出微小动脉的低速血流与 RI。中档彩超仪血流彩色显示的多少与检查者的耐心程度与花费的时间相关，快速检查仅能看到血流的某些段面，难以检测 1mm 直径以下的血管或有彩色溢出。低档彩超仪显示血流彩色常有一定的难度。故看不到血流彩色不等于乳腺病变没有血管增生。

感兴趣区即彩色取样框，依据病灶大小形态与检测目的确定。观察病灶整体及其与周围组织血流的全貌，取样框应大于病灶，检测导管内微小结节的血流需局部放大，取样框缩小至导管内微小结节的周围。观察与增粗导管并行的血管长度取样框可呈长方形。

血流速度测量需降低壁滤波 50Hz 以下；速度标志每小档 <1cm/s。多普勒取样容积（取样门）调至 0.5mm，置于血管彩色血流中心，声束与血流方向的夹角（θ 角）一般 <60°。取样容积或 θ 角过大可影响血流速度的测量。

4. 血管能量图 多普勒信号能量的强度不受血流方向和入射角的影响，提高了血流检测的敏感性并能显示低速血流。一般动静脉同时显示无方向性，但近年有的仪器用不同的彩色显示动静脉血流方向。

（三）乳腺超声检查方法

1. 检查体位 一般取平卧位，两上肢肘关节呈 90°，自然放在头的两侧。必要时可根据乳房病变情况侧卧位或坐位。

2. 常规检查方法 按乳腺解剖结构检查，探头长轴与乳管长轴平行或垂直，以乳头为中心从 1 ~ 12 时钟位，放射状顺/逆时针连续转动检查显示整个乳房内部结构、乳管系统与乳管间乳腺叶组织的回声。

（1）纵、横及冠状切面检查：探头横行扫查乳头外侧到内侧，从上（自胸骨角水平）向下（剑突水平）；探头纵行扫查自腋前线到胸骨旁线。较大乳房或大肿块（检查者用一手固定）从内、外侧或肿块最大长轴冠状切面检查。

（2）乳房血管：彩超检查各层组织内血管的长、短轴分布特征，以及病变血供来源、走向。

（3）两侧对比无论单或双乳病变，以及乳房普查，均应左右两侧对比检查，以防遗漏病变。

3. 图像基本要求　显示乳房各解剖层次、乳腺叶组织、乳管系统与周围组织图像。乳腺病灶内、外的正常、异常结构的声像图表现。

（1）乳管长切面：乳管长轴自乳腺边角至乳头间图像。乳管与乳腺叶组织分布的密度。

（2）乳管横切面：乳管断面与腺叶的图像。

（3）乳头：三方向扫查前后径、左右径及冠状斜切面，显示乳头外形与大导管的关系。

（4）血流图：乳房、乳腺正常异常病灶血流彩色显示后，应以多普勒频谱速度测量确定。

（5）乳汁动力学哺乳期乳汁及动力学的图像特征。

4. 异常、病变回声标记与测量方法

（1）用时针定位：平卧位，1~12 时钟位置标记异常回声、病变所在部位。

（2）按乳腺解剖层次：标记异常回声属于脂肪层及乳腺内、外。乳腺病灶位浅层、基底部、中间或乳腺外区、近乳头中心区。多发性、回声多型性病灶，应逐一标记具体位置；特别是临床触诊难以扪及的小病灶，尽可能明确。

（3）乳腺分区测量：乳腺的形态近似馒头或山峰形，各部位形态、结构及厚度不同，不同生理阶段妊娠期与哺乳期大小形态及乳管内径均发生明显改变。为取得相对准确的检测方法，于乳管长切面将乳腺分为外区与中心区（图4-4），分别测量定点部位腺体厚度与内部导管内径。自乳腺与周围脂肪分界的边缘至乳头30mm 处的三角形内为外区，该点前后径代表乳腺外区厚度。30mm 至乳头之间范围为中心区，乳头下垂直距离为乳腺最大厚度。

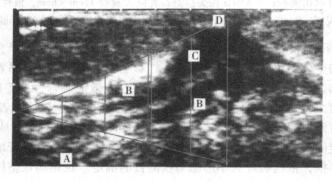

图4-4　乳腺超声分区

A. 小乳管；B. 中等乳管；C. 大乳管；D. 乳头。外区 1~30mm（垂直双线与 A 间）；中心区 30mm 到乳头（双线与 D 间）

注意事项：病变定位时体位与探头切面的方位相对固定，探头方位偏斜、随意转动体位、乳房位移，病灶亦随之变化，可造成小病灶难以准确定位；或出现假阳性或假阴性。

（四）腋窝区检查

腋窝区皮下脂肪丰富，除各肌群和腋动脉、静脉外，由乳腺的边缘淋巴网传出的淋巴管至腋窝部淋巴结、上肢回流的深、浅淋巴管均汇入腋淋巴群。

1. 腋淋巴结分为5群　肩胛下、外侧、胸肌、中央及尖群。后3群与乳腺有关。

（1）胸肌淋巴群：位于腋前皱襞深处，沿胸外静脉排列相当于第3肋浅面。

（2）中央淋巴群：位于腋窝上部脂肪组织中。肋间臂神经从中通过，淋巴结病变神经受压臂内侧痛。

（3）尖淋巴群（锁骨下淋巴结）：后为腋静脉，前为胸锁筋膜，位置深体表不易触及。

2. 超声检查　上臂外展，充分暴露腋窝区，探头沿腋动、静脉走行进行血管长轴和横切面扫查。仔细观察、皮肤、皮下脂肪组织、各肌群肌膜、肌纤维纹理及血管壁的回声是否清楚；有无异常高回声或低回声的结节、团块；其形态、大小以及内部血流。腋窝区的皮肤与皮下脂肪组织层中注意有无副乳的异常回声。结合病史考虑淋巴结增大、炎性、转移性，抑或副乳、脂肪瘤。对某些乳腺肿瘤手术切除术后，上肢肿胀者，注意静脉回流有无受阻，有无异常扩张的管腔。

二、乳腺灰阶容积 3D 成像、彩色血流、血管能量图、B－Flow3/4 维成像

20 世纪 90 年代末 ATL－HDI 5000 型超声仪，用 2.5MHz 及 L12－5MHz 高频探头，在二维彩色多普勒超声的基础上进行血管三维超声成像。3D 图像重建方法：2D 彩超预检确定取样部位，探头沿血管树解剖分布，做长、短轴切面 30°~50°间连续手动均匀扫描。成像后，电影回放在 5~15 帧图像中任选帧数，自动 3D 重建静态及实时动态图像。图像叠加重建过程，可直接观察识别血管增生与缺损区；或变换重建图像幅数、背景颜色。

本院使用 GE 公司 Voluson730－expert 彩超仪进行灰阶容积 3D 成像、彩色或血管能量图以及 B－Flow3/4D 成像。

（一）仪器方法

1. 仪器　根据乳腺病灶的大小，选用频率 8~12MHz 或 3.5~4.0MHz 探头，先行 2D 彩超常规检查，确定病灶的部位。测量乳腺肿块的大小、数目、形态、边缘及内部回声，钙化灶的大小及腋窝淋巴结有无增大与血流情况。

2. 三维成像　2D 彩超检查后 GE Voluson730－expert 2D 高频方形探头 SP5－12MHz，三维容积 RSP6－12MHz 或 3.5MHz 探头三维成像。选最大扫描角度 29°，启动仪器程序，自动扫描重建灰阶、彩色血流、血管能量图及 B－Flow 三维成像。全部存储静态、动态图像。

（二）乳腺容积 3/4D 图像

屏幕显示 4 幅图像 A 纵切、B 横切、C 冠状切面三平面的图像及 D 重建的三维空间立体图像（图 4－5）。3/4D 动态图像常用的两种重建方式如下。

（1）移动 A 平面中绿色取样线的位置，其他 B、C 切面同步移动，3D 图像亦随之变化，可获病灶的不同部位的形态、内部结构及边缘的立体图像。

（2）电影回放 3D 立体图像，在 360°旋转中，按需调整旋转方向与角度；获得不同方位组织或病变的空间立体形态、边缘、基底浸润深度、周围组织及血管结构。

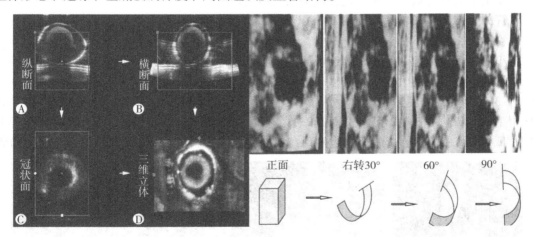

图 4－5　乳腺灰阶容积 3/4D 超声成像的图方位与动态旋转角度

左图：鹌鹑蛋 3D 图像示意。A. 纵切；B. 横切；C. 冠状切面三方位图像；D. 叠加重建的三维空间立体图像。右图：乳腺灰阶容积三维成像电影回放从正面向右转动，不同方位边缘形态基底浸润深度及周围组织

（三）彩色血流图、血管能量图 3/4 维成像

显示病灶内外血管增生程度的空间结构分布、粗细、局部扩大或狭窄、走行自然陡直或扭曲，提供一种直观的血流分布模式对鉴别乳腺疾病性质有帮助。

（四）B-Flow（B-F）3/4 维成像

以往 2D 超声 B-Flow 血流成像仅用于较大动静脉，或某些内脏血管检查。2008 年后我们将其用于甲状腺、乳腺等浅表器官血管检查。B-Flow 三维成像时不受血流方向及取样角大小的限制，没有血流溢出，形成的伪像，较彩色与能量图的显示更为真实。B-Flow 能显示微细血管的内径大小在 100μm 左右。尤其 4D 动态显示血管的空间立体构架，可了解肿块内外主供血管的来源、走向、分布范围、密集程度，病灶浸润方位。可作为彩色与能量图血管检查的补充。

方法：黑白图像显示病灶区，仪器的亮度与对比度调节适当，以能见血管内自然血流图为宜。2D 超声 B-Flow 显示血管进行三维成像后，动态旋转，获得病灶内血管结构的立体、空间图像。由于仪器分辨率的限制，对血流丰富的病变可取得较好图像（图 4-6），不适于少血管病变。

提高血管 3D 成像的效果，经常在乳腺超声造影后扫描，原因是超声造影剂增加多普勒信号。恶性肿瘤血管粗细不等，扩张扭曲，边缘进入病灶内，构成紊乱的血管团、血管网，与良性肿瘤血管粗细均一，树枝状分布，易形成明显对比。

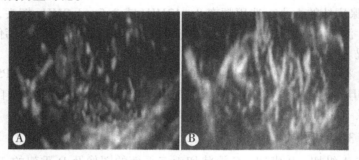

图 4-6　乳腺恶性肿瘤血管能量图及"B-F"3D 图像
A. 乳腺癌血管能量图；B. "B-F"三维成像，均见肿瘤内血管密集纹理清楚

（五）乳腺病灶 3/4 维成像血管结构分析

病灶内血管结构的表现：包括肿块内、外血管的位置、形态、数量、功能与周围组织的关系。

（1）供血主干血管支数，分布在边缘或进入实质内。

（2）血管分支多少、长度达病灶的 1/3、1/2、2/3。

（3）血管形态，粗细不一、顺直、扭曲。

（4）微小血管纹理清楚、密集、缠绕成团、点状稀疏散在及彩色多普勒血流动力学参数。

（5）依据乳腺血管上述表现确定增生程度（图 4-7）：①血管明显增多：主干血管 2~3 支进入病灶，各有 2~3 个分支，长度达病灶的 1/2~2/3，微小血管多个；或形成较完整的血管包绕。②中度增多：主干血管 1 支以上，分支 2 个，长度 1/2、散在微小血管。③少许增生：周边或内部血管 1~2 支，长度 1/3 以下点状稀疏散在。④病灶周边血管：液性病灶内无血管，仅在周边或多或少微小血管。

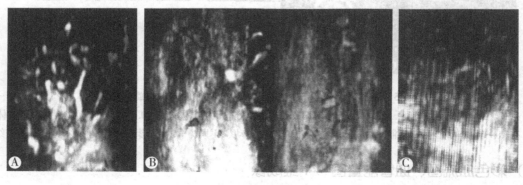

图 4-7　乳腺浸润性导管癌 3D 能量图血管结构增生程度
A. 血管明显增多；B. 血管中度增多；C. 少许增生

三、乳腺超声造影

超声造影曾被认为是医学发展的新里程碑,近10年来进展极快。造影剂微泡经周围血管注入体内,迅速显示组织的血管灌注情况,用以诊断脏器病变。经临床研究证实超声造影微血管成像直观、动态显示的特征与DSA一致。因其对人体无毒无害,广泛用于多种病变的检查,尤其浅表组织乳腺、甲状腺或其他病变的研究。

(一)超声造影的组织学基础

血管是超声造影的组织学基础,不论良性、恶性肿瘤及炎性病变组织内的血管均有不同的变化。肿瘤生长依赖血管,实体瘤的发展分为无血管期和血管期。肿瘤早期间质内无血管,瘤组织难以超过 $2 \sim 3mm^3$,吸收营养排泄代谢废物靠周围正常组织的扩散作用。实体瘤组织内一旦亚群细胞转化为促血管生成的表型,就开始形成新生血管进入血管期,为瘤组织提供营养物质和氧气,新生血管通过灌注效应和旁分泌方式促进生长。超声造影剂微泡平均直径 $2.5\mu m$,不进入组织间隙,停留在血池中,能反映微血管密度的高低。其黏度与血液相似,不含蛋白基质成分,不影响血流速度。造影剂二次谐波信号比人体自然组织谐波信号强 $1\,000 \sim 4\,000$ 倍,造影中微泡作为强散射体提高血流信号强度,使缺血供、低流速的血管、部位深在、体积较小病灶内的血流信号易见。微泡外膜薄软稳定性好,在低机械指数声波作用下"膨胀–压缩–再膨胀–再压缩"非线性振动而不破裂,在血池中存留时间长适于造影中实时观察。

(二)超声造影方法

1. 超声造影剂 当前使用的主要为意大利 Bracco 公司第2代超声造影剂 SonoVue(声诺维),国内广州、重庆等院校使用自制的全氟显等。

2. 超声造影仪器 应有能显示微泡在造影组织中实时充盈的动态过程,以及分析结果的特殊软件。多用 $8 \sim 12MHz$ 或 $13 \sim 17MHz$ 高频探头。乳腺肿块4cm以上或巨大,高频探头不能扫查整个病灶,可用 $4.0MHz$ 线阵探头。

3. 造影方法 造影前调整仪器至造影模式,仪器设定在低机械指数状态。

iU22 L9–3 宽频线阵,脉冲反相谐波,MI 0.07。彩超检查后肘静脉注入造影剂全氟显 0.02mL/kg,3min 连续动态存储图像。

Acuson Sequoia 512 超声仪、CPS 造影模式(contrast pulse sequencing)和 ACQ 分析软件(Auto-tracking contrast quantification)。图像调制 CPS 状态,探头输出功率 $15 \sim 21dB$,MI 为 $0.18 \sim 0.35$,启动自动优化键。造影时患者平静呼吸。造影剂 SonoVue 微泡为磷脂微囊的六氟化硫(SF_6)常规配制造影剂5mL。造影剂2.4mL,肘静脉团注,推注生理盐水快速冲洗。一般造影剂分2次进行,首次注入后连续观察 $4 \sim 5min$,同步记录动态图像。如效果不满意,第2次更换病灶不同部位,或对其他病灶及增大腋窝淋巴结造影。

(三)图像分析方法

1. 直接观察 造影剂注入后肉眼观察微泡在组织内外实时灌注的全过程(图4–8A),进行初步判断:①微泡充盈的出现、增强时间,速度、部位,开始消退的时间。②微小血管灌注过程、分布形态范围,变化势态;病灶内残留微泡的表现。③与病灶周围或正常组织充盈、消退的表现比较。④血管多普勒频谱显示可听到微泡破裂的爆破声。⑤造影后病灶彩超、能量图及 B–Flow 3D 成像血管增强程度。

2. 时间–强度曲线分析 各仪器的分析软件采用的方法虽略有不同,但主要分析参数近似。造影录像回放,用不同颜色在2D图像病灶边缘、中心区及周围组织取样,形成时间–强度曲线,测量各参数进行定量分析(图4–8B)。

包括:①到达时间——AT:注入造影剂至病灶出现造影剂的时间。②达峰时间——TTP:造影剂注入至峰值所需时间。③峰值强度——PI:造影达到峰值的强度。④上升斜率——A、本底——BI、拟合曲线斜率——β 及拟合度——GOF。或用峰值强度达峰时间、曲线下面积、廓清时间;计算血流灌注参数及平均灌注参数，量化分析。为验证肿瘤内新生血管超声造影可靠性与光电镜观察及超微结构改变对照。

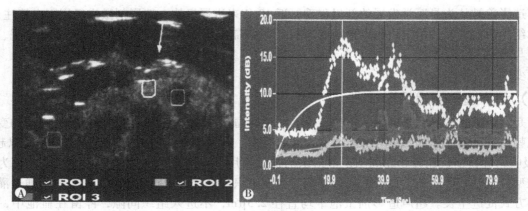

图4-8 超声造影图像分析方法

A. 直接观察：病灶内外微泡灌注出现时间、强度、部位及消失的全过程（ROI1、2、3彩色为图中各取样部位）；B. 时间强度曲线分析：图A中各颜色在2D图像取样区形成相同色彩时间-强度曲线测量各参数进行定量分析

3. 乳腺超声造影灰阶图像彩色编码分析　Sono – Liver^{R}CAP造影分析软件（clinical application package）能将组织结构造影微泡的灰阶图像变化，转换为彩色强度的显示。即病灶内造影剂灌注的强度与周围组织强度比较，其差异用不同的彩色显示出来。灰阶强度定义为从0~1000dB，彩色编码显示为从黑色-深蓝-浅蓝-黄色-红色-紫红过渡。肿块内深红色区域为高增强，蓝黑色为低增强。另外，逐点分析病灶内各点参数（上升时间、达峰时间、峰值强度、平均渡越时间等）组成参数分布图，显示病灶内血管造影剂灌注状态。CAP软件用于乳腺肿块的良性、恶性分析。

方法为常规彩超显示血流最丰富的切面后，转换为CPS条件状态，超声造影按常规进行，将获得的造影图像直接动态传入CAP工作站。

（1）CAP软件分析方法

1）将造影图像常规选择3个感兴趣区（ROI）：①边界ROI描画整个被分析的区域的轮廓呈蓝色边框；②病灶ROI，呈绿色边框；③参考对照ROI，即蓝色边框区减去绿色边框区的范围。

2）CAP软件自动显示时间强度曲线图和参考对照时间强度曲线图（黄色表示）的大小不同分为高增强组和低增强组。当绿色曲线大于黄色曲线为高增强，绿色曲线小于或等于黄色为低增强。

3）肿块内高增强区再次勾画呈紫红色区域自动算出高增强区域面积，用于计算高增强区与肿块总面积比值，取3次平均值进行比较。

（2）最后综合分析：2D、彩超、3D成像及超声造影结果综合分析，提示诊断。造影剂充盈状态与二维彩色血流多少密切相关，借助超声造影微泡在乳腺血管的充盈速度、时间与强度，显示正常与病变组织血流动力学的特征。不同部位、不同回声性质及不同血流状态下取样所获得的时间-强度曲线参数有差异。从中找出正常组织中的造影微泡流动的规律，病变组织造影表现与其病理结构有关，目前主要用于乳腺良性、恶性肿瘤的鉴别诊断。

四、乳腺超声弹性成像

以往乳腺肿块多以触诊的软硬度估测病灶的良性、恶性。然而较小的早期肿块、位置深在、张力极大的囊性、囊实混合病灶以及皮下脂肪较厚的乳房，触诊检查则难以发现病灶。2D、彩超、3D成像等现代诊断方法，对乳腺病变的诊断发挥了重要作用，但在良性、恶性的鉴别中仍需进一步提高。

（一）弹性成像技术

1991年，有学者提出弹性超声概念，它是用于测量组织和病灶弹性硬度的新方法。利用超声探头向组织发射超声波信号激励组织，因应力产生的局部力学变化，提取压缩前后与组织弹性有关的超声回波信号间的时延参数，推算出组织的弹性系数，并用灰阶或伪彩图像反映出来，称为超声弹性成像。弹性系数的大小可反映组织的硬度。乳房中各组织成分弹性系数不同，脂肪组织最小，含纤维的腺体稍大于脂肪，而实质性增生肿瘤更大于脂肪。在 2D 和彩色多普勒的基础上超声弹性成像揭示乳腺肿块的弹性特征及参数。超声弹性移位用半静态的压缩（semi - static compression）或者组织的动态震动（dynamic vibration）产生，继而发展了许多方法。3D 弹性图像为正确重建的静态经验资料声学和弹性移位资料的积分重建，在试验阶段已经得到成功。

（二）超声弹性成像方法

1. 仪器　目前有日立公司的 EUB - 8500 型超声仪，与 Acuson AntaresVFX13 - 5 高频探头超声仪。以彩色编码从红至蓝的变化，表示病变组织从"硬对应红色"到"软对应蓝色"的变化。感兴趣区中的平均硬度以绿色表示。

2. 方法　2D 和彩色多普勒超声检查乳腺病变后，切换为实时组织弹性成像，进行评分诊断。平静呼吸，显示最大切面并固定，双幅实时观察 2D 及弹性图像，判断病灶与周围组织应变程度的相对值。分别测量病灶直径 L0 和 L1，面积 A0、A1。

（1）计算直径变化率 [（L0 - L1）/L0]、面积比 A0/A1。

（2）弹性图像定量参数：硬度分级，以图像中彩色编码代表组织弹性应变的大小为依据。绿色——组织编码的平均硬度，红、黄色——组织硬度大于平均硬度，紫、蓝色——组织硬度小于平均硬度。

（三）弹性硬度半定量分级

紫色（1 级），蓝色（2 级），绿色（3 级），黄色（4 级），红色（5 级）。

1. 硬度　恶性肿瘤 4 级以上 86.2%，3 级以下 13.8%；良性 3 级以下 37.8%，4 级以上 62.2%；4~5 级恶性高于良性。

2. 直径、面积　良性 2D 与弹性无统计学差异；恶性 2D 与弹性有统计学差异。

（邬　亮）

第三节　乳腺炎

乳腺炎症性病变为常见病，占同期乳腺疾病的 1/4 左右。分为特殊性和非特殊性炎症两大部分。非特殊性炎症多由化脓性球菌引起的乳头炎、急慢性乳腺炎，乳腺脓肿等较为常见；局部有红、肿、热、痛功能障碍。特殊性炎症由结核、真菌、寄生虫及理化因素所致，较少见。

一、乳头炎

乳头炎多见于哺乳期，初次哺乳妇女，亦见于糖尿病者。婴儿吮吸的机械刺激或局部病变裂损细菌侵入乳头；多为单侧，双侧少。重者可出现血性分泌物，影响哺乳。多为急性炎症，组织内有水肿，中性粒细胞浸润。治疗及时明显好转，否则迅速向乳腺蔓延形成乳腺炎。

超声图像如下：

（1）乳头增大，饱满周围有声晕内部不均匀相对低回声，探头下有压痛。肿胀的乳头周围的乳管受压排乳受阻，乳腺中心区导管增粗，乳管扩张，乳汁黏稠回声增强，或形成高回声团块。

（2）乳头及周围血管明显增多，粗细不等，彩色血流丰富动脉流速快 14/7.1（cm·s），RI 低，为0.51。治疗后病灶仍存，增粗充血明显减退，流速减低 7/2（cm·s），RI 0.67（图 4 -9）。

（3）乳头炎蔓延形成乳腺炎，声像图显示乳头病变向下扩展成三角形低回声区，无明确边界。导管不规则扩张，内径 0.27~10.8mm，并可延伸至周围皮下脂肪层。伴有粗细不等血管，血流丰富，动脉流速增快，为 18.9/9.2（cm·s），RI 0.52。左腋下窝淋巴结增大，内部血管微细，血流丰富。

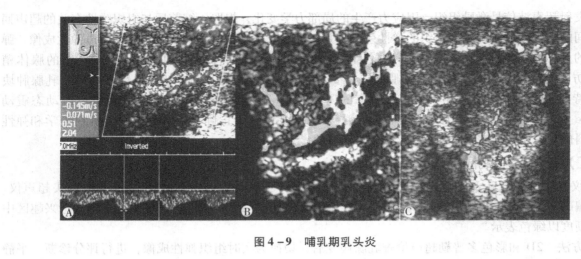

图4-9 哺乳期乳头炎

二、急、慢性乳腺炎

1. 超声相关病因病理

（1）急性化脓性乳腺炎：最常见为产褥期乳腺炎，亦可见于妊娠期（图4-10Ⅰ）。90%为哺乳期妇女，产后2~4周由革兰阳性球菌引起。分为化脓性与淤积性乳腺炎。

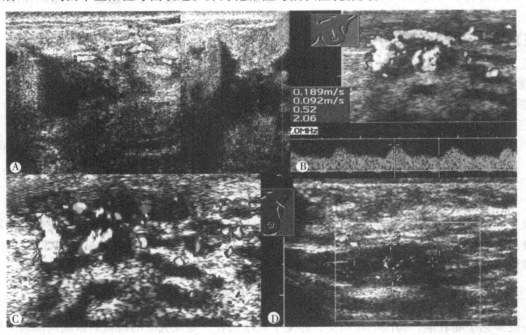

图4-10Ⅰ 妊娠期乳头乳腺炎

李××，21岁妊娠4月左乳头肿大15d，痛，局部红、热。A. 12时钟位乳头向下扩展成三角形低回声区，延伸至周围皮下脂肪层，导管不规则粗细不一（0.27~10.8mm）；B. 乳头区血管粗细不等血流丰富动脉流速18.9/9.2（cm·s），RI 0.52；C. 能量图显示病灶血流；D. 左腋窝淋巴结增大（1.4cm×0.7cm），内部血管微细血流丰富

①细菌侵入：由乳头微小损伤进入，迅速侵犯沿淋巴管蔓延至腺叶间和腺小叶间脂肪，纤维组织。形成化脓性淋巴管炎（乳房脓肿）。或婴儿口腔炎症细菌经乳头输乳管口侵入，逆行腺小叶停留乳汁中扩散到乳腺。②发炎组织充血水肿：细动脉先收缩，随后细动脉、毛细血管、细静脉扩张充血。细动脉扩张流入组织的血流量增多，流速加快。静脉扩张充血血流变慢、淤滞，液体成分渗出至组织间隙形成水肿，积聚物又压迫小静脉血液回流受阻。③乳汁淤积：乳头过小内陷，婴儿哺乳困难，或输乳管阻塞

乳汁排出不畅而淤积；或乳汁过多，盈余乳汁积滞在腺小叶，细菌生长繁殖引起局限性累及一叶或多叶急性乳腺炎（图4－10Ⅱ），亦可形成脓肿。乳腺肿大，腺组织大量中性粒细胞浸润，可伴脓肿形成。

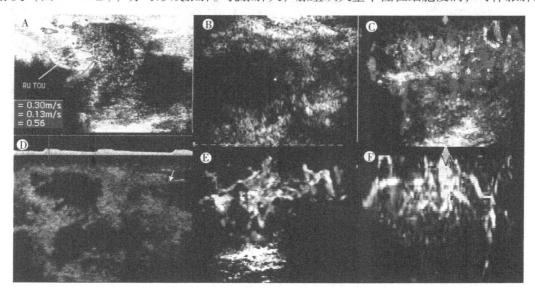

图4－10Ⅱ　乳汁淤积性乳腺炎

程×，36岁，女，右乳头肿块2cm，碰撞后迅速长大，红、热、压痛，钼靶检查（－）。A. 2D：乳头旁9～2时钟位间6.5cm×4.6cm×3.3cm不规则三角形液性混合低回声，边不清内有点状物流动。血流丰富，每秒30/13cm，高速低阻RI 0.56；B. 容积3D边缘模糊的多层；C. 血流彩色3D；D. 造影病灶区微泡呈梧桐树叶样缺损周围组织29s迅速充盈，快进快出。提示右乳乳汁淤积性炎症；E. 能量图；F. B－F图均见丰富的血管构架在液性区周围组织中

（2）乳汁淤积性乳腺炎：各种原因乳汁在乳腺内积存，胀痛，体温中度（38℃）升高，表面充血微红，轻压痛。吸出乳汁后炎症多消退。故一般认为不是真正炎症。

（3）慢性化脓性乳腺炎：炎症沿腺叶间组织从一小叶蔓延至另叶，形成数个脓肿。治疗不当重者向表面破溃，穿破输乳管自乳头向外排出脓汁。较深的脓肿缓慢向浅层蔓延在乳腺外上组织形成乳房前脓肿。向深处扩延，脓汁在乳腺和胸大肌间松弛蜂窝组织形成乳房后脓肿。

2. 临床表现　急性乳腺炎胀痛开始，乳腺明显肿大，乳头外下压痛性肿块，皮肤发红、发热；有波动性疼痛，哺乳时加重。可有高热、寒战，脉快，同侧淋巴结增大、质软。压痛性肿块短时间软化为脓肿形成。处理不当表面破溃，有脓汁流出。

3. 二维彩超图像

（1）急性乳腺炎

1）乳腺肿大：哺乳期乳腺炎早期病变（图4－11Ⅰ，图4－11Ⅱ）局部外区或中心区腺体增厚肿大，多迅速进展呈弥漫性病变显著增大。

2）肿块：病变区形成肿块，大小不一，开始边缘不清，病灶呈类圆形周边有声晕。弥漫性大片炎性病灶可达10cm×5cm。

3）病灶回声：腺叶回声异常，乳腺结构与导管纹理紊乱。急性炎症早期出现不均匀低回声块边界不清，后方回声稍增强，探头加压有明显压痛。或斑片状、团块状中强回声。脓肿形成其低回声中出现小透声区，逐渐变成液性无回声，周边区模糊，散在的点状"岛状"强回声。

4）病灶多沿乳管扩散：扩张的乳腺导管内有絮状团块。病灶周围腺体或邻近脂肪组织因受炎症的弥散，充血水肿渗透其回声呈模糊雾样，严重者渗液形成缝隙状无回声。

5）彩超多普勒检查：炎症早期彩色血流不丰富，RI较高在0.7左右，病情进展或脓肿前期病灶周围彩色血流丰富，与乳管并行。粗细不等的血管进入病灶呈红、黄、蓝色血流明显增多，动脉流速高于正常（38.8～19）/（12～7.8）cm/s，阻力指数降低RI 0.57～0.68。

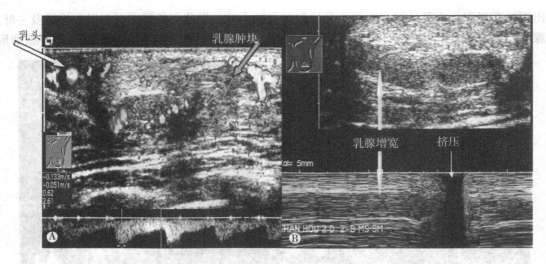

图 4 – 11 I   产后乳头乳腺炎早期

徐××，23 岁，女，产后 2d，左乳头肿块、痛、排乳困难。A. 乳头低回声血管粗细不等其下腺体肿块范围 3.2cm×2.0cm，不均匀相对强回声周边有声晕及血管并进入块内，动脉流速每秒 13.3/5cm，RI 0.62；B. 乳管排出受阻增宽（↓），乳汁密集点状挤压时有移动

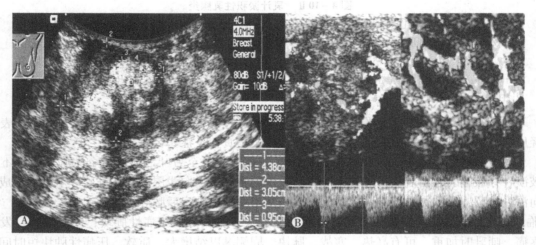

图 4 – 11 II   哺乳期乳腺炎

谢××，24 岁，产后 1 个月。A. 左乳 4.3cm×3.1cm 及 4.0cm×3.4cm 不均匀低回声，有多个中高回声结节 0.95cm×0.92cm，0.7cm×1.1cm 内含强回声颗粒；B. 血管由边缘包绕团块并树枝样进入，与增粗的乳管并行，动脉流速（38.8～19）/（12～7.8）cm/s，RI 0.68～0.59

男性急性乳腺炎病变发展过程的超声表现与女性乳腺炎相同（图 4 – 12）。

急性乳腺炎在积极有效治疗后病灶范围缩小，血管变细，血流明显减少、流速下降每秒 7/2cm，RI 回升 0.67。

6）淋巴结：病侧腋窝淋巴结增大，炎症越重增大的淋巴结数目越多，内部血管微细，血流丰富。

（2）慢性乳腺炎与脓肿：患者以往多有数年前，乳腺肿块、炎症或乳腺脓肿的病史，由于治疗不彻底病灶被包裹，残留炎性组织潜伏在乳腺内。一旦机体抵抗力下降，乳腺内触及肿块，局部疼痛、发热，炎症或脓肿再发。病灶结缔组织增生形成肿块，出现不均匀的增强回声斑片或条索及低回声，有残存的液性暗区。急性发作的重症皮肤表面破溃流出脓液。脓肿壁可为周围组织包裹，或伴有肉芽增生，血管粗细不等，血流丰富。

1）超声显示乳腺内肿块大小不定，大者 6～7cm（图 4 – 13 I），一般 3.3cm×2cm，压痛。位置多在原有病灶处，或向更大范围扩展。

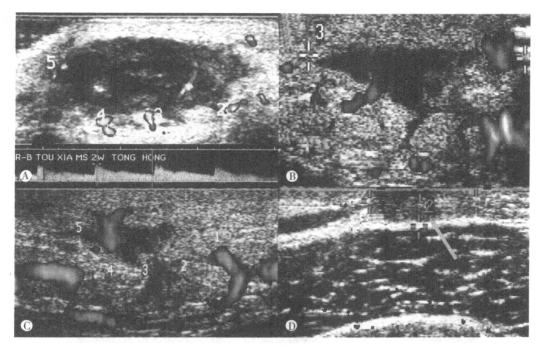

图 4 – 12　男性急性乳腺炎脓肿形成

付××，男，25 岁，右乳头肿块 2 周，痛、红。A. 梭形低回声块 3cm × 1.24cm × 2.45cm 内条索状增强，周边 5 支导管均伴微细血管（内径 0.58 ~ 0.9mm）与腺内血管相通（内径 0.4 ~ 1.2mm），动脉流速高，为每秒 51/20cm，RI 0.6；B. 中心液化；C. 周围软组织水肿充血；D. 左乳头大小回声正常

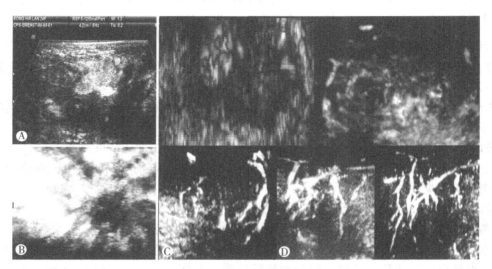

图 4 – 13 I　乳腺炎性肿块伴液化——脓肿初期

宋××，24 岁，女，左乳块蚕豆大，近期增大，局部热，微痛。A. 左乳 10 ~ 2 时钟位 6.7cm × 4.0cm × 2.2cm，低回声内不均匀絮状物，加压时有微弱移动。血流丰富，动脉直径 0.8mm，RI 0.59。周围导管增粗 2.5 ~ 2.7mm，脂肪层轻微水肿；B. 灰阶 3D 成像肿块周边汇聚征；C. 能量图显示血管；D. B – F 血流图多角度转动均见低回声周边血管显著增多

　　2）肿块不均匀低回声区，腔内有杂乱中、高或絮状回声，其间有单个或数个大小不等的液性无回声区，后方略增强。慢性炎症早期肉芽组织形成以后变为纤维组织增生，多呈中高回声，注意与肿瘤鉴别。

　　3）周边无包膜，边缘不整，多层高、低相间的回声，形成厚薄不一的"壁"。

4）肿块边缘血管丰富形成血管包绕，并进入内部粗细不一，动脉低速低阻，每秒 7.1/4cm，RI 0.433（图 4 – 13 Ⅱ）。

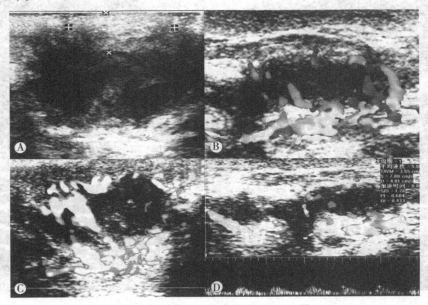

图 4 – 13 Ⅱ 乳腺慢性脓肿

潘××，36 岁，女，以往曾数年前患乳腺脓肿经打针治疗后好转，现左乳头下肿块 3d，轻痛、微热。A. 左乳头下 3.3cm×1.65cm 不均匀低回声区，腔内杂乱的回声中有数个液性无回声区，后方略增强；B. 周边无包膜，边缘不整，多层高低相间向腔内突出；C. 壁内血管丰富粗细不一；D. 动脉低速低阻，每秒 7.1/4cm，RI 0.433

（3）乳汁淤积性乳腺炎

1）乳管多形性扩张：淤积在各级乳管的乳汁内压升高管径增粗，呈单个或多个液性无回声区管腔，内径 1～2cm，大者呈囊状、不规则扭曲，内径 3～5cm。

2）边界清楚整齐形态多样，圆形或椭圆形，2 个或多个扩张的乳管融合囊内可残存隔膜呈花瓣样（图 4 – 14）回声，后壁及后方回声增强。

3）囊腔内积存的乳汁呈点状、颗粒、云絮状或斑片状高回声。加压时可移动。

4）管径内压过高机械压迫周围组织，并损伤管壁，乳汁及分解物渗到间质中，则液性无回声区边界模糊，周围组织呈炎性的不均匀低回声。

5）乳汁淤积导管扩张的局部无血流，其周边血管中等增生，彩色血流增多。

（4）乳腺炎血管能量图及 Blood – Flow（BF）的 3D 成像：哺乳期急性乳头、乳腺炎共同特点因发炎组织充血水肿，正常微细管腔构架充分扩大，构成 3D 彩超、血管能量图及 B – F 成像的组织学基础。急性炎症时微循环血管细动脉、毛细血管和细静脉扩张，炎性充血，流入组织的血流量增加，流速加快。炎症的组织渗出液进入组织间隙，水肿使其回流困难而瘀血，乳头可有少许溢液，红肿，轻痛。

1）2D 彩色图像：在炎性病灶的低回声中显示多支扩张乳管横断面呈花瓣样低回声，瓣间血管似分隔成网状，彩超见血流充盈并与周围组织相通，血流极丰富，供血量大。血管结构明显增生达 80%，病灶主干动脉增粗，血流量可高达 64mL/s。皮下组织水肿呈缝隙样无回声。

2）3/4D 灰阶容积成像：乳腺急性炎症区非实质性团块呈不均匀的低回声，边缘不整。周边有多支扩大乳管时，亦成放射状低回声"汇聚征"，应注意与乳腺癌浸润的"汇聚征"鉴别。

3）病灶血管 3/4D 成像：血管彩超、能量图及 BF 的 3/4D 成像以不同的模式直接显示病灶内部血管。通过正、侧位，不同角度左右转动，将各切面显示的血管片段连续起来，即形成相对完整的血管结构的空间立体形状。可见外侧、内侧与基底部的 3 支主干血管向中心密集，纹理清楚增多（图 4 – 15 Ⅰ），中度至明显主干血管 2～3 支进入病灶，各有 2～3 个分支，长度达病灶的 1/2～2/3，微小血管多个；或形成较完整的血管包绕分布在边缘，进入实质内；主干血管扩张，导管周围血流极其丰富，分支密集成绒线团样。

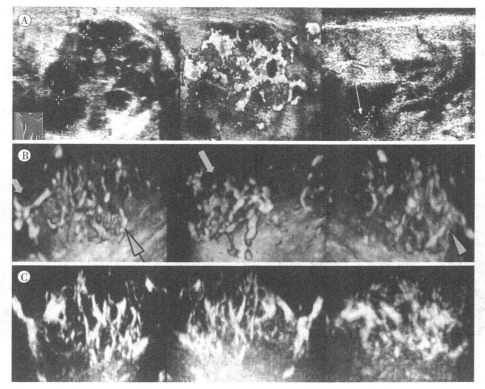

图 4-14　急性乳汁淤积性乳腺炎的能量图与 BF 血管 3D 结构明显增多

顾×，49 岁，女，右乳头少许溢液，红肿，轻痛 2d。A. 2D 彩色：右乳 3 时钟位肿块 3.4cm×2.4cm×2cm 分隔低回声花瓣样为扩张乳管横断面，瓣间隔膜与周围组织相通血流极丰富供血量 32.1mL/m，进入间隔成网状，皮下组织水肿；B. 血管能量图 3D 成像左右转动显示血管结构 3 支主干（三个箭头）向中心密集纹理清楚；C. B-F 3D 成像血管中高回声空间分布走向

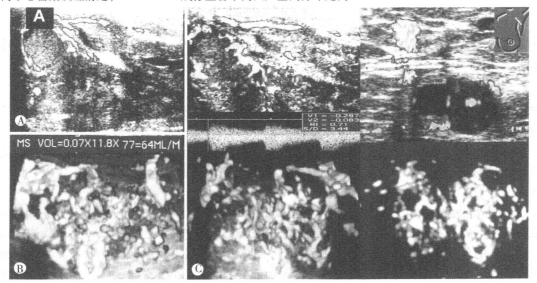

图 4-15 I　乳腺多年积乳诱发急性炎症的 2D 及血管能量图 3/4D 成像

杨××，女，36 岁，4 年前哺乳期奶多不畅，左乳鸡蛋大肿块 3 年，硬、痛 4d。A. 左乳外上 10cm×5cm 大片不均匀低回声，近乳头导管 12mm 内有 14mm×9mm 絮状团块远端导管不规则增粗有增强斑片，导管周围动脉血流极丰富，供血量达 64mL/m；B. 3/4D 能量图血管显著增多，正、侧位转动 3 主干血管从内、外、基底向中心分支，密集成绒线团；C. 腋窝淋巴增大，血流多

4）B-F 3/4D 灰阶图像：乳腺组织及病灶区有血液流动的血管结构，主干呈高回声，血管末梢呈长短不一，微细的短干状亮线或亮点，而不显示组织结构的回声。Blood-Flow 三维成像时不受血流方向及取样角大小的限制，没有血流彩色溢出，及假性血管粗细不一的伪像，较彩色与能量图的显示更为真实。能显示内径在 $100\mu m$ 大小的微细血管。尤其4D动态显示血管的空间立体构架，可了解肿块内外主供血管的来源、走向、分布范围、密集点，病灶浸润方位。

5）腋窝淋巴结增大的彩色血管能量图及 B-F 的 3D 图像：血管结构显著增多血流丰富。慢性炎症急性发作病灶部位 3D 成像血管增多，流速快，其特点随病情好转血管减少。

6）乳腺炎超声造影：乳腺炎症时由于病灶部位动脉血管充血水肿，内径增粗，流速加快。超声造影时微泡多快进，迅速达到峰值，弥漫灌注分布广，缓慢下降，而坏死液化区无造影剂充盈。时间强度曲线可清楚显示具体参数（图4-15Ⅱ）。

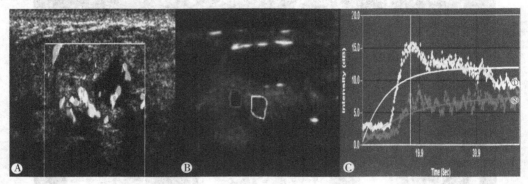

图4-15Ⅱ 乳腺慢性炎症伴坏死超声造影

刘××，29岁，女，右乳头下无痛性肿块，A.2D超声显示形态不规则，中等回声，中心低至无回声，边界模糊，血管丰富，钼靶检查倾向恶性病灶超声造影；B.微泡充盈病灶强弱不均，中央有小的缺损区，分别取样；C.时间强度曲线分析：高充盈区取样曲线：①微泡13s进入病灶，19.9s达峰，峰强15dB缓慢下降，为快进慢出型；微泡缺损取样曲线；②16s进入中心区峰强5dB但呈平缓抖动曲线，病理诊断为乳腺慢性炎症伴坏死

三、乳腺特殊性炎症

结核、真菌、寄生虫及理化因素（过敏源、液状石蜡）等所引起的慢性肉芽肿属于乳腺特殊性炎症，但很少见。

（一）乳腺寄生虫病

乳腺的寄生虫包括乳腺丝虫病、包虫病及肺吸虫病等，一般较为罕见。

1. 超声相关病因病理

（1）乳腺丝虫病：多由于班氏或马来丝虫引起，成虫寄生于乳腺的淋巴管中，虫体的机械作用及其死亡后分解产物强烈刺激，引起组织反映淋巴管水肿、嗜酸粒细胞浸润，淋巴管出现以虫体为核心的肉芽肿性淋巴管炎。

（2）乳腺肺吸虫：由于生食或未熟透含有肺吸虫囊蚴的溪蟹、蛄或野生动物的肉类，喝被污染的水，感染肺吸虫。蚴虫及成虫在组织内游走或定居，对局部组织造成机械性损伤；虫体代谢产物等抗原物质会导致人体的免疫病理反应。引起人体肠、肝、肺等局部出血坏死，形成脓肿或囊肿。肺吸虫卵在人体内不能发育成毛蚴，不分泌可溶性抗原，因此引起异物肉芽肿反应。由于成虫从腹腔穿入软组织，虫体移行皮下形成可呈游走性结节；虫囊肿构成大小为 1.5~2.5cm 的结节，成群、成串出现。主要分布于腹、背、臀、阴囊及股部等处，乳腺皮下结节甚为少见。

2. 症状、体征 多为女性患者，男性罕见。病变只在浅表乳腺组织或皮下脂肪内，多数1个肿块，个别2个。早期肿块较软，推之可动；生长缓慢。晚期较硬。单侧多，偶可累及两侧乳腺。

3. 超声图像

（1）乳腺皮下或脂肪组织显示无包膜，可活动的肿块，直径 1～5cm。肿块中央有小的液性无回声区的小囊，含不均匀的中强回声为干酪样，或胶冻状物或出血，虫体的残段呈高回声。小囊周围充血的肉芽组织呈低回声，再向外致密的纤维组织呈强回声。晚期虫体崩解被吸收，或呈钙化的强回声伴有声影。肉芽与增生纤维组织呈同心圆状排列。

（2）肿块结节呈相对低回声，结节大小 2.1cm×0.5cm，仔细观察内部可见线状活动的虫体蠕动，再现性好，周围脂肪组织可见水肿带。

（3）患者有食生鱼虾史，或班氏或马来丝虫流行区生活史，有助于对声像图的确定。主要确诊临床血化验嗜酸粒细胞明显增高，寄生虫皮内试验为阳性。或痰查肺吸虫卵，乳腺的皮下结节切开检查有肺吸虫或丝虫的蚴虫和成虫。

（二）乳腺结核

本病可见于任何年龄，以中青年女性为主，发病年龄较乳腺癌早。多数为胸壁结核累及。

1. 超声相关病理

（1）感染途径：原发性乳腺结核少见，体内无其他组织器官结核病灶，病原菌经皮肤破损、乳头感染或经血道侵入乳腺。继发性乳腺结核可经：①肺门淋巴结核，结核性脓胸结核菌穿过胸壁进入乳腺；②由胸壁、肋骨、胸骨、胸膜的结核病变直接蔓延至乳腺，其他部位结核病灶经血行感染至乳腺；③腋淋巴结节结核沿淋巴管道蔓延，锁骨上、颈部或胸腔内结核灶的结核菌经淋巴管逆行感染。

（2）病理改变：临床与大体表现分为 3 型：①局限型：乳腺内侧或外上 1 个至数个硬结表面光滑、活动、边界不清有轻压痛，右侧多见。深部硬结进展缓慢，增大成块出现痛、压痛及乳头溢液。硬结液化形成寒性脓肿。②播散型：输乳管被结核菌破坏，结核性脓汁自乳头溢出。穿破皮肤可形成窦道，经久不愈，与附近皮肤粘连成块，或结核性坏死性溃疡，与乳腺癌相似。常伴有同侧淋巴结增大与急性炎症。③硬化型：以增生性乳腺结核居多，乳腺内硬结使乳腺变形，皮肤橘皮样改变，乳头内陷，易误为乳腺癌。

大体特点为初期硬结光滑、可推动，进而硬结融合成肿块，中心干酪样坏死，液化成单个或多个相沟通的脓腔，穿破皮肤形成窦道经久不愈，流出豆腐渣样碎屑的稀薄脓汁，乳腺结构广泛破坏。中年人乳腺结核硬化型多见，剖面纤维组织增生性，中心干酪样坏死区不大。镜下特点为典型乳腺结核中心干酪样坏死区，外层淋巴样细胞包绕，中间上皮样细胞区中有郎汉斯巨细胞。有时仅见炎性浸润中有较多的上皮样细胞及多少不等的干酪样坏死区。

2. 超声图像　乳腺结核超声所见其少，其声像图缺乏特异性，结合文献综合如下。

（1）乳腺内散在单个或多个大小不等，低回声或中高回声结节，边界可辨认，似结节性乳腺小叶增生，略有压痛，但与月经期无关。

（2）乳腺组织的导管与腺叶结构混乱不清，不规则的低回声团块 2～4cm，无明确边界，其中有回声增强的结节或斑块，彩色血流不多，超声难以提示明确诊断。文献报道 1 例 42 岁女性，右乳多个小硬块，不适感多年，曾于多个医院诊治疑为乳腺小叶增生。超声检查显示乳腺组织结构广泛破坏，多个大小不等的形态不定的结节融合成片状低回声，其间有杂乱纤维条索；经追问既往曾有结核性胸膜炎病史。后经手术切除病理诊断乳腺结核。

（3）乳腺结核性硬结液化形成寒性脓肿时，出现形态不规则大小不一的液性暗区，边缘模糊不清。

（4）乳头有稀薄脓汁样分泌物或皮肤有经久不愈窦道者，超声应仔细寻找邻近乳腺组织有无与其相通的管腔及混乱的回声，应考虑有否乳腺结核及分泌物抗酸染色查结核杆菌以防漏误。

（5）乳腺结核性肿块与皮肤粘连，皮肤橘皮样变，致乳头内陷，无痛与乳腺癌相似。乳腺结核伴急性炎症，其腋窝淋巴结增大。肥胖中、老年女性乳腺脂肪坏死亦可出现液性无回声区（含脂肪组织油珠样回声）；均应注意与乳腺结核鉴别，如查找其他部位结核病灶，胸部 X 线、结核菌素试验及活组织病理检查等。但国内、外均曾报道乳腺癌与乳腺结核同时存在于一个乳腺，或一侧为结核另一侧为乳腺癌的病例，由于两种病变回声的混淆超声尚难辨认需病理检查明确。

（邬　亮）

第四节 乳腺结构不良及瘤样病变

因卵巢内分泌紊乱引起乳腺主质及间质不同程度的增生及复旧不全，致使乳腺结构在数量上和形态上异常，形成可触及的肿块。1948 年 Geschickter 称为乳腺结构不良（mammary dysplasia），包括乳腺痛、腺病、囊性疾病。1956 年王德修等将本病分为腺病（主要波及腺小叶其次为导管），按进程分增生期、纤维腺病期、纤维化三期及囊肿病（当较小的末梢导管、盲端导管等扩张直径超过 500～700μm 称囊肿）。

WHO 对乳腺疾病组织学采用乳腺结构不良命名，并提出分类：Ⅰ型为导管增生、Ⅱ型为小叶增生、Ⅲ型为囊肿、Ⅳ型为局灶性纤维化及 Ⅴ型为纤维腺瘤性增生。有人通过数百例患者超声检查，认为 WHO 对乳腺结构不良的分类，有利于声像图与病理对照。国内、外一些外科、病理科将乳痛症称为乳腺组织增生，而与腺病及囊肿病一起列入乳腺结构不良症。故超声检查依据 WHO 标准将乳腺结构不良的超声所见分 5 型，按病理发展及结构分为乳腺组织增生症、腺病、囊肿病。并用"乳腺结构不良"提示诊断。

乳腺结构不良超声所见分型：乳腺结构不良以内分泌紊乱为基础的增生及复旧不全，形成可触及的肿块。是一组非炎性、非肿瘤性疾患。发病率高，青春期至绝经期均可发病，育龄女性最常见，35～40 岁为高峰。常在妊娠哺乳期消失，中断后又重现，内分泌紊乱、月经不调发病率高。绝经期应用雌激素可诱发。

声像图分 5 型。乳腺结构不良超声图像显示病变多发性，病灶形态及回声多样性，WHO 对乳腺结构不良的病理分类，为声像图的分型提供了病理依据。

导管增生型：中年妇女为主，除有经前期痛外，部分病例有乳头溢液史。组织结构主要变化为导管囊状扩张和导管内上皮的增生，当上皮细胞呈重度异型时，有癌变可能。超声表现在小叶增生的同时输乳导管扭曲变细，另处局限性扩张内径 3～4mm，其近端和远端仍见正常走行的乳管，或相互沟通、融合成不规则扩大的管腔，长达 40mm，内径 15mm。需与导管内乳头状瘤、导管扩张症、浸润型导管癌鉴别。

小叶增生型：临床表现以乳房的周期性疼痛为特征，经前加重，经后减轻或消失。乳腺肿胀局部增厚，有颗粒状硬结或条索状。组织学特征为小叶腺泡或导管上皮增生，小叶数目增多，体积增大、变形，彼此靠拢。超声表现为探头置于触诊"颗粒状硬结或条索"部位显示，乳腺导管之间增生小叶呈中强或相对低回声，部位、形态不定，大小不等，边缘不整，常为多个散在，单个较少。没有清晰的边界，包膜或"结节"的轮廓。与非病变区相比失去正常的蜂窝状或纹理清楚的乳管。

囊肿型：发病开始于 30～34 岁，40～55 岁为发病高峰。镜下主要是末梢导管上皮的异常增殖和导管高度扩张，常以乳腺肿块就诊，活动度好。超声表现为单个或多个肿块呈液性无回声区，透声好，近似球形、椭圆形、边界清、表面光滑，后壁及后方回声增强。在各期乳腺病变中均为常见。

局灶性纤维化型：常在体检时发现，于一侧或双侧乳腺触及体积较小、扁平状、边界不清、质地坚韧的肿块。病理结构改变主要是小叶内纤维组织过度增生、纤维化、玻璃样病，使腺泡萎缩致小叶轮廓消失，纤维组织包绕萎缩的导管所致。超声表现为"肿块"呈局限性增强的不均匀、高回声斑片、结节状，形态不规整，边界不清，无包膜。与相邻组织和导管无明显分界。

纤维腺瘤性增生型：较其他型发病年龄增大，病史较长，常有手术切除后复发，患者多以排除癌肿而就诊。组织学显示小叶萎缩，数目减少，轮廓不清，小叶内纤维组织明显增生、纤维化、玻璃样变；由于玻璃样变的纤维组织形成瘤样肿块。

超声表现为强弱不均的结节，不规则的近圆形团块状，似有边界，呈瘤体样增生病灶，无包膜形成。有无包膜是与纤维腺瘤的鉴别要点。

乳腺结构不良超声类型与年龄、乳腺质地的关系。赵玉华通过 114 例各型乳腺结构不良声像图分析结果见表 4－1。发病年龄 22～67 岁，与乳腺质地的关系显示：小叶增生型、导管增生型年龄偏低，局灶纤维化与纤维腺瘤样增生型年龄略高。两种以上病变可多部位同时存在，随年龄增长病变类型变化。乳腺的质地与乳腺结构不良的发病亦有关系：间质型与中间型病变发生多，而导管型发病率偏低。小叶增生型 61.5% 见于中间型；导管增生型的发病以间质型与中间型多见，均为 39.2%；囊肿型主要见于间质型与中间型。局灶纤维化与纤维腺瘤样增生型的发病，间质型乳腺高达 62.5% ~ 83.3%。纤维瘤型属于乳腺的良性肿瘤病变，间质型乳腺的发生率 72.7%。声像图显示发病年龄与病理过程相符，小叶增生型，导管增生型病变相对较早，年龄略低；局灶纤维化与纤维腺瘤样增生型相对略晚，年龄偏高。

表4-1 乳腺结构不良超声类型与年龄、乳腺质地的关系

超声分型	年龄（岁）	间质型	中间型	导管型
小叶增生型	37.5±8.4	23.0%	61.5%	15.4%
导管增生型	41.8±6.4	39.2%	39.2%	21.45%
囊肿型	42.8±11.9	50.0%	50.0%	00.0
局灶纤维化	44.7±10.5	62.5%	25.0%	9.0%
纤维腺瘤样增生	46.5±4.0	83.3%	16.7%	00.0
纤维瘤	40.4±8.2	72.7%	9.0%	18.8%

一、乳腺组织增生

乳腺增生症（mazoplasia）是乳腺结构不良的早期病变。临床最常见、困扰诸多妇女的乳腺疾病。该名称早在 20 世纪 30 年代由 Cheafle 提出并命名。本病表现多样，命名繁多，100 多年以来国内外的研究对其认识经过复杂、曲折、深化的过程，多数学者主张将乳腺增生列入乳腺结构不良疾病中。Love（1982）认为临床乳腺增生表现 50%，组织学为 90%。

1. 病因病理 乳腺是性激素靶器官，与子宫内膜一样受卵巢内分泌周期性调节变化，包括乳腺组织主质的上皮、小叶间质的脂肪、结缔组织，均受内分泌影响周期性改变。

（1）增殖期：乳腺导管上皮增生、导管增长增多、管腔扩大，小叶内间质水肿、淋巴细胞浸润。

（2）分泌期：小叶内腺泡上皮肥大呈空泡状有轻度分泌。

（3）月经期：导管上皮萎缩脱落、管腔变小甚至消失，间质结缔组织增生、致密。

经期后腺管萎缩液体吸收复旧不全，分泌物残存为乳腺结构不良发生的基础。卵巢内分泌失调，雌激素分泌过度，黄体酮减少刺激乳腺实质增生，小导管不规则扩张囊肿形成，间质结缔组织过度增生，胶原化及淋巴细胞浸润。但生理反应性乳腺组织增生与病理性乳腺结构不良两者间没有截然的界限，常需活检确定。

（4）超声相关病理：①乳腺组织增生：属乳腺结构不良症早期病变，轻微可恢复。病灶为质地坚韧的乳腺组织，无清楚的边界或包膜，切面灰色半透明、散在的小颗粒，偶见小囊。②镜下小叶内纤维组织中度增生纤维化与小叶间致密结缔组织融合，末梢导管不规则出芽，小管、导管扩张的小囊有分泌物。间质淋巴细胞浸润，偶并发腺纤维瘤。

2. 临床表现 乳腺疼痛为特征，未婚、已婚未育、已育未哺乳多见，生育期性功能旺盛的中年女性最多见。乳房周期性疼痛由隐渐重，行经前明显，经后减轻或消失。部分乳头溢液或溢血。乳房周期性肿块 2cm 左右，较坚实界限不清，与皮肤无粘连。或乳腺肿胀、局部增厚、颗粒状硬结，散在分布单发或多发性结节。

3. 超声图像

（1）双侧、多发性：乳腺组织内异常回声可单侧单发，但多为双侧、多发性。当临床触诊仅发现一侧 1 个病灶时，超声检查且不可仅查见一侧一病灶就结束，应两侧乳腺各部位仔细寻找。以防明显的肿块手术切除，而被忽略的另侧，边角、深层或基底部隐藏的病灶，误认为术后再发或新生病灶。

（2）病灶位置、乳腺增大程度不定：可在乳腺任何部位，1 ~ 12 时钟位从边角到中心，从乳腺浅层

到基底膜分布在乳头附近、外区边角或基底部。局部增厚，或轻度增大。多数乳腺外区，中心区厚度测值变化不大。

（3）回声多样、形态不一：可呈导管增生、实质性腺叶型，但多为混合多样回声。

输乳管局部扩大，粗细不等长管状，或形成黄豆、蚕豆大低回声内径 3～4mm，或数个扩大输乳管相沟通，呈不规则低回声管腔，另端与周围的输乳管相通。或内径 >0.5cm 的无回声小囊肿。具有导管增生型的表现。

乳腺叶间质异常增生呈小叶增生型，表现相对低回声的结节、团块；形态多样，单个或多个散在，相互融合成较大的藕节样团块；或增强的斑片、颗粒状；无清楚的边界或包膜。大者 2cm，小者不定。致使输乳管受压变细、扭曲，远端局限性扩张（图 4-16）。

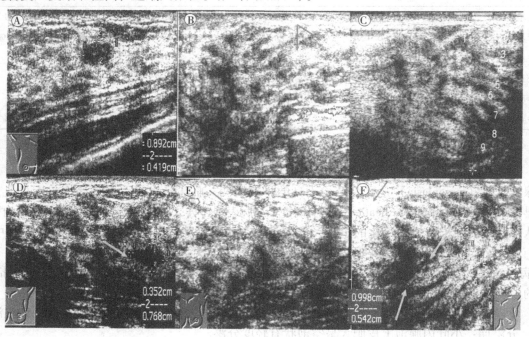

图 4-16 乳腺结构不良双乳多发混合型病灶

候××，31岁，女，双乳结节感 3 年，经期痛。右乳：A. 1 时钟位相对低回声 0.89cm×0.41cm；B. 外区高回声斑片；C. 3 时钟位近乳头不均匀高回声斑片远端乳管纹理清。左乳：D. 2 时钟位导管粗细不等多处局部扩张 0.35cm×0.76cm；E. 8 时钟位乳腺浅层间质多个高回声斑片远端乳管略粗；F. 11 时钟位高回声斑片，伴导管扩大，相互汇成不规则形低回声 0.99cm×0.54cm，邻近乳管受压变窄，彩色血流较少

（4）彩色血流：乳房内乳腺表面的脂肪层内可见血管的彩色血流，一般乳腺内病灶区彩色血流不多，血管细小。

（5）小叶增生 3/4D 图像重建：3D 容积成像病灶实质呈不均匀的中低回声，血管不多。供血动脉多在边缘进入，病灶内与周围组织仅有少许疏落的血管断面（图 4-17）。

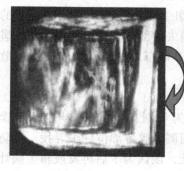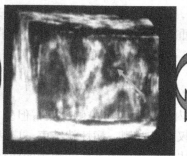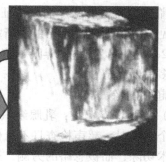

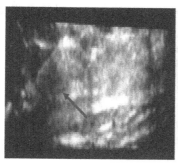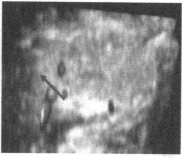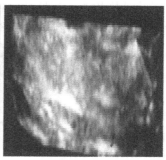

图 4 - 17 乳腺 3/4D 成像——小叶增生呈少血管型

张××，39 岁，女，左乳 3 时钟位，相对低回声界清周边少许血流，有钙化点灰阶。上图：3D 梯形容积立体成像向左右两侧 15°（弯箭头）转动肿块（绿箭头）甚小低回声中有散在斑片边缘尚清；下图：能量 3D 重建血管局部增生（蓝箭头）为少血管型

二、乳腺腺病

1. 超声相关病理 乳腺腺病（adenosis of the mammary）以小叶间导管及末梢导管均有不同程度增生，后期渐有结缔组织明显增生为特征，小叶结构基本保存。一般认为其发病与卵巢内分泌功能紊乱有关。发展阶段分 3 期，同一标本可见到各期病变共存及移行过渡。

（1）小叶增生期：切除的肿块呈灰白色、无包膜、边界不清，质坚韧、不均匀。小叶增生为主数目增多；小叶内导管或腺泡增生数量增多，体积大。腺泡型腺病主要为腺泡增生，数量多，此型与小叶癌鉴别。导管型腺病小叶内主要为导管增生，数量多，无腺泡；有的导管增生呈乳头状突入腔内。

（2）纤维腺病期：由上期发展而来，①早期小叶内导管继续增多，小叶增生增大纤维组织不同程度增生硬化，质坚韧为纤维组织及散在半透明颗粒，形状不规整或融合，结构混乱，伴小叶纤维化。②后期纤维组织明显增生，管泡萎缩，称硬化性腺病（需与硬癌鉴别）。局部触及实性界限分明乳腺肿块，小者 2cm，最大 10cm，孤立存在，由增生的管泡和纤维化组织组成似有包膜，小叶轮廓消失。实质性增生上皮位于纤维化组织内称为乳腺腺病瘤；很像浸润癌。

（3）纤维化期：为腺病晚期小叶内纤维组织过度增生，管泡萎缩至消失，残留少许萎缩的导管，偶可扩张成小囊。肿块质地坚实，2～5cm 大小；无包膜，发病年龄大多在 50 岁以上，重度悬垂性；约有 1/3 的小叶原位癌与腺病小叶增生期伴发。

（4）局灶性纤维化：由细胞成分少的玻璃样变纤维组织形成的瘤样肿块。围绕萎缩的导管，以及末梢导管。

（5）乳腺病伴纤维瘤样增生：腺病中有纤维瘤样病灶。

2. 临床表现 青、中年与月经周期相关的乳痛，经前期出现，经后减轻或消失。乳腺一侧或双侧坚韧不硬，界限不清。少数有浆液或血性乳头溢液。

3. 超声图像

（1）乳腺腺病声像图：小叶增生期与乳腺结构不良的小叶增生相同。乳腺腺病表现与局灶性纤维化型相同，主要局限性增强，不均匀、高回声斑片状结节，形态不规整，边界不清，无包膜。

（2）乳腺腺病伴纤维瘤样增生：声像图与纤维腺瘤性增生型相似，不均匀的强回声团块，与内部玻璃样变的低回声，形成混合性瘤样肿块，似有边界，后方可能有声影。

（3）无症状肿块声像图：表现为边缘不规则的低回声团块，病灶纵横比接近，后方有衰减，血流丰富，声像图疑恶性病变；而病理诊断为乳腺腺病与纤维腺瘤同时存在，伴导管扩张及乳腺增生病的良性病变。超声对乳腺腺病的诊断有一定的困难，通常仅能提示图像所见。

（4）乳腺腺病灰阶能量图 3D 成像：实质性低回声肿块周边不规整向深部扩展，呈不典型汇聚征（图 4 - 18 Ⅰ）。能量图显示肿块周边或内部血管轻～中度增生，从血管结构的分布可判断肿块主供血管的来源。

（5）超声造影检查：病灶微血管灌注，周边环形，内部高于外周，整体不均，时间－强度曲线达峰迟，峰值强度低于正常（图4－18Ⅱ）特征为平坦型曲线或慢进慢出型。

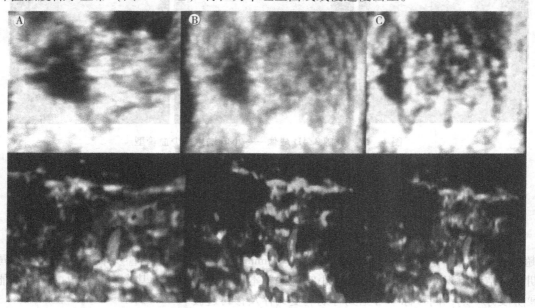

图4－18Ⅰ 乳腺腺病灰阶与能量图3D成像

灰阶3D：上图A. 正面观肿块低回声边不整；B. 左转30°；C. 左转60°向深部扩展不典型汇聚征。下图能量图3D与上图A、B、C对应肿块左转30°～60°，主要血供动脉来自内下，血管内径略粗，小分支形成肿块周边包绕，并进入病灶，血管呈轻至中度增生

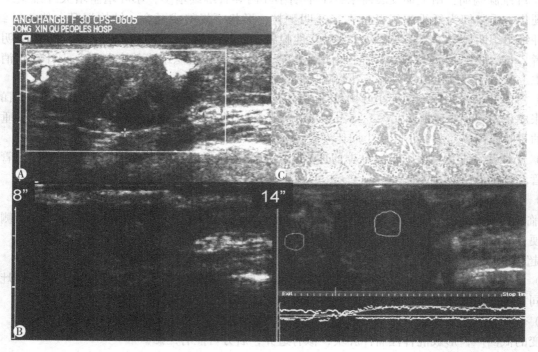

图4－18Ⅱ 乳腺腺病超声造影

张××，30岁，女。A. 低回声块内斑片状增强边界不清无包膜，血流来自两侧边缘内部少；B. 超声造影左图周围正常组织8s微泡进入14s灌注较好，病灶增强较少而迟周围组织。右图时间强度曲线显示病灶中心取样黄色为平坦型曲线明显低于正常绿色；C. 病理诊断为乳腺腺病

乳腺腺病组织结构复杂，常与其他病变同时混杂声像图没有特征性，常具有恶性肿瘤的表现，超声多难以正确诊断，往往疑为恶性病变。在手术病理证实的203例乳腺肿块中，有56例超声图像良、恶

性混淆，其中乳腺腺病伴导管扩张5例，呈低回声实质肿块（0.6cm×0.7cm~2.4cm×2.3cm），边缘不规则有衰减，血流丰富，RI 0.69~0.8声像图疑恶性病变，病理证实为良性。

三、乳腺囊肿病

乳腺囊肿病（cystic disease）在结构不良中极为常见，主要特征为乳腺小叶小管及末梢小管高度扩张形成囊肿，同时伴有其他结构不良。直径<2mm为微囊，>2~3mm为肉眼可见性囊，>0.5~0.7mm称囊肿病，大囊肿直径达4~5cm。

1. 超声相关病理

（1）大体检查：乳腺囊肿数目不等，一般直径2~3cm，大者4~5cm。①囊壁较薄表面光滑，有折光性顶部呈蓝色；有的可见颗粒或乳头状物突入腔内。②囊壁较厚，内容物多为淡黄色清液，棕褐色血性液，或浑浊乳样。③大囊周围分布小囊，囊壁间乳腺间质明显增厚，其中有扩张的乳管。④乳腺组织内散在含棕色内容物的小囊区及微囊，边界不清。

（2）镜下所见：囊肿病来自：①导管扩张：因末梢导管上皮异常多处、多层向腔内乳头样、菌状增生。②末梢导管高度扩张形成囊肿：巨大囊肿壁受压上皮萎缩，肉芽组织构成囊壁，上皮做乳头样生长称乳头状囊肿。③上皮瘤样增生：若干扩张的导管及囊肿内上皮增生呈乳头状突起称乳头状瘤病。分支状乳头顶部吻合成网状结构，称网状增生，进一步增生看不到囊腔时称腺瘤样增生。上皮间变可能发生癌。

2. 临床表现　中年女性多见，发病年龄30~49岁，40~49岁为发病高峰，绝经期后下降。

肿物可见于单侧或双乳，近乳房周边，累及乳房一部分或整个乳房。可触及的单个囊肿，呈球形较光滑，活动度好，大囊、浅表者有波动感，深部边界不甚清楚，似实性肿块。多个囊性结节呈颗粒状，边界不清，其活动受限。

1/3发病早期乳房轻刺痛、隐痛及触痛。乳痛周期性明显，月经期痛加重囊腔增大，来潮后减轻囊腔会缩小，但囊肿形成后痛可消失，就诊时无自觉症状。

偶有乳头溢液，呈浆液或含血性物，如为浆液血性或纯血性，囊内有乳头状瘤。而有溢液，无导管内乳头状瘤及导管扩张较常见，多于乳癌。

3. 超声图像

（1）两侧乳房增大或大小正常：直径为0.5~0.7mm囊肿病；直径2mm以下的微囊仅在高档、高频探头放大后能显示；一般仪器呈粗点或斑片状结构混乱的回声。

（2）导管扩张形成单发囊肿液性区明显易检出（图4-19Ⅰ），3~5mm以上的小囊肿呈绿豆至黄豆大无回声与周围输乳管比较界限清楚（图4-19Ⅱ）。直径2~3cm，大至4~5cm的囊肿液性无回声透声性好，呈长梭形或椭圆形，囊壁薄，表面光滑，后方回声增强；大囊周围有小囊。邻近囊肿的乳腺组织受压乳管变细窄，或同时伴有小叶增生的高回声（图4-20）。

（3）囊肿含浑浊点絮状中等回声，可能为乳汁、脂肪颗粒的沉积物。扩张导管及囊肿内的乳头状瘤呈中强回声，突入腔内。乳头状瘤病及囊腺瘤样增生，超声只能提示图像的形态，无法辨认病理性质的良性、恶性。

（4）彩超检查：显示正常皮下脂肪层及乳腺组织内原有血管的血流。乳腺组织增生、乳腺腺病及乳腺囊肿病一般彩色血流增多不明显，纤维化严重彩色血流减少，大囊肿仅在边缘有少许血流。

4. 乳腺结构不良与癌的关系　一般认为单纯性乳腺组织增生及乳腺腺病早期不癌变；但腺病中、晚期有癌变报道；癌变主要发生在囊肿病。研究报道204例乳癌旁组织间变率囊肿10%，乳头状瘤及乳头状瘤病22%，乳管上皮增生7%，腺病11%。而31例乳腺结构不良11例伴有癌。另有研究指出囊性增生伴高度上皮增生与癌的发生有关。故乳腺结构不良及囊肿病应提高警惕，特别是无月经期伴随的乳痛，一侧为多的结节性病变，可做病理活检。

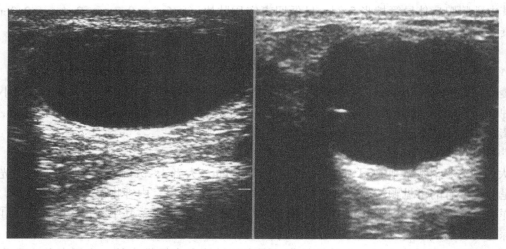

图4-19 Ⅰ　乳腺单发孤立性囊肿

囊肿液性无回声，内有隔膜，边缘光整，后方回声增强

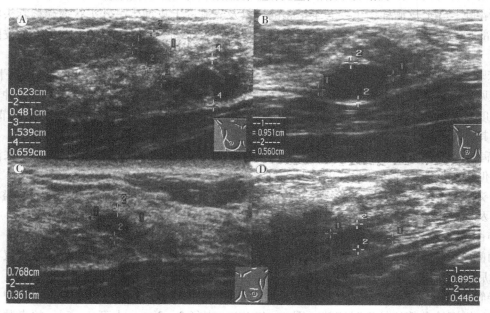

图4-19 Ⅱ　双乳多发性乳管局部扩大

孙××，27岁，女，经期乳痛数年。右乳：A. 10时钟位乳腺表面0.62cm×0.48cm基底部1.79cm×0.65cm低回声；B. 12时钟位基底部无回声0.95cm×0.56cm。左乳12时钟位：C. 中心区0.76cm×0.36cm；D. 基底0.9cm×0.5cm不规则低至无回声

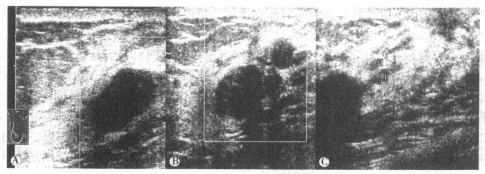

图4-20　乳腺囊肿病

张××，36岁，女，右乳块多年经期痛。A. 右乳10～12时钟位近基底部18mm×10mm液性区；B. 邻近有多个大小不一小囊，周围组织受压乳管变细；C. 其他部位增生组织成结节样高回声

5. 超声诊断价值

（1）乳腺病变极为常见：乳腺结构不良发病率最高，超声普查能及早发现。

（2）超声检查可明确病变部位、病变性质、提示诊断意见。

（3）乳腺结构不良性与内分泌关系密切，乳腺功能多变，病理基础复杂，声像图亦随不同状况之变化表现多样，为诊断带来鉴别困难。检查者必须询问有无痛经史。

（4）某些乳腺结构不良晚期有癌变报道，应提高警惕，特别是无月经期伴随的乳痛，结节性病变，需做病理活检确定。

（5）诊断报告书写：乳腺结构不良为一笼统的综合性名称，包括乳腺组织增生、乳腺腺病及乳腺囊肿病。超声检查提示乳腺结构不良各型表现简要参考性声像图。

导管增生型：输乳管不规则扩大增粗，局部散在或相互融合沟通，长达 15～40mm。

小叶增生型：间质有实质性回声增强的斑片，小结节，团块，可相互融合。

囊肿型：液性无回声透声好，界清后方增强。

局灶纤维化：较大的结节，团块回声较强不均匀。

纤维腺瘤样增生型：回声增强或强弱不等似有边界，呈不规则圆形团块。

若超声图像显示特征明确，可提示具体疾病。报告书写时应明确病变部位。如右乳7～9时钟位乳腺外区；左乳 3～5 时钟位中心区；右乳 3～4 时钟位乳腺外皮下脂肪层内。

病变性质：如局灶性单个、多个，低回声管状结构，液性囊肿实质性多个回声增强的斑片、小结节，提示双侧乳腺结构不良（右导管增生型、左小叶增生型）。

四、乳腺瘤样病变

（一）乳汁潴留囊肿

乳汁潴留囊肿（galactocele）又称乳汁淤积症，哺乳期妇女多见。临床表现为乳内肿块，治疗不当病情恶化可致无菌性脓肿，并可误诊为纤维腺瘤或癌肿。

1. 病因、病理　多因哺乳期妇女有乳腺结构不良、炎症、肿瘤，造成乳腺的小叶或导管上皮脱落或其他原因阻塞导管。导管受压乳汁积存，也可能授乳无定时乳汁不能排空淤滞导管内，使导管扩张形成囊肿，往往在断奶后发现乳腺内波动性肿物。

超声相关病理：圆或椭圆形肿块边界清楚，累及单个导管形成孤立囊肿，囊壁薄由薄层纤维构成，为单房累及多个导管形成蜂窝状囊肿。早期内容物为稀薄的乳汁；时间较久变得黏稠如炼乳，或似奶酪，甚至干燥成粉状，肿块质地坚实，囊壁增厚。囊内淡红色无定性的物质及吞噬乳汁的泡沫状细胞。囊肿周围多量炎细胞浸润，小导管扩张，如继发感染可致急性乳腺炎或脓肿形成。

2. 临床表现　哺乳期妇女单侧乳腺，双侧少。多在中心区乳晕外，1～2cm 球形或橄榄形肿块。初期较软略有弹性，移动性，乳腺处于生理性肥大不易发现。哺乳期后乳腺复旧，增生的小叶小管萎陷，乳腺松软。囊内水分被吸收，囊壁纤维组织增生变硬，乳汁浓集成块，肿块更硬，甚至硬如纤维瘤。有断奶方式的不当历史，随月经周期变化长期积留的分泌物逐年增加，可达 20～30 年或以上，但与皮肤无粘连，腋淋巴结不增大。

3. 超声图像　超声显示乳汁潴留囊肿内部回声随乳汁潴留时间长短、囊腔大小、液体吸收内容物浓缩的程度不同，以及乳腺质地与导管的结构声像图表现多样。

（1）单纯乳汁潴留囊肿：哺乳期乳房内无痛性肿块，声像图显示输乳管扩张呈椭圆形、梭形或不规则形囊腔，近似无回声，囊壁薄边界清楚，后方回声增强；大小不等，较大者 2～5cm，周围有小导管扩张。轻挤压排出乳汁 50～70mL 后，囊腔明显缩小（图 4-21A）。

（2）乳汁潴留囊肿继发感染：哺乳期乳房内肿块，无痛，数月后乳房外观及肿块明显增大，皮肤微红。声像图显示位置较浅表甚大的椭圆形无回声区，可达 5cm×5.5cm×7cm，有微细亮点或微小斑片，探头加压质点飘动及轻压痛。为乳汁潴留继发感染的表现，若不即时处理，数日内则可穿破流出脓液，见下述病例。

张××，20岁，一胎顺产。产后3d右乳房有一硬结，6个月来乳房增大有块，但无痛及发热。超声首次检查右侧乳晕下方不规则低回声区50mm×14mm×60mm，内有点状、絮状及斑片状飘动强回声，界尚清。右侧腋下见数个低回声结节（14mm×8mm×12mm，7mm×5mm×6mm），内部少许彩色血流。超声提示：右侧乳腺乳汁淤积，腋下淋巴结增大，继发感染脓肿可能。9d后超声复查乳房表面微红，液性暗区增大，为53mm×54mm×61mm不均质透声差，形态不规则；内壁局部向腔内突出最大厚度7mm。探头加压轻痛。周边血流丰富。超声提示，右侧乳腺乳汁淤积，脓肿形成（较1周前增大）。给予抗感染治疗。3d后右侧乳头下方破溃，患者挤出黏稠棕褐色脓液。1个月后超声复查脓肿明显缩小至17mm×16mm×4.6mm，内部少许絮状回声，透声尚可。超声提示右乳腺乳汁淤积性脓肿自行破溃排脓后缩小。

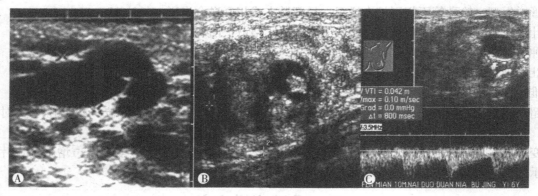

图 4-21 乳汁淤滞性囊肿

A. 哺乳期乳汁淤积导管扩张形成囊肿；B. 断奶6年后乳房高低不平有多个结节及波动性肿物，声像图显示扩张的大囊腔边缘不整，内部不规则实质性中强斑块及液性区混合性回声（为乳汁黏稠似炼乳或奶酪团块）；C. 外周多层强回声包围，并有彩色血流及速度频谱

（3）间质型乳腺：奶多输乳管细小乳汁排泄不畅，乳房丰满，胀感或触及不平块物。声像图表现末梢乳管残余乳汁呈大小不等点状、颗粒状强回声，小叶及间质组织呈不均匀不规则的斑片、结节样中强回声。

（4）晚期混合性潴留囊肿：扩张的大囊腔边缘外周多层强回声包围，内形成不规则实质性斑块含中强及液性混合性回声；囊腔内实质性斑块亦有彩色血流（图4-21B、C）。

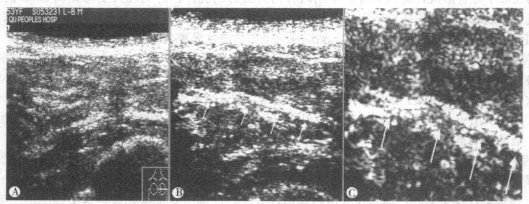

图 4-22 导管内陈旧性乳汁残存干结

女性，53岁，于28岁时分娩产后奶多哺乳10个月突然断奶，左乳头严重凹陷，近年左乳高低不平多肿块。钼靶检查提示微小癌。声像图显示乳房饱满。A. 乳腺不均匀多条中强回声；B. 输乳管内含细小、密集点状颗粒状强回声（箭头）；C. 局部放大高回声的颗粒极其清楚，乳头严重凹陷，提示导管内陈旧性乳汁残存干结

（5）乳汁干结性潴留：哺乳期乳汁多，有突然断奶史。哺乳期后数十年后双乳出现高低不平多个结节，逐渐增多。超声图像显示乳房饱满，乳腺回声不均匀，乳管中强回声，多条输乳管内含细小、密集的点状、颗粒状强回声，系乳汁干燥后呈粉状干结在乳管（图 4-22）；伴乳头严重凹陷扭曲畸形。

（6）彩色血流：周围组织有彩色血流，囊腔内实质性斑块亦有彩色血流。

（7）3D 容积成像：乳汁潴留性囊肿肿块长轴、短轴及冠状面 3D 容积成像显示囊肿呈低回声，底部点状淤积，边界清与周围形成高回声界面。血管能量图 3D 可见周围血流。3D 容积成像向左右转动均见后壁前沉积物中等回声（图 4-23）。

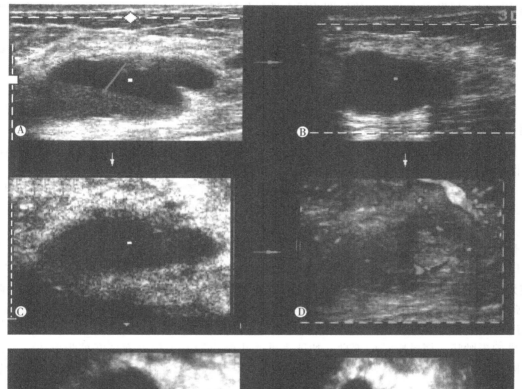
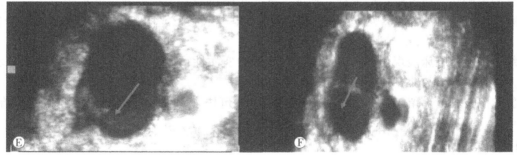

图 4-23 乳汁潴留性囊肿 3D 容积成像

右乳 3 时钟位囊肿低回声底部点状淤积，边界清与周围形成高回声界面。A. 长轴；B. 横切；C. 冠状切；D. 能量图 3D 周围血流；E. 3D 成像向左转 30°；F. 左转 90° 均见后壁前沉积物中等回声（箭头）

（二）乳腺导管扩张症

乳腺导管扩张症（mammary duct ectasia）好发经产妇的绝经期前后，多为单侧，病变团块常被误为乳癌或其他病，或划为闭塞性炎症范围。1956 年确切定名乳腺导管扩张症，实际病理变化既非感染性炎症，亦非肿瘤，为大导管的退行性变；后期炎性反映的瘤样病变。

1. 病因、病理

（1）乳晕区：输乳管上皮细胞萎缩，分泌功能丧失，使上皮细胞碎屑及含脂性分泌物集聚，充满乳晕下输乳管（终末集合管）而扩张。

（2）大体检查：见病变区与健康组织无明显界限，乳腺中心区多条扭曲扩张的输乳管，内径管径3～5mm，充满棕黄色糊状物。周围增生的纤维组织透明变性形成纤维性厚壁，并可相互粘连成4～5cm大小、坚实边界不清的肿块。

（3）镜下所见：不同程度扩张的输乳管由乳晕区至皮下脂肪或间质内，上皮细胞萎缩、变薄，腔内淤积坏死物和脂类，分解后形成脂肪结晶体排成放射或菊花团状。后期渗出管外，周围的纤维组织增生，管壁增厚，腔内淤滞的脂类物质分解产物，由管内渗出刺激周围组织，引起多种炎细胞浸润，剧烈性炎性反应；纤维组织增生形成的异物反应的瘤样病变。

2. 临床表现 好发于生育过的绝经期前后女性，年龄35～55岁为多。乳晕下可触及多条绳索样扭曲增粗的导管，压迫时乳头有分泌物溢出。分为以下3期。

（1）急性期：导管淤积坏死物分解渗出炎细胞浸润反映，出现急性炎症样症状乳腺皮肤红肿、疼痛、发热、腋下淋巴结增大。历时2周。

（2）亚急性期：炎症样症状消退留下边界不清的肿块，硬结与皮肤粘连，历时约3周。

（3）慢性期：坚实边界不清的肿块缩小成硬结状，可残留数年，症状消失；乳头回缩。

3. 超声图像

（1）早期：乳腺中心区乳晕下3～4条，多至10条输乳管扩张、扭曲，内径管径3～5mm，甚至更大；内部低或无回声，透声性差。乳腺外区输乳管可能稍增粗。

（2）急性、亚急性炎症样期：扩张、扭曲的输乳管延及乳腺外区，内径大小不等，呈不规则块状。内部低或无回声内有点絮状、斑片状强回声，管壁增厚。周围组织回声强弱不均匀，边界不清。囊腔内实质性斑块可能有少许彩色血流，周围组织彩色血流无明显增多。

（3）慢性期：乳腺中心或外区，结构紊乱，大小不等结节团块与低或无回声的小囊腔，壁厚，周围强弱不均匀的回声，后方可能有衰减。彩色血流较少。

4. 鉴别诊断 乳腺瘤样病变本节包括乳汁潴留囊肿（乳汁淤积症）及乳腺导管扩张症；两病早期输乳管扩张似囊肿，以后的临床表现均可出现乳内肿块，可误诊为纤维腺瘤或癌肿，鉴别诊断中应了解病理发展过程，注意相应声像图变化。超声造影对鉴别诊断有很大价值。

（1）乳腺囊肿病：属乳腺结构不良，特征为乳腺小叶小管及末梢小管高度扩张形成囊肿，同时伴有其他结构不良，声像图表现囊肿液性无回声透声性好，呈长梭形或椭圆形，囊壁薄表面光滑后方回声增强。

（2）纤维腺瘤：临床表现相同，声像图纤维腺瘤为实质性，多单发有包膜，彩色血流较乳汁潴留囊肿为多。

（3）乳腺癌：乳汁潴留于囊肿，晚期不规则实质性斑块含中强及液性回声；乳腺癌开始为实性，血管增生明显，3D容积成像及超声造影有特征性表现。

（三）乳腺脂肪坏死

乳腺脂肪坏死（fat necrosis in breast）临床较少，患者多见于体型肥胖、皮下脂肪丰富、乳腺下垂的妇女。因外伤后无菌性脂肪坏死性炎症，或血液、组织液中脂肪酸酶使结节状脂肪发生无菌性皂化，其后出现坏死的一系列病理改变。44%的患者有明确的外伤史，特别是乳房的钝挫伤，使脂肪组织受到挤压而坏死。另外，乳腺的化脓性感染、术后、肿瘤出血及导管扩张症均可引起乳腺脂肪坏死，临床表现很似乳腺癌。

1. 病因、病理 外伤后伤处皮肤出现黄、褐色、棕色瘀斑，3～4周后，该处形成2～4cm肿块。

（1）大体检查：乳腺脂肪坏死肿块呈圆形，坚韧或均质蜡样，与表皮粘连。块内有大小不等的油囊，充满液化脂肪或陈旧性血性液体，或灰黄色稠厚的坏死物。后期纤维组织高度增生，肿块纤维化，边缘放射状瘢痕组织内有含铁血黄素及钙盐沉积。

（2）镜下所见：脂肪细胞浑浊（皂化）、坏死崩解，融合成大脂滴，周围巨细胞围绕，坏死物或异物肉芽肿样结构，后期被纤维组织取代。

2. 临床表现 乳房有明确或不明确轻度钝挫、挤压伤或乳腺手术、化脓性感染等病史。早期乳外伤处黄褐色瘀血斑，脂肪坏死后炎性细胞浸润，以及肉芽肿样结构形成肿块。晚期纤维组织增生肿块变硬，与皮肤粘连，组织收缩肿块变小。与乳腺癌难以鉴别，应穿刺活检确诊。

3. 超声图像

（1）单侧乳腺内不规则低回声的肿块，近似圆形，1～2cm大小，大者4～5cm。与周围分界尚清楚。早期液化脂肪、陈旧血性液较稀薄为液性区。时间久黏稠，透声性差有不均匀的点、絮状回声。周围纤维组织及瘢痕包绕呈中高回声，可含有钙化强回声。

（2）晚期肿块大部分纤维化，体积可缩小，呈高回声，放射状向外延伸，内有不均匀的小低回声残腔。

（3）异常增生的肉芽肿组织可能少许彩色血流。

（4）超声表现实质性非均质性不均匀回声，边缘放射状向外延伸与乳腺癌难以区别。需活组织穿刺病理检查确定。

（四）乳腺错构瘤

乳腺错构瘤（hamartoma of breast）很少见，长期以来人们对其认识不足，X线与病理易误为积乳囊肿、纤维腺瘤乳腺囊性增生；一些学者依据自己的发现给予许多病名，但不能反映本病真实性质。1971年Arrigoni提出乳腺错构瘤的名称。由于乳腺内正常组织错乱组合，即残留的乳管胚芽混合着不同量纤维、脂肪、乳腺导管、小叶组成，有包膜的瘤样肿物，异常发育畸形生长，但长到一定程度自行停止或明显减慢长速。瘤内腺体成分仍有乳汁分泌功能为本病特征。

1. 病理　乳腺内肿块较癌和纤维瘤的硬度软，或半软半硬即纤维、腺体部分较硬，脂肪较软。瘤体巨大超过乳腺1/4，表面凹凸不平，有囊性感。

（1）大体检查：圆形或椭圆形肿瘤，质软，包膜薄而完整，切面灰白或灰红不规则，腺体、纤维、脂肪、乳腺导管、小叶混乱集结一团，各成分多少不一，或各成团块，有小囊肿，囊壁钙化。

（2）镜下所见：纤维、脂肪、腺体导管腺泡异常增生构成，有的导管扩张成小囊肿。

2. 临床表现　发病年龄15～88岁，多见于哺乳期后及绝经期后。患者无意中发现乳腺内2～8cm圆形或椭圆形肿块，有报道最大者达17cm，表皮无改变与皮肤无粘连可推动。有刺痛或触痛，生长缓慢，可自行停止生长。左乳内下或内上多见，右侧少。

乳腺X线片肿物的特点为低密度基础上密度不均匀。其形态、边缘清楚，密度不均匀增加。脂肪为主在透光性好的瘤体中成致密小岛，腺体和纤维组织为主致密的瘤体中有小透声区。瘤体有小囊钙化或条索状钙化。

3. 超声图像

（1）乳腺内肿块呈圆形或椭圆形，一般2～8cm大小，包膜完整，较薄。

（2）肿块内各种回声杂乱：脂肪组织呈低回声，纤维组织多呈条索状强回声，腺组织回声强弱不等，小囊肿透声好可能为液性。

肿瘤穿刺可能抽到乳汁，组织学检查可有腺体、纤维、脂肪等。

（邓世华）

第五章

肝脏超声

第一节　肝脏检查方法和正常声像图

一、肝脏超声检查方法

肝脏超声扫查是目前首选的肝脏影像检查法，是腹部最常用的诊断技术之一，也适用于肝脏的毗邻器官、胆系、胰腺和右肾等。肝脏扫查时，要注意其与周围脏器的关系和图像改变。

为保证清晰显示，患者于检查当日应禁早餐。当日如同时胃肠钡餐透视检查，则应先行超声检查。若腹内积便或积气较多，宜于前夜服用泻药以促使排出粪便和消化道内积气，仍需空腹候检并禁吸烟。

（一）操作手法

操作手法为在仪器设备调节到最合适状态后，如何具体显示病灶及图像特征等重要内容。它包括：①体位；②探头部位；③声束扫查切面及系统性扫切；④熟悉声路"死角"及易漏区、复杂区；⑤辅助显示。

1. 体位

（1）平卧位：为最常用的体位，它适合于显示左、右各叶大部区域，但对右后叶、右后上段、右膈顶区等处显示不满意。

（2）左侧卧位：是一个必要的补充体位。用以详细观察右叶最外区、后区、右肝－肾区、右膈顶部、肝右静脉长支等重要部位。寻找门静脉主干、右支、右前支及其小分支，右后支及其小分支等。因体位变动后肝脏与肋骨间位置改变，可显出肋骨所盖的浅部。

（3）右侧卧位：在显示左外叶（尤其在胃充气时）特别有用。

（4）坐位或半卧位：在显示肝左、右膈顶部小病灶，以及移开被肋骨所遮盖的肝脏浅表部使之显示时可能有较大帮助。

2. 探头部位　可分为右肋下、剑突下、左肋下、右肋间四处。

（1）右肋下位主要显示左内叶、尾状叶、右前叶、右后叶及第一、第二肝门。

（2）剑突下位主要显示左内叶、尾状叶、左外叶的内侧部及第二肝门。

（3）左肋下位主要显示左外上段、左外下段及左叶的外侧角及左下角。

（4）右肋间位主要显示肝脏右前、右后叶各段及膈顶区。

3. 声束扫查切面　可分为纵切、横切及斜切三种。

（1）纵切：各种探头部位均可作纵切。凸阵或扇扫探头亦可作肋间纵切，但线阵探头作肋间纵切不满意，声像图常为肋骨遮盖形成多处暗条。纵切面尚可分为矢状切及冠状切两类：凡与腹壁接近垂直的纵切面名矢状切，与腹壁接近平行的纵切面名冠状切。

（2）横切：各种探头部位均可作横切。用线阵作肋间横切时亦受肋骨遮盖所限制，而凸阵、扇扫探头不受所限。

（3）斜切：肋间斜切多指声束切面平行于肋间的各组斜切面，各类探头可同样获得。肋下斜切多指与肋缘平行的各组切面，即右肋间斜切与右肋下斜切两者声束切面接近垂直。

4. 系统性扫切探头　沿皮肤表面作规律性顺序滑移，或者其皮肤接触面不变，而依靠侧动探头角度改变体内声束切面的角度。系统性扫切可在一个有限空间内观察许多连续的顺序切面，既能获得该区内组织结构的空间连续概念，又可顺序搜索该区以显示较小占位病变。

（1）连续顺序纵行或横行扫切：适用于肋下、剑突下区，可显示一立方形体内的空间信息。

（2）连续顺序侧角扫切：适用于肋间、肋下及剑突下区，可显示一立体锥体内的空间信息。

（3）声束交叉定位：在获得某区内占位声像图后，应取另一探头位置，与前一声束切面相垂直的另一切面进行搜索、显示。凡在 2 个不同的声束切面（特别 2 个接近垂直的声束切面）中均可显示肝内占位者，可确定其为真实的肝内占位性病变。

5. 扫查区"死角"、易漏区、复杂区

（1）扫查区"死角"：通常指肝脏为肺或骨骼所掩盖的区域。大致有如下几处：①肝右前上段及右后上段的膈顶部；②左外叶外侧角区；③沿肝脏表面的肋骨下区。

（2）易漏区：系指检查过程中特别容易疏忽的部位。常见于右叶下角、右后上段的外侧区、尾状叶等处。

（3）复杂区：系指解剖结构比较复杂的部位。主要为第一肝门区、第二肝门区等处。

6. 辅助显示　为解决上述检查中的难题，可使用一些辅助显示方法。

（1）改变体位：肝脏因重力作用产生移位，使原在"死角"区内的病灶得以显示。

（2）呼吸动作：使肝脏与肋骨、肋间产生相对运动，使原在"死角"区内的病灶得以显示。

（3）呼气后屏气：使膈顶区肺泡内空气反射尽量退出肝的膈部，则大大增加膈顶区病灶的显出率。

（4）吸气后屏气：使肝脏向足端位移，特别适合于显示为肋缘所盖的肝表面及下角部病灶。此外，由于肝脏在肋缘下面积的增加，便于声束的肋下斜切切面，可用最大倾角向头端扫查，增加其显示范围。

（5）尽量侧角扫查：肋间切面亦应用上述原则寻找，有时在侧角甚大时方可显示病灶的存在。

（二）纵切扫查

由剑突下区起，直至整个右侧胸壁进行矢状切扫查，将探头长轴朝向被检者矢状面进行。剑突下区扫查可对肝左叶作大致全面探测，适用于观察肝脏表面、边缘，左叶大小和尾状叶状态。由肝左叶外段最边缘处从左向右移动。首先可见肝左静脉走行于门静脉外侧上、下两支之间。稍右移，嘱被检者做深呼吸，取对肝表面之垂直矢状扫查，获左外段最大图像，由此测定左叶大小。通过腹主动脉和下腔静脉两幅纵切图像进行常规观察。腹主动脉层扫查在最大吸气状态下，头足径为左叶上下径，腹背径为前后（厚）径。尾状叶位下腔静脉稍左方大致同一水平，其大小、厚薄的个体差异较大。再稍右移，便可见与门静脉左支脐部末端相接、伸向腹侧下方脐孔的高回声带，为肝圆韧带，甚或可观察到其中的线状管腔结构。

由左乳头线依次向右作纵切矢状扫查，于正中线左 3cm 至正中线右 6cm 区内可显示肝脏形态的轮廓。以右肋缘下，由内（左）向外（右）矢状切扫查，可依次显示胆总管、门静脉主干，胆囊窝和下腔静脉，以及胆囊与右肾。

经右侧胸壁冠状切扫查适用于对肝右叶的评价和测量右叶大小，腋中线肝右叶冠状切的最大长度即为肝右叶横径。

肝脏矢状切扫查由内及外可得腹主动脉、下腔静脉矢状切面图，肝 - 胆囊矢状切面图和肝 - 肾矢状切面图，此均属重要的必查断层图像。

本扫查的缺点是右前胸和侧胸壁扫查时，消瘦患者受肋骨声影影响其图像常欠完整。

（三）右肋间扫查

右肋间扫查是探测肝脏中必需的途径。通常，被检者取稍偏左侧卧位，探头置于第 7～9 肋间，由上而下，由前胸壁至侧胸壁，依次侧角扫查。在肋间扫查测得的肝脏前后缘间的垂直距离为肝右叶前后径。

经右肋间扫查，肝右叶门静脉分支也可沿其长轴获得显示，因而方便右叶四个分段的鉴别。即清晰可辨分布于前上、前下（由第7肋间查定前段支）和后上、后下（由第8、9肋间查定后段支）四段的门静脉支，又可查定划区右前右后两段的肝右静脉及其长支。

本扫查法可显示右肋缘下扫查时的盲区，即由腋前线扫查以门静脉前支为中心观察并可显示肝右静脉和部分下腔静脉，以及部分胆囊声像。在肝右叶严重萎缩的肝硬化、Chilaiditi 综合征、进餐后、肥胖或肝肿瘤等右肋缘下扫查容易出现肝右叶盲区的检例，本途径甚为有用。

（四）右肋缘下扫查

右肋缘下扫查能显示为右肺下部所遮盖的肝脏部分。线阵探头扫查辅以凸阵探头或扇扫探头，常可窥察整个肝脏全貌。探头先置右季肋下区透过肝显示右肾，并由外（右下）方沿肋缘向内（左上）方逐步滑动扫查，直至胸骨下端处。重点显示第一及第二肝门。此际，常须患者从左侧卧位逐渐放平以配合扫查并嘱采取腹式（膈）深呼吸，以使肝脏下移而暴露更好。如作胸式深呼吸，则吸足气而鼓胸缩腹却适得其反，肝脏上升反而不易扫查。

于右肋缘下中部，可显示出门静脉左支横（水平）段、向腹壁垂直的脐部和其右侧的胆囊。由脐部向左右追踪，可见门静脉之肝左内叶及左外叶分支。脐部右侧（胆囊侧）常可显示肝圆韧带的高回声带。扫查面稍向头端倾斜，便可显示肝右前叶上段（S_8）。门静脉右前段支呈椭圆形。更稍上倾探头，显示右前下段支。探头扫查面再向头端倾斜，可见肝中静脉与肝右静脉之间的门静脉右前上支横切面图像。

探头扫查面倾向足端，即显示门静脉右后段支。背侧稍浅层为右后上段支（S_7），深层为右后下段支（S_6）。

于右肋缘下中段稍上，与门静脉不同断层水平扫查，可显示肝静脉。同时显示肝右静脉和肝中静脉较属常见，可作为肝右叶分段的标志。在此图面上，肝右静脉与肝中静脉之间，门静脉右支呈圆形横切面。结合门静脉右叶前、后段分支，可予区分肝脏右叶的四段。此扫查图形中，在深吸气后屏息状态下肝静脉径增大而较易显示。

更向右上方侧动探头角度，可显示膈肌下肝穹隆区。再稍内移，即见门静脉左支、胆囊以及其间的肝左叶内段。

（五）剑突下斜－横切面扫查

剑突下斜－横切扫查适用于对肝左叶的观察。被检者取仰卧位，上消化道积气过多、肝萎缩或肥胖者可取半坐位。探头横置或左端稍向上斜置于剑突下正中略左，侧动探头以变换扫查面，即可显现门静脉左支脐部及其分支左叶外段两支并行的腹、背支。扫查面更倾向头端，可于腹、背两支之间探测到向左前方走行之肝左静脉。

将探头稍向右移，可显示出门静脉左支横段和脐部。由脐部向右分出几条左内支。门静脉左支横段背侧为包绕下腔静脉的肝尾状叶。脐部向背侧有一线状光带，此为静脉导管韧带可作为尾状叶与左外叶的分界。扫查面倾向头端，可观察到走行于肝左内叶和右前叶之间的肝中静脉。肝左外叶与内叶界线处可见高回声的肝圆韧带。将扫查面倾向足端，则可显示胆囊及胆囊窝。位于门静脉左支横段腹侧，胆囊窝、肝中静脉与肝圆韧带之间的区域即为左内叶（S_4）。

二、正常肝脏声像图及正常测值

（一）正常肝脏形态、轮廓、大小、表面、边缘状态

正常肝脏呈楔状，右叶厚而大，向左渐小而薄。其大小、形态因体型、身长与胖瘦而异，肝右叶厚径与体表面积和胸厚径显著相关。矮胖体型者，肝左右径宽，下缘位置较高，左叶外缘常达左锁骨中线外，即多呈横宽的水平肝型。瘦长体型者，肝左右径窄，前后径较薄而上下径较长，下缘常及肋缘下或

呈垂直肝型。正常型肝脏断层的轮廓规则而光滑。由实时显像仪探测肝脏大小，实际上只能取得大致的指标。以平行于腹主动脉的剑突下区矢状扫查最大吸气时头－足端长度测值为左叶长径（U），以同时之前－后（腹－背侧）测值为厚径（LD）。肝右叶厚度与胸廓前后径有关，右叶长径（m）系右侧胸壁腋中线最大长度。通常情况下，平稳呼吸时在右锁中线肋缘下探测不到肝脏，当深呼吸时长度可达肋缘下1cm左右。肝脏各径的生理参考值见表5－1。

表5－1　超声肝脏各径线正常测值（cm）

切面		例数	平均值
右肋下肝最大斜径	男	65	12.33 ± 1.29
	女	65	12.20 ± 1.08
右叶厚	男	63	9.39
	女	65	8.72
右叶长（右锁骨中线）	男	33	11.28
	女	33	10.67
右叶长（腹主动脉前）	男	63	7.28
	女	65	7.31
左叶厚	男	65	5.82
	女	65	5.17
左右叶最大横径	男	63	18.72
	女	65	17.21

在吸气时，剑下纵切扫查观察正常肝脏左叶表面呈均匀平滑的线状中回声。正常肝脏边缘的主要观测目标左叶下缘或右叶下缘均尖锐，唯左叶近圆韧带处可显略肿。右肝缘一般为薄边或微呈钝角，其与腹壁形成之角度通常不大，前面和下面的充实度亦不显示膨满，更无突出。

（二）肝实质

正常肝脏实质回声强度常低于膈肌回声，稍低于或基本等同于胰腺实质回声，而高于肾脏皮质回声强度。在仪器条件相同情况下，肥胖者肝实质回声水平可相对提升，同时远区出现衰减现象。必须注意，正常肝脏声像也有高或弱回声的部分。出现弱回声的区域有：①右肋缘下扫查的胆囊颈部后方；②肝门区（出现率较低）；③门静脉脐部以及壁回声较强的门静脉某段的后方。相反，出现高回声可能误认为异常者有：①肝圆韧带：在右肋缘下扫查图上门静脉脐部与胆囊之间，紧靠脐部；②肝镰状韧带：在剑突下（上腹部）横切扫查图上。

（三）肝内血管

1. 肝动脉　肝固有动脉内径（0.33 ± 0.12）cm，峰值流速 <50cm/s；肝动脉右前支及左矢状段支二维图上较难显示管径，在超声彩色血流成像指示下用脉冲多普勒法可测得峰值流速分别在46～57cm/s 及 47～55cm/s 间；RI 分别在 0.56～0.59 及 0.57～0.60 间；PI 分别在 0.89～0.97 及 0.91～0.99 间。通常认为肝动脉占肝脏血流总量25%。峰值流速20cm/s 左右及低 RI 波形。可能因回声能量甚低而不在 CDFI 中显示。但移植肝的肝动脉血供重要，肝动脉阻塞可导致灾难性的肝管坏死。但在移植肝的肝动脉吻合口远端在多普勒血流曲线上常表现为湍流等形态，与正常动脉内血流不同。

2. 门静脉　门静脉主干内径（1.17 ± 0.13）cm（0.9～1.7cm）；右干（0.9 ± 0.12）cm；右前支（0.66 ± 0.19）cm；右后支（0.64 ± 0.14）cm；左支横段（9.38 ± 0.19）cm。门静脉主干内血流方向一般向肝性，但流速并非恒定。吸气时流速增大，呼气时减少，在每一心动周期中亦具规律性变化。流速值15～26cm/s 间（图5－1）。

3. 肝静脉　肝左静脉较细，内径0.5cm左右；肝中静脉及肝右静脉内径均在1cm左右。使用超声彩色血流成像时，LHV、MHV 在横切图中极易显示；RHV 常需变换体位及侧动探头角度，使"声束－

流向"夹角 θ 减小后显示。

正常肝静脉内血流呈搏动性,在脉冲多普勒曲线上呈 W 形。第 1 个向下的谷为"S",与右室收缩期的右心房充盈相关;继之,为第 1 个向上的峰"V",为三尖瓣开放以前、右房的过度充盈所致;第 2 个谷为"D",与 V 峰相接。D 谷为右室舒张期三尖瓣开放时右房内血流因右室负压增加而回流,同时增加了体循环系统的静脉血向右房的回流;D 谷之后为第 2 峰 A,为右房收缩(右室舒张后期)时,血流双向流动(既向右室亦向上、下腔静脉)的结果。在向下腔静脉内流动的逆向血流传导至肝静脉内,产生一个 A 峰(图 5-2)。

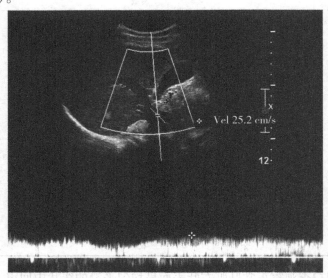

图 5-1 脉冲多普勒检测门静脉

经右肋间门静脉主干纵切图;红色为门静脉主干的流道;下方曲线为门静脉主干内多普勒
血流流速曲线

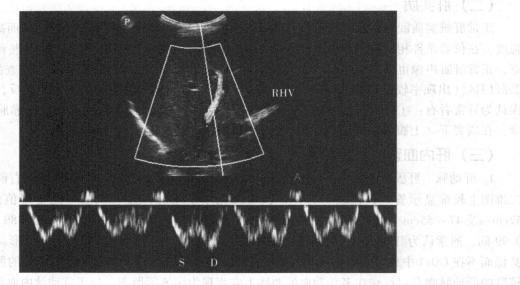

图 5-2 脉冲多普勒检测肝静脉

肋下经第二肝门斜切面图。上图中蓝色血流为肝静脉。脉冲多普勒在肝右静脉中取样。下方为肝静脉
内脉冲多普勒流速曲线。曲线基本在零基线下方,示离肝性血流。曲线呈现 2 个负峰、1 切迹及 1 正
向小峰。第一负峰(S)较宽,与右室收缩相关;第 2 峰(D)较尖,与右室舒张有关,正向小峰
(A)与右房收缩有关

(邓世华)

第二节 原发性肝癌

原发性肝癌（primary hepatic carcinoma，PHC）是指发生于肝脏的上皮性恶性肿瘤。原发性肝癌发病具有明显的地域性，多发于南部非洲和亚洲，欧美、北非和中东少见。世界范围内，原发性肝癌居男性恶性肿瘤的第 6 位，居女性的第 11 位。我国是原发性肝癌的高发区，全世界每年 20 万 ~ 30 万人死于原发性肝癌，我国约占其中的 40%。高分辨率超声已能发现 <1cm 的小肝癌。目前，国内外学者一致公认，超声是普查初筛原发性肝癌的首选方法。

原发性肝癌分为来源于肝细胞的肝细胞癌（hepatocelluar carcinoma，HCC），来源于胆管上皮的胆管细胞癌（cholangiocarcmoma，CCC），以及来源于二者的混合型肝癌（combined hepatocellular and cholangiocarcinoma，cHCC – CCC）。

HCC 占原发性肝癌的 76% ~ 97%，其病因与乙肝病毒感染、丙肝病毒感染、肝硬化等因素有关。肝细胞肝癌患者多数合并肝硬化。大体上，癌肿一般质软，常有出血坏死，偶尔发生瘀胆而呈绿色。光镜下，癌细胞呈不同程度的分化，常有脂肪变。高分化者癌细胞间有丰富的血窦样腔隙，低分化者主要以实性生长类型为主，其间很少血窦样腔隙，仅见裂隙状血管。肿瘤易侵犯门静脉沿门静脉在肝内转移，晚期可向肝外转移。1979 年，我国肝癌病理协作组分为 4 个类型：弥漫型、块状型、结节型和小癌型。

胆管细胞癌发病率远远低于肝细胞肝癌，发病率占原发性肝癌的 2.5% ~ 24%。与肝细胞肝癌不同，胆管细胞癌无地区高发特征，很少合并肝硬化。其病因与华支睾吸虫感染、胆管结石、孤立性单房性囊肿等相关。大体上，肿瘤常为灰白、实性、硬韧的结节，结节中常见坏死和瘢痕。光镜下大多数为分化不同程度的腺癌，肿瘤常有丰富的间质反应。癌细胞常侵及汇管区、汇管区血管或神经周围，早期常循淋巴引流途径形成肝内转移或转移至局部淋巴结。晚期可经血行转移至全身各器官。大体上分为结节型、巨块型和弥漫型 3 类。

混合型肝癌是特指含有肝细胞癌和胆管细胞癌两种类型的肿瘤。其发病率低，占原发性肝癌的 2% ~ 7.6%。与肝炎病毒感染有关。大体形态可分为肝细胞癌为主型、胆管细胞为主型和分离型，肝细胞癌为主型最多见。

原发性肝癌早期临床症状不明显，常在中晚期出现症状，主要包括肝区疼痛，腹胀、乏力、消瘦、发热、进行性肝大或上腹部包块等。原发性肝癌平均存活期仅为 7 个月，预后不良，常因肝功能衰竭、肿瘤破裂、胃肠道出血或恶病质死亡。

一、超声表现

（一）二维灰阶超声

1. 巨块型　肝细胞肝癌肿块直径 >5cm。呈圆形、椭圆形或分叶状，一般与肝实质分界清楚，周边常有低回声带，肿瘤内部多呈不均匀的混合回声或高回声，有"结中结"表现。癌肿局部向外浸润时，周围的低回声带变得模糊甚至中断不清；胆管细胞癌肿块形态多不规则或呈椭球形，无晕环征，多呈高回声，边界不清晰，其远端胆管可呈不同程度的扩张。

2. 结节型　肿块直径 3 ~ 5cm，一个或多个圆形或椭圆形，边界较清晰，边缘多有低回声晕，有时可见侧方声影。肿块以呈不均匀高回声或低回声多见，可见"镶嵌"样结构。胆管细胞癌多为类圆形或不规则形，可呈高回声、等回声或低回声，边界不清晰，偶可见低回声晕环，其远端胆管多扩张。

3. 弥漫型　肝细胞肝癌者肝脏体积增大，形态失常，边缘呈结节状，肝内正常纹理结构紊乱。肿块弥漫分布于整个肝脏，大小不一，分布不均匀，有的呈不规则斑块状分布。肿瘤结节边界不清，周缘无声晕，内部回声强弱不等，以不均匀低回声多见。肝内门静脉管壁显示不清及残缺，常可见管腔内充填实性癌栓。胆管细胞癌肿块大小不等、形态不一，自低回声至高回声不等，常伴有肝内胆管扩张。

4. 小癌型　癌结节 <3cm。瘤结节多呈圆形或椭圆形，70% 瘤结节为低回声，也可为等回声、高回

声及混合同声，内部回声一般有随着肿瘤体积增大，而由低回声到等回声、高回声、混合回声的变化。瘤结节边界清楚，轮廓线较光整，周边多有低回声的声晕，声晕较完整，宽度可达 1 ~ 3cm。有时小肝癌可呈"镶嵌"样回声。多数小肝癌后方回声轻度增强及可见侧方声影。

（二）多普勒超声

肝细胞肝癌的生长进程不同，肿瘤的血液供应特点不一。高分化型肝细胞肝癌具有低肝动脉和低门静脉双重血供，肿瘤血供经肝静脉流出，CDFI 可见瘤内或其边缘低弱的搏动性及稳态血流信号，血流频谱显示为低速的肝动脉及门静脉，有时可见肝静脉血流频谱。低分化肝细胞肝癌主要以肝动脉供血，经门静脉流出，CDFI 可见瘤内或其边缘较丰富的搏动性及稳态血流信号，血流频谱多为高速高阻的动脉血流，峰值血流速度可达 70 ~ 90cm/s，RI > 0.5 ~ 0.7，有时可见流出的门静脉血流。

肿瘤较大时，周边可见半环绕血流信号或受压移位的肝静脉、门静脉血流。当肿瘤侵犯血管发生动静脉瘘时，引起较大的压力阶差，而产生高速低阻的血流信号。肝固有动脉内径增宽，血流易于显示，血流速度增加。门静脉、肝静脉或下腔静脉内常可见的癌栓，癌栓内多可见动脉血流频谱，据此可与血栓相鉴别。

胆管细胞癌多为低血供，CDFI 难以显示其内的血流信号，少数在癌肿周边或内部可见动脉血流信号。癌肿常侵犯门静脉时，导致该处的管腔闭塞，管壁界限不清晰，CDFI 难以探及受侵门静脉的血流信号。

混合型肝癌主要取决于肝细胞和胆管细胞的比例，如以肝细胞癌为主型，则可在瘤体内探及高速低阻的动脉血流频谱，如以胆管细胞癌为主型，瘤体内则血供很少，难以探及彩色血流信号。

（三）超声造影

原发性肝癌绝大部分由肝动脉供血，经肘静脉注射造影剂后，病灶中肝动脉相呈现明显均匀高增强信号，门脉相开始快速消退，延迟相已完全消退呈低增强，超声造影时相变化呈现"快进快出"的增强特点。较大的肿块中心有出血、坏死时，动脉相则呈不均匀高增强，即坏死液化区域无血供，造影后显示为无灌注；某些原发性肝癌超声造影无典型的"快进快出"的增强特点，而表现为门脉相和延迟相病灶的消退减慢或无明显消退，有研究表明不典型的增强表现与肿瘤的分化程度有关。

胆管细胞癌病灶中肝动脉相呈现周边不均匀高增强信号，门脉相开始快速消退，延迟相已完全消退呈低增强，表现为"少进快退"，部分表现为造影剂充盈缺损。

（四）周围组织继发超声表现

1. 肝内转移征象　表现为原发病灶周围肝组织内见散在的实性团块回声，即卫星结节，结节呈圆形或椭圆形，大小 0.5 ~ 1.5cm，边界清晰，有声晕，内部回声多为低回声。门静脉、肝静脉及下腔静脉癌栓形成，以门静脉内癌栓最常见。超声可见静脉腔内出现实性均匀中、低回声团块，可部分或完全堵塞管腔，静脉管壁大多正常，也可受侵而连续中断。肝癌有时会侵蚀门静脉管壁而形成假性静脉瘤（图 5 - 3）。

2. 肝内挤压征象　表现为肿瘤邻近肝包膜时，可挤压肝包膜向外膨隆，形成"驼峰"征。邻近肝静脉、门静脉或肝段下腔静脉时，可挤压静脉管腔造成狭窄，走行弯曲。挤压肝内胆管造成狭窄时，可见远端肝内胆管扩张。

二、诊断要点

（1）肝内可见单个或多个低回声或高回声的实性团块。

（2）团块内或周边可见点状或条状血流信号，频谱多普勒显示为动脉血流频谱。

（3）超声造影显示有"快进快出"的增强特征。

（4）有时可见门静脉或下腔静脉癌栓形成。

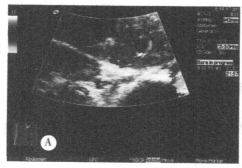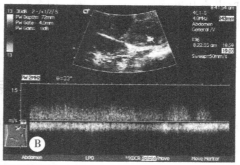
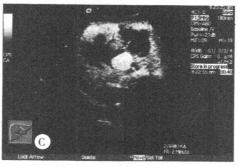

图 5 - 3　显示门静脉壁受侵袭形成假性静脉瘤

A. 彩色多普勒；B. 频谱多普勒；C. 超声造影

三、鉴别诊断

1. 肝血管瘤　声像图表现为圆形或类圆形的高回声光团，边界清晰，内部回声呈筛网状或蜂窝状，无声晕，无血管挤压征象，常无肝硬化病史。CDFI 其内难以显示彩色血流信号，部分可见低速连续的静脉血流频谱，超声造影呈"慢进慢出"的增强特征。

2. 肝硬化增生结节　多为低回声病灶，也可为高回声，边界不清，结节周围无声晕。CDFI 显示结节内无明显的血流信号。超声造影增生结节多呈 3 期等增强表现。部分增生结节有晚期消退现象，考虑有发生不典型增生可能，必要时可在超声引导下穿刺活检进行鉴别诊断。

3. 局灶性结节性增生（FNH）　较小的病灶与原发性肝癌难以鉴别，CDFI 可显示自结节中心向外的放射状分布的动脉血流。超声造影呈现"快进慢出"的增强特征。

4. 肝腺瘤样增生　形态呈类圆形，无包膜，周边无低回声声晕。其与微小肝癌和肝硬化增生结节难以鉴别，超声造影有一定鉴别诊断价值。

5. 肝炎性假瘤　病灶可呈圆形、类圆形或哑铃形，边界清晰，多呈欠均匀的低回声，边缘无低回声声晕，后方回声一般无明显衰减。纤维结缔组织增生并钙化时，病变为高回声并可见强回声钙化。CDFI 一般探及不到血流信号，少部分可见动脉及门静脉血流。在超声定性诊断困难时，应积极进行超声引导下穿刺活检。

6. 肝脓肿　早期为低回声，脓腔内有结缔组织增生时，可出现不规则强回声，肿块的边界一般较模糊。脓肿较大时，可见其内的液性暗区。CDFI 显示早期病灶周边可见较丰富的血流信号，内部无明显彩色血流信号。动态观察或经抗感染治疗病灶常可缩小或发生变化。

四、临床评估

超声早期肝癌检出率远远高于 AFP 检查，超声与 AFP 相结合能大大提高小肝癌的检出率。对于小于 3cm 的早期肝癌，超声的检出率和准确性略低于 CT 平扫，MRI 检查与 CT 无明显差异。超声结合 CDFI 及频谱多普勒对原发性肝癌的检出率高达 95%，高于 CT 和 MRI。增强 CT 与超声造影对于早期原发性肝癌的检出率和准确性无显著差别，但各具不同的优势。超声或超声造影引导下经皮穿刺活检对于鉴别诊断肝内病灶具有重要的价值。

（邓世华）

第三节　转移性肝肿瘤

全身各组织器官的恶性肿瘤均可转移至肝脏，胃肠道肿瘤多经门静脉转移至肝；其他脏器肿瘤多经体循环至肝，亦有经淋巴系统或直接侵犯者。

一、病理

显微镜下病理改变与原发脏器中的病理相同。肿瘤在肝脏内迅速生长。

二、临床表现

病史：①原发脏器的肿瘤症状，如胃癌可具长期慢性溃疡病史及黑粪史，卵巢癌具内分泌紊乱等，或有原发脏器恶性肿瘤的手术史；②肝大；③肝区疼痛；④肝区扪及结节；⑤消瘦明显；⑥食欲缺乏；⑦体重下降；⑧明显黄疸等。

转移性肝癌（metastatic hepatic carcinoma）早期可无任何症状和体征。发展至较大、较多时，可扪及肝大及明显结节，可出现上腹不适或疼痛，消瘦，消化不良等症状。

实验室检查常出现原发灶的生化指标异常，如 CA199，CEA，CA125 等，除生殖腺恶性肿瘤转移外，AFP 多阴性。

三、超声检查

（一）二维声像图

依原发灶不同，其在肝内转移灶的声像图可有相异的特征。

（1）乳腺癌：肝内出现单个或多个结节。呈牛眼征或声晕样（图 5-4）。

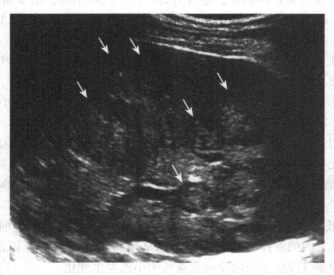

图 5-4　乳癌肝转移瘤二维声像图箭头所示肝内散在大小不等的转移结节，有暗环（箭头所示）

（2）胃癌：可具两种不同表现。或为边缘清晰的高回声结节；或为囊实性肿瘤，系具分泌功能的腺癌转移。

（3）胰腺癌：可为 0.5cm 以下的均匀低回声小结节，无后壁回声增强；亦可为囊实性肿瘤，腺癌分泌物积聚成液区。

（4）结肠癌：边界清晰的高回声结节在声像图上无特异性；但亦可呈现钙化型强回声结节，其后方具清晰声影，较有特异性。

（5）肺癌：腺癌呈高回声结节或分隔型囊实性肿瘤；燕麦细胞癌多为牛眼样图形。

（6）肾癌：肾腺癌多为高回声结节，亦有报道在少数病例中出现钙化者；肾盂癌多为低回声结节。

（7）胆囊癌：多为低回声结节，边缘常不规则。

（8）十二指肠肉瘤：可呈现低回声结节、高回声环状分层结节或中心无回声区的放射状分布声像图。

（9）卵巢癌：可出现高回声结节、分隔型囊实性结节或在甚少病例中出现钙化型结节。

（10）恶性淋巴瘤：弱回声结节，包膜十分清晰，可伴中心花蕊状增高回声小点。

（11）黑色素肉瘤：低回声结节，包膜十分清晰，中心部分具较多的点状高回声；亦可为较大的实质性高回声结节，其中心为小型无回声区。

（二）彩色多普勒

彩色多普勒常能测及转移性肝癌病灶内的彩色血流，但其血供常较原发性肝癌为少，常表现为短线状或点状彩色血流，脉冲多普勒可检测到动脉血流，其 RI 及 PI 均与原发性肝癌相似，无统计学上差别。部分病例仅在转移性结节周围呈现血管围绕或结节内部无血流。

（三）超声造影

注射造影剂后，转移性肝癌的病灶常在动。脉期呈快速环状增强或整体增强，峰值时常呈环状高回声或高回声改变；但转移性肝癌消退较快，常在动脉晚期或门脉早期即呈低回声改变，出现的时间明显比原发性肝癌为早。同时，在造影增强期间，尤其在门脉期，通过连续扫查显示肝内低回声病灶可提高肝内其他转移灶的检出（图 5-5）。

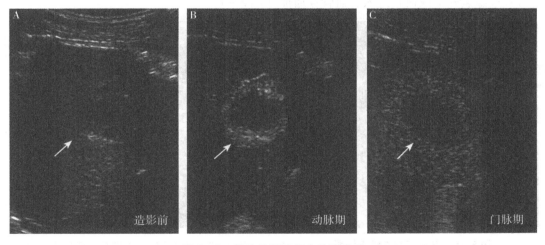

图 5-5　转移性肝癌超声造影表现

A. 造影前：肝右叶见低回声不均质团块（箭头所示），边界不清，形态不规则，其中心回声更低；B. 动脉期：静脉注射超声造影剂后，肝右叶病灶在动脉期呈快速环状增强（箭头所示），回声强度明显高于周围肝实质，中心见不规则无增强区；C. 门脉期：肝右叶病灶原环状增强区域快速减退呈低回声（箭头所示），中央始终为不规则未增强区

（邓世华）

第四节　肝血管瘤

肝血管瘤（hepatic hemangioma）是肝脏最常见的良性肿瘤约占肝脏良性肿瘤的41.6%～70%，其发病率为0.32%～2%，可发生于任何年龄，女性多于男性。好发于肝右叶，以单发为多，但多发者亦可达10%以上。

一、病理

小者直径小于 5mm，大者可达 10cm 以上。肝血管瘤大多属海绵状血管瘤。切面为圆形或楔形，呈蜂窝状，由多数细小血管所组成，亦可由较少的粗大血管所组成，可在局部管腔内产生血栓，血栓可进一步纤维化完全堵塞管腔甚至钙化等。新鲜的海绵状血管瘤标本具弹性，可受压变形并在去压后恢复。

二、临床表现

多数肝血管瘤病例无任何症状，常在体检时偶然发现。亦有部分病例主诉肝区或右上腹部疼痛。肝血管瘤体积较大者可压迫胃肠道发生食欲不振、消化不良，饭后饱胀、嗳气、恶心、呕吐等症状。极少数肝包膜下血管瘤可破裂出血而发生急腹症。

小型肝血管瘤常无任何体征。中型或较大血管瘤可出现肝脏肿大，少数大型肝血管瘤可在上腹部扪及巨大肿块，一般质地中等或较软，在瘤体表面加压有弹性感，亦有少数病例腹部听诊可闻及血管杂音。

实验室检查少数病例具血小板减少，低纤维蛋白原血症。增强 CT 和 MRI 有帮助诊断。

三、超声检查

（一）二维超声图像

肝血管瘤在声像图上一般表现：

（1）肝内出现边界十分清晰的占位病变（图 5-6）。

（2）外形可为圆形、椭圆形或不规则形。

（3）常具边缘裂开征或血管进入、血管穿通征（图 5-7）。

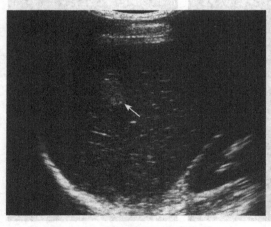 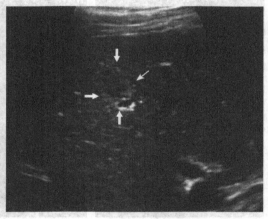

图 5-6　肝血管瘤二维声像图
显示肝右时高回声实质肿块，边界清晰，内分布均匀（箭头所示）

图 5-7　肝血管瘤（血管穿通征）声像图
肝内见稍高回声实质团块，内回声分布欠均匀（粗箭头所示），其边缘见无回声管道样结构穿过（细箭头所示）

（二）小型（<3cm）肝血管瘤的二维声像图表现

1. 高回声型　多见。文献报道在 25 个手术证实的血管瘤分析中，0.3~3cm 直径 15 个。其中高回声占 93.33%（14/15）。高回声型小血管瘤内部为均匀光亮区，间以芝麻点状大小的无回声区。2cm 以上者常可显示边缘裂开征。

2. 低回声型　较少见。低回声型占位 6.67%（1/15）。表现为周围甚厚的边缘（<2mm），似浮雕状。内部为圆形、椭圆形、管状的较粗血管壁，而管腔内则为血液。低回声型常可见较粗的血管进入或者血管穿通征。

（三）中型及大型（＞10cm）肝血管瘤的二维声像图规律

1. 分型

（1）高回声型：较少，占 1/6～1/5。声像图表现与小型的高回声型一致，但易见血管进入及穿通征，内部有较多的小的无回声区。

（2）低回声型：较多，占 1/3 左右。其边缘更厚，内部管道更清晰。

（3）混合型：为上述高、低回声型的各种组合。占 50% 左右。

2. 加压后形变　生长在肋缘下方肝脏内的中、大型肝血管瘤，在固定超声探头时于周围加压，可见其中肿瘤的浅部向深部渐被压扁，如同海绵受压一样；去压后较快地呈弹性回复。在肋缘遮盖部的肝脏，可行深吸气后屏气使肿瘤移位至肋缘下方后再作加压试验。但生长在高处的肝血管瘤，如肝脏的膈顶部、肝脏的中、上部，均无法做此试验。

（四）肿瘤生长速度

肝血管瘤的生长速度一般极为缓慢。用超声随访测量，肿瘤尺寸可数年不变。或者生长极慢，每年的径线增长不超过 2～3mm。然而，亦有少数病例发现肝血管瘤后，在数月至 1 年内其直径增长较快（在 5～10mm 内），并出现新病灶，可持续 1～2 年，以后又趋稳定。其真实原因不明。是否与该段期间中某些激素或血液生化成分改变有关，尚待深入研究。

（五）彩色多普勒

（1）中、小型肝血管瘤的外周常无血管围绕。

（2）多数肝血管瘤结节内部彩色多普勒无彩色血流显示；约 17% 左右可出现结节内彩点状、短线状或树枝状。但脉冲多普勒中 RI＜0.50，PI＜0.90。

（六）超声造影

周围静脉注射超声造影剂后，显示肝血管瘤在动脉期呈周边部环状增强，并逐渐呈结节样向中央延伸，在门脉期或延迟期病灶全部填充呈高回声或等回声均匀团块。如肝血管瘤较大，则病灶可不完全填充，则病灶中央呈不规则形的无回声区。这些表现在超声造影表现中具有特征性。

四、鉴别诊断

1. 小肝癌　大多数为内部低回声，其包膜细薄；而低回声型小血管瘤则具厚壁，并常见边缘裂开征与血管进入等。

2. 原发性肝癌　大型血管瘤如具管腔内血栓者，回声紊乱，分布不均，但具加压后形变。肝癌亦可回声紊乱，但无加压后形变，且常伴声晕、子结节，门静脉或肝静脉内癌栓等特征。

3. 肝血管平滑肌脂肪瘤　发病率甚低，具细薄包膜，内部呈高回声为主，内部回声较均匀，后方可有轻度衰减现象。彩色多普勒可测及低阻性动脉血流（图 5-8）。

4. 肝血管肉瘤　为肝血管瘤的恶变。发病率极低。二维声像图上难与血管瘤作鉴别。应根据临床表现、肿瘤迅速生长并出现恶病质等综合判断（图 5-9）。

五、临床价值

（1）对拟行手术切除病例，可精确测定肝血管瘤的大小、部位及肝内重要结构间的关系，做术前充分准备。

（2）在肝血管瘤的鉴别诊断中，常规超声对其诊断有较高的准确性，尤其对高回声型肝血管瘤更为明显，但对低回声型肝血管瘤的诊断，常规超声符合率较低，而超声造影对诊断肝血管瘤具有决定性作用。

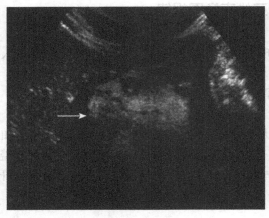

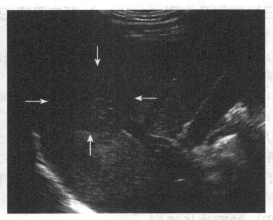

图 5-8　肝血管平滑肌脂肪瘤二维声像图
肝左叶见稍高回声实质团块（箭头所示），内部
回声分布不均匀

图 5-9　肝血管平滑肌肉瘤二维声像图
肝左叶见 60mm×51mm 稍高回声实质团块，内
部回声不均匀

（邓世华）

第五节　肝脓肿

肝脓肿（liver abscess）一般有典型症状，临床易于确诊。但少数慢性肝内感染仅有轻微症状，肝内炎症及脓肿进行缓慢，不易确诊。由于肝脓肿主要的病理结果是组织的坏死、液化，超声极易从体外测出。较其他各类医学影像技术均更方便、有效。

一、病理

肝脓肿可分阿米巴肝脓肿及细菌性肝脓肿两大类。其病源及病理变化如下。

1. 阿米巴肝脓肿　阿米巴原虫多经门静脉进入肝脏。于门静脉小支内发生栓塞、溶组织等作用。局部肝组织坏死形成脓肿。脓肿周围结缔组织增生，脓肿内部为坏死的肝细胞、红白细胞、脂肪、脓细胞、脓栓及夏科-雷登晶体。脓肿邻近的肝组织可呈现炎症反应。

2. 细菌性肝脓肿　一般在败血症后细菌经肝动脉进入肝脏。通常为多发小型的脓肿，少数情况可为较大脓腔。大体病理变化与阿米巴脓肿相似，但脓腔内无夏科-雷登晶体。

小型肝脓肿用药后可自愈，亦可逐渐发展、扩大。由数个小脓肿融合成一个大脓肿。慢性肝脓肿壁可纤维化，甚或钙化。

二、临床表现

1. 症状　发热、右上腹痛为主要症状。热度可高到 39~40℃，常伴盗汗。疼痛多为持续性钝痛。呼吸时加重。有时病员主诉右上腹痛伴明显触痛。阿米巴肝脓肿常有痢疾史。

2. 体征　肝脏肿大，有明显压痛。肝区叩击痛明显。有时可发现胸、背部局部肿胀，肿胀部位亦有压痛。严重者可有黄疸。

3. 实验室检查　白细胞常超过 20 000/mm³，中性可达 85%~90%。细菌性肝脓肿血培养可能阳性；阿米巴性肝脓肿在粪中可能找到溶组织阿米巴原虫。

三、超声检查

（一）二维声像图

（1）肝内出现一个或多个占位病变，典型者壁厚，且整个脓肿壁的厚度不均。一般外壁比较圆整，而内壁常极不平整，如虫蚀样（图 5-10）。少数脓肿壁较薄，内壁亦可平整。

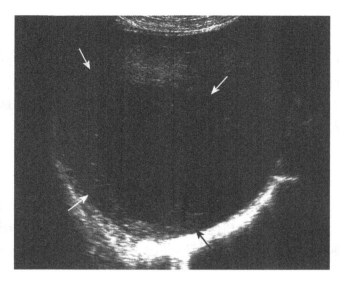

图 5 - 10　肝脓肿二维声像图
肝右叶巨大低回声脓肿，内壁不平整（箭头所示）

（2）肝脓肿后壁一样具回声增强效应，与肝囊肿相似。

（3）肝脓肿侧壁一般显示清晰，无回声失落现象。

（4）肝脓肿后方回声亦见增强，但强度比囊肿稍弱。

（5）内部回声可为

1）低回声，分布均匀，改变体位或压放后可见其中低回声旋动。

2）粗回声，分层分布，最下方为斑片状；稍浅为粗点状，再上为细粒状；最上可为清液。

3）清液状，其底部呈长条带或大片斑片状回声。

4）澄清液体。

（6）周围炎症反应，在大多数肝脓肿外壁之外，具有环状由亮渐暗的分布。

（7）慢性脓肿囊壁钙化时，可显示其上方的半圈亮弧形反射。此反射下方为清晰声影。内部回声为声影所掩盖，不能显示。

（8）极少数情况下脓肿内部伴产气杆菌，则有气体后方的彗星尾征（comet tail sign）出现。

（二）彩色多普勒

在完全液化的肝脓肿，彩色多普勒未能显示彩色血流；但在液化不完全或者肝脓肿早期或痊愈期时，常可在实质部分显示彩色血流，脉冲测及动脉曲线，但 RI 多小于 0.6。

（三）超声造影

超声造影常显示肝脓肿内部未见增强，但脓肿壁可有轻度增强，并与肝实质同步减退。但在未完全液化的肝脓肿，超声造影常呈蜂窝状的增强。

四、鉴别诊断

1. 原发性肝癌　内部低回声或不均回声的肝脓肿需与肝癌作鉴别。一般以厚壁、周围炎症反应为脓肿的图像特征。在一些慢性肝脓肿或周围炎症反应消退情况下，更难与肝癌进行鉴别。超声引导穿刺活检或引流有助于诊断。或者用药物试验治疗并以超声随访占位性病灶的大小改变，肝脓肿可在几天或十数天内出现较明显的变小。

2. 肝囊肿　已完全液化具稀薄脓液的肝脓肿应与肝囊肿鉴别。其主要观察点为侧壁情况。肝脓肿壁层一般较厚，亦可较薄。但因脓肿壁经过炎症后形成，内具较多、较乱的纤维组织，具甚多散射界面。因而，脓肿具清晰的侧壁，但囊肿则无。其次，可观察其内壁是否毛糙不平。肝脓肿内壁常可显示高低不平，不像肝囊肿的内壁光滑。

五、临床价值

超声显像能清晰地显示脓肿的形态、大小、数目、内容物是否稠厚以及增厚的腔壁等，尤其对定位诊断有重要价值。但是肝脓肿在不同时期可表现不同，尤其在早期或无症状时，常规超声检查有一定困难。超声造影对其诊断有肯定作用。同时，超声引导对病灶穿刺抽脓、作细菌培养和涂片检验，还可抽吸引流和注射抗生素进行介入性治疗。

（邓世华）

第六节　脂肪肝

脂肪肝（fatty liver）主要为正常的脂质代谢途径紊乱，肝细胞中的中性脂肪、脂质沉着堆积过多，超过生理含量引起的可逆性改变。肝脏大小正常或出现不同程度肿大，肝区回声可显示出不同程度异常。

一、弥漫性脂肪肝

（一）病理

正常肝脂肪含量占5%，肝内脂肪的含量增加至40%～50%，或全肝脏1/3肝小叶脂肪沉积，称脂肪肝，其中主要为中性脂肪，其余为卵磷脂和少量胆固醇。长期营养不良、慢性感染或中毒、肥胖病、内分泌失常、糖尿病、酒精中毒性肝病或高脂肪、高胆固醇饮食均可引起脂肪肝。脂肪在肝内浸润过量，形成脂肪滴散布在肝组织和肝细胞内。大小不等的脂肪颗粒，使肝细胞肿大，内出现类脂空泡，严重者肝细胞呈类似脂肪组织的脂细胞。脂肪充盈肝细胞内可减弱其功能，易受亲肝毒物所损害，形成肝硬化。脂肪肝内的脂肪滴可相互融合成大脂肪泡或脂肪囊肿，囊肿破裂，多伴局部炎性反应至坏死，纤维化。脂肪沉积多为弥漫性，在小叶中心或小叶的周边，也可呈不均匀的局灶性脂肪沉积。肝脏外观肿大，呈黄色，或土黄色，肝内血管受压。早期脂肪肝为可逆性，合理治疗后可恢复正常。

（二）临床表现

近年来脂肪肝的发病年龄趋向广泛，从年轻肥胖者至老年，患者体重多超过年龄与身高的标准，特别在肥胖儿童。临床上多无自觉症状，部分可表现为轻度食欲缺乏，腹胀，维生素缺乏，易疲劳等一般症状。

重度脂肪肝时，肝大，肝包膜膨胀，韧带牵拉或脂肪囊肿破裂，炎性反应可致肝区痛及至发热。有饮酒史或肝炎期内体重明显增加。化验检查胆固醇、谷丙转氨酶、血糖等增高。

（三）超声检查

（1）肝大小可正常，或轻度～中度增大，边缘钝，呼吸时上下移动幅度小。严重脂肪肝与相邻的胆、右肾分界含糊，因肝内沉积的脂肪似一"脂肪带"。

（2）肝脏左右叶呈弥漫性、密集的细小点状回声分布，回声强度比脾、肾回声为高，称明亮肝（bright liver）。肝区回声分布欠均匀，常表现为肝脏前部区域回声增高，而肝脏远区回声逐渐降低呈衰减样，整个肝区透声性降低，似有一层"薄雾"样视觉效果（图5-11A）。

（3）典型的脂肪肝时，其肝内血管明显减少，纹理不清，肝静脉门静脉分支回声减弱，门脉内有点状回声。

（4）腹部皮下脂肪层增厚，有时增厚的脂肪层延续至肝脏的周围，呈厚0.5～2cm相对低回声层中间有网状高回声条索，似肝周"脂肪垫"。

弥漫性脂肪肝在灰阶超声上可分为：①轻度：肝实质回声密集增强；②中度：肝内血管显示不清，膈肌回声显示中断；③重度：肝脏后部分回声明显衰减，肝内血管及膈肌回声无法显示。

二、非均匀性脂肪肝

肝细胞内脂肪堆积，局限于肝的一叶，数叶呈不规则分布。脂肪沉着区与非沉着部分复杂交错。通常右前叶胆囊与门静脉右支间，或右后叶或左内叶为多（图5-11B）。其发病原因可能与局部门静脉血流紊乱，干扰肝内脂质代谢有关。

（一）超声检查

局灶性脂肪肝在灰阶超声上呈高或稍高回声区，边缘尚清楚但不规则，类似血管瘤的表现。有时高回声区可占据肝的一段或一叶。但该高回声区不具有立体感且周围血管走向正常，彩色多普勒显示该处肝内血管走向未中断，超声造影表现为该高回声区与肝实质同步增强同步减退。

弥漫性非均匀性脂肪肝占据肝实质的大部分，呈稍高回声，边缘不整，其间夹杂的正常肝组织呈岛屿状相对低回声区，易误为"病灶"。

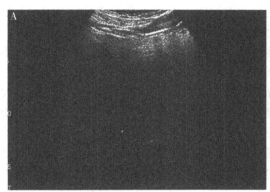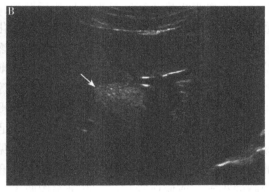

图5-11 脂肪肝二维声像图

A. 弥漫性脂肪肝：肝区呈弥漫性、密集的细小点状回声，比脾、肾回声增高，称明亮肝或肝区回声分布不均匀，前段增高，远区衰减，整个肝区透声性差；B. 局灶性脂肪肝：肝左叶内出现的局限性的高回声区（箭头所示）

（二）鉴别诊断

1. 肝硬化　常表现为肝内回声增粗增强分布不均匀，部分呈现结节状回声改变。

2. 弥漫型肝癌　常见肝内回声不均匀，增粗增强，并可在门静脉内出现实质样回声团块，这对于鉴别脂肪肝有很大帮助。

3. 肝血管瘤　需与局灶性脂肪肝鉴别。肝血管瘤常呈高回声，边界清晰，彩色多普勒未见彩色血流。超声造影能明确诊断。

（三）临床意义

超声诊断脂肪肝的敏感性和特异性取决于其病变的严重程度。文献显示超声诊断的敏感性为60%~100%，特异性为77%~95%。特异性不高主要与部分脂肪肝患者合并肝硬化有关。同时，超声检查可作为脂肪肝疗效随访的有效手段。

（邓世华）

第七节　肝硬化、门静脉高压

一、肝硬化

肝硬化（cirrhosis）是由多种进展性肝病引起的终末期不可逆病变。其发病率逐年增高，已成为全球致死率较高的疾病之一。发病高峰在35~48岁，男女比例约为8：1。以肝组织弥漫性纤维化、再生结节和假小叶形成特征的慢性病变。其特点为弥漫性肝细胞变性、坏死和再生，纤维组织增生，使肝脏正常结构呈结节样变，缩小，质地变硬。病因和病理分类有多种，一般根据其形态学或病因学进行分类。在西方国家，最常见的原因是酒精性肝硬化，表现为肝内弥漫性小结节。在我国，多为肝炎后肝硬化。临床通常分为结节性肝硬化和胆汁性肝硬化。酒精性肝硬化通常表现为肝内弥漫性小结节性肝硬化（结节大小相仿，直径＜3mm）。丙肝后肝硬化多表现为肝内散在分布的大结节（结节大小不一，直径＞3mm）。其他诸如自身免疫性肝炎、胆源性肝硬化、Wilson病、慢性肝瘀血、寄生虫病等引起的多为大小结节混合性肝硬化。

（一）病理

结节性肝硬化以肝细胞损害为主，包括坏死后大结节性（直径＞3mm）肝硬化和门静脉性肝硬化，以及酒精中毒、营养不良性小结节性（＜3mm）肝硬化，或大结节与小结节混杂存在的混合型肝硬化。门静脉性肝硬化与慢性中毒、营养不良、肠道感染、寄生虫肝病、消化吸收障碍等多种病因有关。慢性病毒性肝炎在非血吸虫病流行区是形成坏死后肝硬化的主要原因。绝大多数肝炎发病后2~3个月内痊愈，少数病例发展成门静脉性肝硬化、坏死后肝硬化或胆汁性肝硬化。

其病理改变有：早期肝脏轻度增大，进展期肝逐渐缩小变形，半数肝硬化肝脏中度缩小，体积增大者与脂肪含量增加有关，随着病变发展肝脏体积逐渐缩小，肝越缩小质地越硬。坏死后肝硬化，肝脏轮廓变形较显著，表面有大小不等的结节，由宽窄不等的结缔组织束收缩形成塌陷区，有时肝的大部分特别左叶可萎缩。门静脉性肝硬化的肝脏有细小、弥漫性和不均匀的结节组成，周围肝小叶的结缔组织束较狭窄、整齐，肝切面结节大者直径1cm，小者不足1mm。肝硬化结节多呈圆形，不整齐，肝脏呈棕黄或带有绿色，结节间有白色结缔组织。显微镜下可见结缔组织增生，肝小叶破坏，紊乱的肝小梁和闭塞或扩大的肝静脉窦构成结节（假小叶）。假小叶及肝实质纤维化的形成直接压迫门静脉，并可压瘪门静脉、肝静脉的小支，或使血管移位，纤维组织收缩，血管扭曲、闭塞，造成肝内循环障碍，导致门静脉回流受阻，肝供血转而依靠肝动脉扩张代偿，肝动脉分支与门静脉小支吻合，高压的肝动脉血流进入门静脉造成门静脉高压。门静脉亦可与肝静脉小支间形成分流。失代偿期由于门静脉高压及肝功能不全，导致血浆胶体渗透压降低，继发性醛固酮和抗利尿激素分泌增多，继而形成腹水。

（二）临床表现

肝硬化患者临床表现各异，有60%的患者表现为肝病症状。常表现为多系统受累。肝功能受损和门静脉高压为其主要临床表现。代偿期临床症状较轻，缺乏特异性。体检可发现肝脏轻度肿大，肝区触痛。实验室检查肝功能正常或轻度异常。失代偿期表现为肝功能减退，出现一系列全身症状如乏力、体重减轻、低热等；消化系统症状如厌食、腹胀、腹泻等；血液系统障碍，表现为低白蛋白血症、水肿、腹水、贫血、出血倾向；排泄解毒功能减退；内分泌失调可出现肝掌、蜘蛛痣、水钠潴留；胆汁分泌和排泄功能障碍可表现为黄疸。终末期可表现为多种并发症，例如门静脉高压多表现为侧支循环形成（食管胃底静脉曲张、腹部静脉曲张、痔静脉扩张），脾大（脾亢）。在由肝炎病毒感染的患者中，原发性肝癌的发生率会大大增加。其他并发症包括：食管胃底静脉曲张破裂出血、自发性细菌性腹膜炎、肝性脑病、水电解质和酸碱平衡紊乱、肝肾综合征、肝肺综合征、门静脉血栓形成等。门脉高压可致脾大、腹水、腹壁静脉曲张或呕血。X线食管吞钡或内镜检查发现食管静脉曲张。

（三）超声检查

早期肝硬化：肝大小变化不明显，典型酒精性肝硬化者肝脏可中度增大，肝包膜尚光滑，肝实质密集或较密中小点状，肝内回声普遍增高，透声性差，血管走行基本正常，无特征性的声像图改变。

典型肝硬化：对有一定的图像特征声像图表现，超声能提示肝硬化的明确诊断，但不能区别门静脉性、坏死后性肝硬化。胆汁性肝硬化需结合肝胆系统病史提示。

1. 肝脏大小位置 结节性肝硬化的肝脏常缩小，肝右叶上、下径变短，肋间扫查示肝脏厚度变薄，以肝左叶缩小最为明显和常见，检查时需深吸气方能显示肝左叶全貌，致使肝左右叶最大横径变小。缩小的肝脏向右季肋部上移，肝上界较正常位置抬高一个肋间，肝左叶被牵拉至右侧软骨处，结肠肝曲上移至肋弓以内，致使右锁骨中线与右肋下斜径不易测及，应取右前斜位腋中线，肋间内检查可显示肝右叶的情况。需要指出，有些肝硬化因肝动脉血流增加，或血吸虫、酒精性肝硬化的肝左叶可代偿性增大。

2. 肝包膜、边角和形态　肝包膜增厚，回声增高，厚薄不均，肝表面凸凹不平，呈锯齿状，小结节状，或粗结节状，在出现腹水时更为清晰。肝边缘角变钝或不规则。肝横切面失去正常的楔形形态，矢状切面上不呈三角形，而似椭圆形。

3. 肝实质　弥漫性增高，呈密集、较密大小不一的点状，如散在的粟粒大，小米粒大至高粱米大的粗颗粒样及不规则的高回声、斑片条索（图 5 - 12），透声性差，因肝脏纤维化使声能被反射、吸收、散射而逐渐减少，衰减增加，肝区远方回声降低。

4. 肝内外血管　肝硬化后期由于纤维结缔组织收缩牵拉，肝内外血管粗细不均匀，或纹理紊乱，亦可致血管扭曲、闭塞而不显示。肝内肝静脉主干及分支变细，肝静脉平均直径 0.56cm（正常 0.77cm）。门静脉：肝内 1 级分支的管腔略增粗，门静脉主干内径明显增宽对估价肝硬化程度有较大意义，左支矢状部多增粗常因肝缩小牵拉右移。肝内纤维化越重，门静脉回流受阻越显著，门静脉主干、右干及左支矢状部血流可明显增加。肝动脉：肝硬化门静脉高压时由于肝内静脉的扭曲、闭塞、循环障碍，肝动脉可代偿性增宽，肝动脉与门静脉吻合支交通形成，肝动脉血流量增加，因此肝左叶或尾状叶可代偿性增大。肝固有动脉较正常易显示，常在门静脉主干、右干的前面及门静脉左支后面与其平行，亦可在门静脉胆管之间出现，或环绕门静脉主干而行。肝内、外动脉均增宽，其直径达 4～10mm，而与其并行的胆管直径正常。增宽的肝动脉不对称性分布，可从肝总动脉发自腹腔动脉的分叉起点沿其分布的走行追踪探测确定。增宽的肝动脉管壁回声较高，有搏动性，用脉冲多普勒检测到其收缩期高速血流可与门静脉及胆道进行相鉴别。

5. 脾大、腹水　脾大极为常见，肿大程度与肝硬化严重程度相一致。并伴腹水、侧支循环形成。腹水表现为，在缩小的肝脏周围，被肝硬化无回声区所包绕，并衬托出肝表面高低不平的硬化结节。大量腹水时可在脾周围或腹腔内出现大面积无回声区（图 5 - 13），最大径可达 10cm，并可见肠管似海藻样在腹水中飘荡。

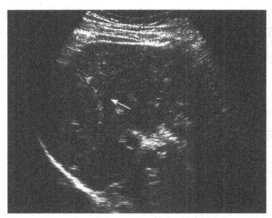

图 5 -12　肝硬化二维声像图
肝内实质回声增强增粗，分布不均匀，见散在分布的稍高回声结节，边界不清（硬化结节）。肝静脉变细（箭头所示）

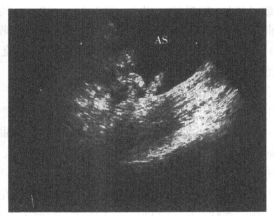

图 5 -13　下腹部二维声像图
显示下腹部腹腔内大片无回声区，为腹水（AS）

胆囊：肝硬化时，胆囊可随肝缩小、向右上后移位至腋前线，或游离在肝下缘漂荡在腹水中。胆囊壁增厚，或呈双层，其间为低回声，此征象并非为急性胆囊炎，可能因肝纤维化血管萎缩，胆囊静脉回流受阻，胆囊静脉压增高，引起胆囊壁水肿，或与肝功能障碍血浆蛋白降低有关。文献报告肝硬化时，胆石症的发生率较无肝硬化者为多。

胆汁性肝硬化、肝脏缩小不明显，肝区回声增高，可伴肝内或肝外胆道扩张，或原发病的表现。

二、门静脉高压

肝硬化门静脉高压（portal hypertension）患者常因脾大、腹水就诊，或因食管静脉曲张破裂消化道大出血而急诊抢救，远期门体分流性脑病、肝性脑病的发生使患者遭受长期难以摆脱的折磨。由于肝炎、酒精中毒、寄生虫病的流行等，对肝硬化门静脉高压的病因不易控制，加之病程进展隐蔽缓慢，尽管对本病的诊断、治疗不断改进提高，目前还不能彻底有效的防治该病。

（一）病理

门静脉为独立的血液循环，回流胃、肠、脾、胆等消化道的静脉血，正常肝血流第一肝门供血，门静脉系统占肝血流入量75%，肝动脉占25%。三支肝静脉由第二肝门进入下腔静脉为肝血流出道，流入量与流出量呈生理性动态平衡。肝内阻塞性病变时肝静脉由于纤维结缔组织收缩牵拉，肝静脉粗细不均匀，血管扭曲，紊乱或不清，主干变细，严重者可闭塞，从而是肝静脉流出受阻。

门静脉主干、右干及左矢状部内径增宽，肝硬化纤维性变越重，血流受阻越显著，血管内径越宽门静脉压力越大，血管扩张回流受阻，进而门静脉侧支循环建立和开放。而肝血供不足，部分肝动脉代偿性增宽使血流量增加，增宽的肝动脉不对称性分布或形成肝内动静脉短路，加重门静脉高压且出现脾肿大和腹水。

（二）超声检查

1. 检查方法　空腹，饮水充盈胃，以排除气体扩大声窗，以肝、脾为声束进路。仔细观察及反复调整体位，减低声束与血管走行方向间的夹角，以获取最佳图像。

（1）彩色血流：异常彩色血流的部位、形态、沿彩色血流追踪血管的行径。血流朝向探头的肝动脉呈鲜红，门静脉红、暗红色；血流背离探头呈蓝色；动-静脉瘘呈红蓝混合的花色血流。

（2）多普勒血流曲线：测量用同步心电图做时相标志，连续观察30~50个心动周期。测量肝动脉（HA）血流的收缩期最大速度（Vmax）、舒张期末期最低速度（Vmin）、时间平均速度（V）、血流时间速度积分及血流速度频谱开始与同步心电图Q波的时间差（△t），计算肝动脉的阻力指数（RI）与搏动指数（PI）。门静脉（PV）、脾静脉（SPV）、肠系膜上、下静脉（SMV）、侧支血管等为连续性低速血流曲线。肝静脉近第二肝门处血流呈三相峰，收缩期S峰，舒张期D峰，舒张末期反向A峰（正常S＞D）；或S与D峰之间有反向的第四峰。血流速度高低与呼吸心跳有关，低速血流（＜5mm/s）需降低滤波阈值才能显示。

2. 门静脉高压的声像图表现

（1）门静脉：PV主干明显增粗，左、右支亦增粗。血流呈红色，血流曲线为连续性血流，通常峰值速度＜20cm/s。少数上腹部气体多者，PV血流曲线显示不佳。有文献报告门静脉扩张（＞13mm）是门静脉高压的特征，其门静脉主干平均为19mm，左支17.4mm，右支17.7mm，脾门部静脉13mm，均较正常明显增宽。

（2）肝固有动脉：肝固有动脉较正常易显示。在门静脉主干、右支的前面及门静脉左支后面与其平行，亦可在门静脉与胆管之间出现或环绕门静脉主干而行，肝动脉肝内分支与门静脉走行一致。肝动脉管壁回声较高，有搏动性，其血流呈橘红或橘黄色，内径平均为（0.64±0.26）cm，最高流速92.2cm/s。

（3）肝静脉血流：呈蓝色，在肝实质内为低速血流。部分肝静脉管腔变细，在肝实质内壁管可显示不清，仅见粗细不均，迂曲的蓝色血流。多普勒血流曲线呈S＜D峰，出现第四峰或S、D峰相连呈驼峰。

（4）脐静脉重新开放：是肝内型门静脉高压的重要依据。重新开放的脐静脉位于肝左内、外叶之间的肝圆韧带内，横切面显示脐静脉呈圆形的无回声区，周围被肝圆韧带的高回声包绕。长轴切面肝圆韧带呈无回声管腔，一端与门静脉左支囊部、矢状部相通，另一端至肝下缘延续至腹壁，长6~7cm呈暗红色血流。脐静脉血流显示连续低速血流曲线，重新开放的脐静脉血流的多少与门静脉高压的严重性呈正相关。部分脐静脉重新开放与腹水同时存在。依据脐静脉重新开放程度的声像图分为三度：轻度：脐静脉近门静脉左支囊部肝圆韧带有细小的无回声管腔，内径0.4cm以下，彩色显示暗红色，血流曲线为低速静脉血流,此型轻度脐静脉开放,易忽略;中度:脐静脉呈管状由门静脉左支囊部开始至肝边缘,部分与腹壁静脉曲张相连,内径0.4~0.7cm;重度:扩张的脐静脉内径>0.8cm呈粗管状,同时伴有显著的腹壁静脉曲张。

(5)肝内静脉不规则扩张:在门静脉左支矢状部或右前叶支周围,肝组织中的静脉扩张,呈红、蓝色的"窦道样"或不规则形的"湖泊样"血池,伴连续性低速度血流曲线与门静脉相同。可能来自回流受阻的门静脉分支不规则的局部扩张。

(6)门静脉内离肝血流:正常门静脉呈单一暗红色,门静脉高压时探头方向不变,门静脉主干或左支矢状部内同时显示红、蓝双色血流。多普勒亦呈相应的正、负双性低速血流曲线。

(7)腹壁静脉曲张:超声束沿腹壁、胸壁表浅与粗细不均的曲张静脉血管长轴切面,显示串珠样无回声区内径0.3~0.5cm,彩超呈红色或蓝色伴低速血流曲线。一端与肝内开放的脐静脉延续,另端与腹壁深层小动脉形成花色A-V瘘,呈高速度连续血流,与"风暴吼叫"样声谱。

(8)门静脉周围静脉扩张与门静脉血栓海绵样变性:胃左、胃十二指肠、肠系膜上、下静脉扩张,肝门横切面呈"蜂窝样"低回声,长轴呈"蚯蚓状"红、蓝相间彩色血流,连续性低速血流曲线略大于正常的门静脉速度。门静脉腔内透声极差,边缘不清,有多个高低不等血栓的高回声,或充满絮状斑片回声,彩色多普勒显示其不规则的红、蓝色点线状血流,为门静脉血栓海绵样变性。

(9)食管胃底静脉曲张:胃冠状静脉在十二指肠第一段后方上缘注入门静脉,并与食管下端静脉丛吻合,其血流由奇静脉入上腔静脉。正常胃冠状静脉用高频彩超,空腹胃内充满水在胃小弯侧可见蓝色的静脉血流。门静脉高压时胃冠状静脉扩张其直径7~18mm,平均12mm。文献报告从剑突下肝左叶后方食管末端,可探测到增粗曲张的食道下段静脉(图5-14)。

(10)脾及其血流:脾大,脾门区脾静脉增粗(图5-15)。脾门区脾静脉增粗>1cm。

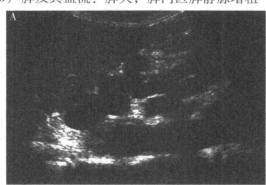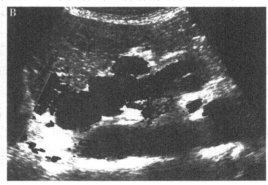

图5-14 肝硬化门脉高压侧支循环

A. 二维声像图:胃底静脉曲张呈扭曲的无回声管道结构;B. 彩色多普勒示胃底静脉曲张为彩色血流所填充

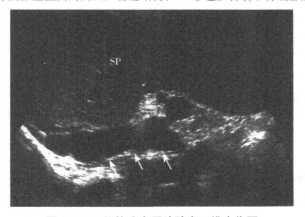

图5-15 门静脉高压脾肿大二维声像图

SP:肿大的脾脏伴脾静脉曲张,内径大于15mm(箭头所示)

(安普影)

第六章

胆道超声

第一节　胆道系统超声扫查技术

一、患者的准备

（1）为了保证胆囊、胆道内有足够的胆汁充盈，并减少胃肠内容物和气体的干扰，在超声检查前，须禁止使用影响胆囊收缩的药物，并须禁食 8h 以上。通常在检查前一天晚餐后开始禁食，次日上午空腹进行检查。

（2）腹胀严重者，可在检查前 1～2d 服用消导理气中药或者口服消胀药物，如口服二甲基硅油片，每天 1～2g，每日 3 次，对消除肠道气体有明显作用，然后再行超声检查。若有肠内容物干扰时，可在灌肠后施行超声检查。

（3）在超声检查前两天，避免行胃肠钡剂和胆道 X 线造影检查，若患者急需胃肠钡剂和胆道造影检查，应安排在超声检查以后进行，因钡剂或造影剂可能干扰超声检查。胆囊、胆管和胃肠道内如有钡剂的残存，会影响胆囊的超声显示，且可能引起误诊。

（4）观察胆囊收缩功能和胆管通畅程度，应准备好脂餐试验。其方法：患者空腹时实行超声检查胆囊部位、大小并记录，然后嘱患者高脂肪、高蛋白饮食（油煎鸡蛋 2 个），食后 30min，1h、2h 各检查 1 次，分别测量胆囊的大小并记录供对照。若患者不能高脂肪、高蛋白饮食，可口服 50% 硫酸镁 30mL 代替。

二、判定标准

（1）胆囊收缩功能良好：餐后 2h 内胆囊排空或缩小 >2/3 者，属正常。

（2）胆囊收缩功能较差：餐后 2h 内胆囊收缩 <1/2 者，属可疑。

（3）胆囊收缩功能差：餐后 2h 内胆囊收缩 <1/3 者，属不正常。

（4）胆囊无收缩功能：餐后 2h，胆囊大小同空腹，若空腹胆囊 < 正常大小，多提示有重度病变而失去功能，若胆囊增大，则表示胆囊以下有梗阻。不伴黄疸者，梗阻部位在胆囊颈或胆囊管。

（5）小儿或不合作者，可给予催眠药后在睡眠状态下行超声检查。

三、检查体位

1. 仰卧位　为常规检查体位，检查时，患者平静呼吸，腹部放松，两手平放或置于头部，暴露上腹部，做超声各种方法扫查，亦可进行肋间斜断面扫查。

2. 左侧卧位　患者向左侧卧 45°左右，使肝和胆囊向左下移位，可提高胆囊和肝外胆管中下段病变的超声显示率，同时可减少胃肠气体干扰，有利于胆囊颈部结石及结石移动的观察。

3. 半坐位　常用于特别肥胖的患者或高位胆囊，主要是观察胆囊结石移动情况。

四、超声扫查技术

1. **右肋缘下纵断面** 探头置于右肋缘下，与肋弓基本呈垂直，让患者适当深吸气时，左右侧动探头，可以显示较完整的胆囊长轴断面。以此断面为基准，做胆囊的纵断面和横断面扫查，可显示胆囊内部结构及其周围组织关系（图6-1）。

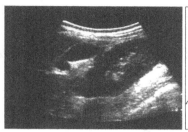 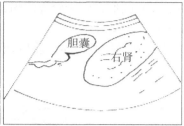 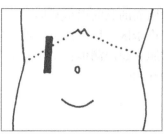

图6-1 右肋缘下纵断面扫查

2. **右肋缘下斜断面** 探头置于右肋缘下，并与右肋缘平行或呈一定角度，此断面可显示门静脉的左、右、矢状部。根据前述胆管走行的特点，可显示伴行的肝左管和肝右管（图6-2）。

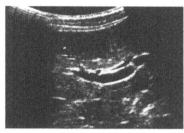 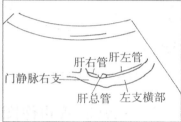 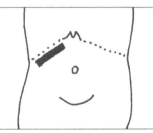

图6-2 右肋缘下斜断面扫查

3. **右肋间隙斜断面** 探头置于第6~9肋间扫查，可显示右前叶和肝后叶内胆管及肝总管的纵断面，同时可清晰显示胆囊结构，特别是对肥胖患者非常有效（图6-3）。

4. **剑突下横断面** 探头置于剑突下稍偏右，声束指向膈顶，嘱患者深呼吸，可显示门静脉左支构成的"工"字形或肝左管（图6-4）。

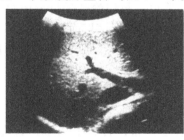 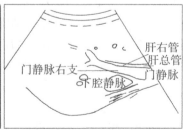 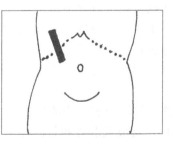

图6-3 右肋间隙斜断面扫查

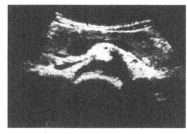 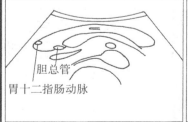 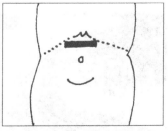

图6-4 剑突下横断面扫查

（安普影）

第二节　正常胆道系统声像图

一、正常胆囊声像图

正常胆囊的纵断面呈梨形、长茄形或椭圆形，胆囊轮廓清晰，囊壁线明亮，曲线光滑整齐，胆囊腔内呈无回声暗区。后壁回声增强，显示典型的囊性结构。

正常胆囊超声测值：正常胆囊长径一般不超过7cm，前后径不超过4cm，胆囊壁厚度一般不超过3mm（图6-5）。

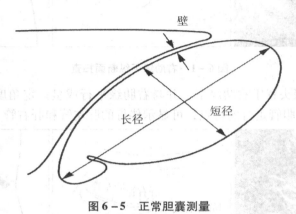

图6-5　正常胆囊测量

二、正常胆管声像图

胆总管的探查，一般采用肋下斜切面、剑突下纵切面、肋间斜切面及上腹部横切面等扫查方法。胆总管的探查，常以胆囊、门静脉主干或胰头等组织，作为声像图的解剖标志。

超声检查不易发现胆囊管与肝总管的汇合口，因此不再严格区分肝总管与胆总管，统称为肝外胆管。

超声显像将肝外胆管分为上下两段，上段相当于肝总管和胆总管的十二指肠上段。自肝门发出后与门静脉伴行，超声检查中易显示，其图像表现为位于门静脉前壁的管道，与门静脉平行形成双管结构，其直径小于或等于门静脉的1/3，内径小于5mm，其间可见肝动脉左支的圆形横切面。

肝外胆管下段与下腔静脉伴行并向胰头背外侧延伸，由于胃肠气体强回声干扰，超声检查时，不易显示，可采用饮水法或口服超声显像剂，或者口服二甲基硅油片等充盈胃腔、十二指肠等方法，可提高显示率。

正常肝外胆管超声测值如下。

（1）正常成人肝外胆管内径为4~7mm，超过8mm，可提示轻度扩张，若大于9mm，有临床诊断意义（图6-6）。

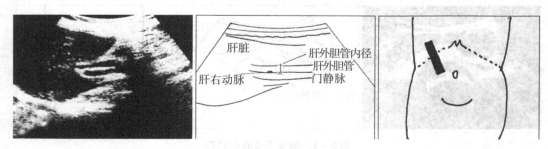

肝脏　肝外胆管内径　肝外胆管　肝右动脉　门静脉

图6-6　正常肝外胆管内径测量

（2）12 岁以下小儿肝外胆管内径为 2～3mm，一般不超过 4mm。

（安普影）

第三节　胆石症

胆石症（cholelithiasis）是指因胆道系统结石所形成的一系列临床病理改变。任何人群均可发生。我国一组 8 585 人的流行病调查中，胆囊结石的发病率为 24.3%，肝外胆管结石的发病率为 46.5%，肝内胆管结石的发病率为 29.0%。胆囊结石和肝外胆管结石发病高峰年龄是 51～60 岁，肝内胆管结石发病高峰年龄为 31～40 岁。肝内胆管结石在胆系结石中病死率最高，为 4.2%。

胆石的成因较复杂，胆汁成分的改变、寄生虫感染、细菌感染、代谢障碍、溶血性贫血等原因均可形成胆石。胆石的形成过程分为 3 个阶段：胆汁饱和或过饱和；起始核心的形成，逐渐形成结石。

一、胆囊结石

胆囊结石（cholecystolithiasis）是最常见的胆囊疾病，好发于中年肥胖女性。胆囊结石中以胆固醇结石和混合性结石多见。由于结石对胆囊壁的刺激，易合并胆囊炎，最终导致胆囊缩小，胆囊壁增厚。胆囊结石合并胆囊癌发生率较高。

根据胆石成分的不同，可将胆石分为以下几种类型：①胆固醇结石。②胆色素结石。③混合性结石：主要由胆固醇、胆色素、钙盐、蛋白、金属离子等成分构成。④其他结石：碳酸钙结石、瓷瓶胆囊为少见结石，胆囊壁胆固醇沉着症也被部分学者归为胆结石。

胆囊结石常引起急性和慢性胆囊炎，其临床表现不同。急性结石性胆囊炎表现为有季肋部疼痛，向右肩部放射。早期发热和中性粒细胞升高不明显，恶心多，呕吐少。后期 Murphy 症阳性，右上腹有明显的腹紧张、压痛、反跳痛，呼吸受限。慢性结石性胆囊炎主要表现为右上腹不适、隐痛、饱胀感、嗳气，食用油脂较多的食物后，以上症状会加剧。

（一）超声表现

1. 典型声像图　胆囊腔内出现强回声团块，团块后方伴有声影，团块可随体位变化在囊腔内移动（图 6 - 7）。

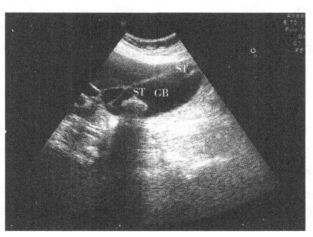

图 6 - 7　典型胆囊结石

2. 非典型声像图　充满型胆结石表现为"WES"（wall - echo - shadow）征：W 为胆囊壁高回声，E 为结石强回声，S 为声影。在胆囊壁高回声和结石强回声间可见一线状低回声，可能为残存的胆汁。泥沙状胆结石表现为胆囊腔内出现黏稠的细小回声光带，随体位移动而在胆囊壁上移动，其形态常常因移动而发生变化，常可见弱声影，有时声影不明显（图 6 - 8）。直径小于 3mm 的松软的结石，其后方往往不伴有声影，可根据体位改变是否移动进行诊断。当结石嵌于胆囊颈部或哈氏囊时，往往引起胆囊积液（图6-9），压迫肝总管引起肝总管部分或完全梗阻时，进而产生胆汁性肝硬化时，称为 Mirizzi 综合征。胆囊壁罗-阿窦内结石时，壁内可见单个或多个强回声，后方伴"彗星尾"征。

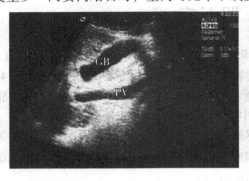
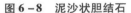
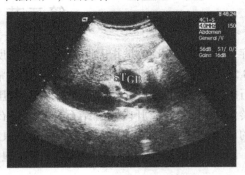

图6-8　泥沙状胆结石　　　　　　　　图6-9　胆囊颈部结石嵌顿

（二）诊断要点

胆囊腔内强回声团块，可随体位改变移动，后方伴有声影。

（三）鉴别诊断

1. 十二指肠气体　胆囊体部与十二指肠紧邻，十二指肠气体回声常常被初学者误诊为胆囊结石，可多切面进行扫查之后观察回声是否在胆囊腔内，如还不能鉴别，可保持强回声团块的切面，仔细观察团块形态是否发生变化，十二指肠蠕动时会造成肠腔气体大小的变化。必要时可嘱咐患者饮水 200mL，团块中如可见液性回声通过，则为十二指肠气体。

2. 胆囊内胆泥、组织碎屑、脓性团块、息肉等　长期禁食患者，胆汁瘀滞，可形成胆泥，胆泥为均匀稍低回声，形态可随体位变化，有时胆泥可合并结石。急性化脓性胆囊炎时，胆囊内坏死组织碎屑、脓性分泌物等可形成团块状回声，但其透声性较结石好。胆囊内隆起样病变与结石不同的是不随体位移动并与胆囊壁相连。

（四）临床评估

目前，超声是公认的诊断胆结石的首选方法。超声对胆囊结石诊断敏感性达 97% ~ 100% 与 MRI 相近（97.7%），特异性达 93.6% ~ 100%，准确性达 90.8% ~ 93%。超声在确定结石数目和大小方面优于 CT，对含钙结石的敏感性方面低于 CT。对于过度肥胖或肠气干扰严重的患者，可进行多切面、多体位、多重复检查。

二、胆管结石

胆管结石（calculus of bileduct）较为常见，根据来源分为原发性结石和继发性结石，根据部位分为肝外胆管结石和肝内胆管结石可引起胆管壁炎症，出现充血、水肿、增生和纤维化，导致胆管壁增厚。结石嵌顿可造成胆管完全性梗阻。

肝内胆管结石患者疼痛不明显，而常表现为周期性发热寒战，黄疸往往不明显。胆总管结石常出现胆管阻塞三联症，即右上腹疼痛、发热寒战、黄疸，如发生急性阻塞性化脓性胆管炎时，还可出现休克和精神异常症状。

（一）超声表现

1. 肝外胆管结石　胆管腔内见伴有声影的强回声团块，部分可呈中等同声或低回声，边界清晰，与胆管壁之间可见分界（图6-10）。胆管近端可见不同程度的扩张，胆管壁稍增厚。有时改变体位可见强回声团块移动。

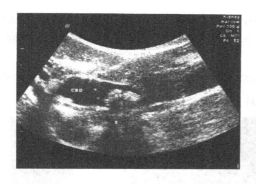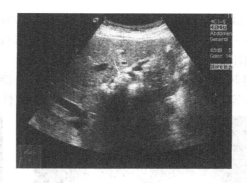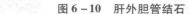

图 6-10　肝外胆管结石　　　　　图 6-11　肝内胆管结石

2. 肝内胆管结石　肝内可见与门静脉伴行的，沿胆管分布的斑片状或条索状强回声，后方伴声影，结石常造成局限性胆汁淤积，使结石近端的胆管局限性扩张（图 6-11），与门静脉呈平行管征。

（二）诊断要点

肝外胆管内强回声团块，后方伴声影，近端胆管扩张。肝内沿胆管分布的斑片状或条索状强回声，后方伴声影，近端胆管扩张。

（三）鉴别诊断

1. 胆道积气　胆肠吻合术后，胆道积气，常可见沿胆管分布的条索状强回声，仔细观察该强回声，可随呼吸出现闪烁运动，后方伴"彗星尾"征，无胆管扩张。

2. 正常肝圆韧带　肝左叶内强回声结构，后方伴声影，转动探头，显示为起自矢状部向前方延伸至肝包膜处的带状强回声结构。

3. 肝内钙化灶　为肝内强回声光点，不伴有胆管扩张。

（四）临床评估

超声是胆管结石首先的检查方法，但肝外胆管结石诊断较胆囊结石困难，且检出率较肝内胆管结石低。原因是胃肠气体干扰及胆汁对比条件差等。临床上对高度怀疑胆管结石而又未能显示结石的患者，采用脂餐法、饮水法或胸膝位法，可提高肝外胆管结石检出率。

（安普影）

第四节　急性胆囊炎

急性胆囊炎（acute cholecystitis）是指细菌感染胆囊而发生急性炎症改变的疾病。多由胆囊结石梗阻引起，也可为非结石性急性胆囊炎。

临床表现主要有右上腹疼痛，持续性加重，向右肩和右腰背部放射，伴有恶心、呕吐。结石性急性胆囊炎主要表现为胆绞痛，非结石性胆囊炎主要以右上腹持续性疼痛为主。单纯性胆囊炎症状较轻，疼痛局限于胆囊区。化脓性胆囊炎呈剧痛，有尖锐刺痛感，疼痛范围大，病变常累及胆囊周围组织甚至累及腹膜，引起腹膜炎。疼痛阵发性加剧时，患者常有吸气性抑制。随着疼痛的加剧，轻者表现为畏寒、发热，重者表现为寒战、高热。多数患者出现 Murphy 征阳性，即右肋下胆囊区深压痛与触压时深呼吸受限。

一、超声表现

1. 急性单纯性胆囊炎　胆囊轻度增大，胆囊壁轻度增厚，胆囊腔饱满，有时可见细小的炎性渗出光点。无特异性声像图改变，应密切结合临床表现进行诊断。

2. 急性化脓性胆囊炎　胆囊肿大，胆囊壁弥漫性增厚，厚度多大于 5mm，多呈向心型，部分呈偏心型，胆囊壁水肿常呈"双壁"征，部分病例壁回声可增厚减弱。胆囊壁各层界限模糊，浆膜层和黏膜层回声增强。囊腔内常可见细点状、斑块状低回声团块，为炎性渗出物、坏死组织和淤积的胆汁混合而成（图6-12）。大部分患者胆囊腔内可见到结石强回声，尤其在胆囊颈部常可见嵌顿的结石。胆囊"墨菲"征阳性。

3. 急性坏疽性胆囊炎　在急性化脓性胆囊炎特征基础上，胆囊壁明显增厚，且厚薄不均，回声杂乱，强弱不等并呈多层低回声带（图6-13）。气性坏疽时，并可见胆囊腔内气体强回声。

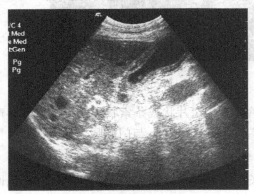
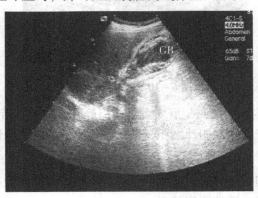

图6-12　急性化脓性胆囊炎　　　　　　　图6-13　急性坏疽性胆囊炎

4. 常见并发症　胆囊穿孔是急性胆囊炎常见的并发症，常并发于急性坏疽性胆囊炎。穿孔部位的胆囊壁连续性中断。穿孔部位和程度不同可形成不同的超声表现。如穿孔部位发生在胆囊床部位，常常形成胆囊周围脓肿，胆囊周围出现边界不清的无回声暗区，暗区内可见大量的细小光点漂浮（图6-14），如穿孔部位位于胆囊底部时，多形成局限性腹膜炎，表现为局限性包裹性无回声暗区，暗区内可见不均匀的光点或强弱不等回声。严重时形成弥漫性腹膜炎，表现为腹膜增厚，回声强弱不等，分布不均匀，腹腔可见范围不一的积液。胆囊出血也是常见并发症之一，表现为胆囊腔内见细小低回声光点，或凝聚成后方无声影、可随体位改变移动的团块。

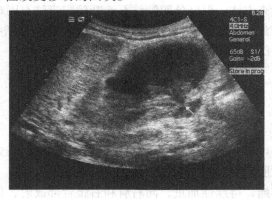

图6-14　胆囊穿孔

二、诊断要点

胆囊肿大，胆囊"墨菲"征阳性，胆囊壁弥漫性增厚，呈"双壁"征，囊腔内强回声结石，或细点状回声，胆囊周围无回声区。

三、鉴别诊断

1. 胆囊增大　如因胆管梗阻引起的胆囊体积增大，胆囊壁薄而光滑，压痛不明显，常可发现造成胆管梗阻的原因。

2. 胆囊壁增厚　餐后、急性肝炎、肝硬化、右心衰竭、腹水等均可引起胆囊壁增厚，呈双边，应结合临床进行鉴别，慢性胆囊炎和胆囊腺肌症的胆囊壁增厚，胆囊不肿大，胆囊"墨菲"征阴性。

四、临床评估

超声能根据胆囊腔的大小、壁的变化、囊腔内的回声和胆囊周围回声的变化，不仅能迅速对急性胆囊炎进行诊断，而且可以对其引起的并发症进行诊断，是临床急诊急性胆囊炎首选的影像学诊断方法。

（安普影）

第五节　急性化脓性胆管炎

急性化脓性胆管炎（acute suppurative cholangitis）是指在胆管发生的化脓性胆管炎症。该病发病急，病势凶险。国内报道该病病死率为4.5%～43.5%，国外报道病死率为20%～87.5%。

临床上主要包括急性胆道系统感染、急性中毒性休克和急性中毒性中枢神经系统损害等方面的症状。主要表现为Revnold五联症，即腹痛、畏寒发热、黄疸、休克、意识障碍等。

一、超声表现

肝外胆管明显扩张，管壁增厚，回声增强。管腔内可见细密点状或絮状回声，并可见低回声或中等不定形物。胆管内常可见结石或胆道蛔虫回声。胆囊明显增大，肝内胆管扩张。产气杆菌感染时，胆管内可见气体强回声。

二、诊断要点

胆管扩张，壁增厚模糊，管腔内可见细密点状回声、临床有急性胆道感染症状。

三、鉴别诊断

1. 硬化性胆管炎　表现以胆管壁明显增厚，回声增强，管腔多狭窄为特征。

2. 胆管结石急性梗阻　两种疾病均可见胆管扩张，并常有结石同声。但急性梗阻性化脓性胆管炎临床感染症状明显，而胆管结石急性梗阻虽发病急骤，但无急性感染症状。

四、临床评估

超声检查能对大部分急性梗阻性化脓性胆管炎迅速、准确进行诊断。能将其与其他急腹症进行鉴别，是一种有效的诊断急性梗阻性化脓性胆管炎的影像学方法。

（安普影）

第六节　胆囊癌

胆囊癌（carcinoma of gallbladder）是指发生于胆囊上皮的恶性肿瘤。胆囊癌比较少见，仅占恶性肿瘤的0.3%～6%。我国对全国3 922例胆囊癌患者临床流行病调查结果显示，胆囊癌发病率占胆道疾病的0.4%～3.8%，合并胆囊结石的占49.7%，男女比为1：1.98，发病高峰年龄为60～70岁。胆囊癌的病因不明，与胆结石、瓷器胆囊、胰胆管异常连接和慢性特异性肠道炎症等有关。60%发生于胆囊底，30%发生于胆囊体，10%发生于胆囊颈。

胆囊癌无特殊的临床表现，临床表现酷似胆囊炎，还可表现为黄疸。消化道主要表现为上腹部胀气不适、食欲不振、恶心呕吐，进行性消瘦。触诊时在右上腹胆囊区可触及肿块，肿块质地坚硬、结节状、表面不光滑。晚期可出现腹水。

一、超声表现

胆囊癌的二维灰阶声像图可分为4种类型。

1. 隆起型　好发于胆囊颈部，可单发或多发。超声可见向腔内突出的中等回声或低回声团块，呈乳头状、覃伞状或结节状，基底较宽，表面不平整，胆囊壁回声中断。病灶体积一般较小，大小 1～2.5cm。常合并多发结石时，应仔细扫查，以免漏诊。

2. 厚壁型　胆囊壁呈弥漫性或局限性增厚，病灶多呈低回声，以颈部和底部多见，黏膜线不平整，回声中断。需与慢性萎缩性胆囊炎和胆囊腺肌症相鉴别。

3. 混合型　该型较多见。胆囊壁呈局限性或弥漫性增厚，伴向囊腔内突出结节状或覃伞状低回声或中等回声团块。

4. 实块型　胆囊体积增大，胆汁液区基本消失，代之以实性低回声的肿块，边缘不规则，内部回声不均匀、杂乱，其内常可见结石强回声或不均匀的斑点状强回声。该型常侵犯肝脏及胆囊周围组织，而使肿块与受侵犯的组织界限不清（图6-15）。

彩色多普勒超声显示病变基底和内部有较丰富的血流信号；频谱多普勒显示为动脉血流，多呈高速高阻型。有研究显示超声造影病变区动脉相呈高增强，消退早于肝实质。

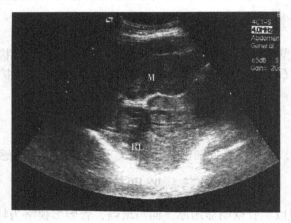

图6-15　实块型胆囊癌

二、诊断要点

胆囊内实性团块回声或胆囊壁局限性或弥漫性增厚，表面不平整，胆囊壁回声中断，病变内部有动脉血流信号。

三、鉴别诊断

1. 胆囊腔内血凝块、黏稠脓液　胆汁声像图呈实性改变时，与胆囊癌鉴别困难；但仔细观察胆囊轮廓光整，外壁光滑连续，CDFI内无血流信号。

2. 慢性胆囊炎、胆囊腺肌症　胆囊腺肌症表现为胆囊壁增厚，壁内可见小囊状结构，壁内强光点伴"彗星尾"征；慢性胆囊炎囊壁连续无中断。CDFI显示内部均无明显血流信号。厚壁型胆囊癌壁呈不规则局限性或弥漫性增厚，壁内一般无小囊状回声。

四、临床评估

超声能实时显示胆囊癌的部位、范围及其向周围组织侵犯情况，是临床公认的诊断胆囊癌的首选检查方法。胆囊癌是胆道系统常见的恶性肿瘤，恶性程度较高，预后较差，早期诊治极为重要。因此对于年龄50岁以上，胆囊内大于10mm的隆起性病变，并伴有结石和局部胆囊壁增厚的患者，应严密超声监测，对早期诊断有重要价值。胆囊癌进行X线胆囊造影时，多不显影。CT能较清晰地显示胆囊癌组织的图像，能为判断胆囊癌的浸润及扩散情况提供有价值的信息。MRI诊断胆囊癌的敏感性和特异性不优于超声。

（安普影）

第七章

肾、输尿管和膀胱超声

第一节　肾脏检查方法与正常声像图

一、检查方法

（一）仪器条件

宜采用中高档实时超声诊断仪，常规应用凸阵、线阵。由于肾上腺有时受肋骨遮挡显示不清，用凸阵、扇扫式或小型凸阵探头扫查更好。探头频率选用3.5~5MHz，婴幼儿和瘦小成人可用5~7MHz。

仪器调节：大致按肝脏超声检查中规定的仪器调节方法进行。

（二）检查前准备

一般无须特殊准备。但若同时检查膀胱、输尿管、前列腺或盆腔其他结构，可让被检查者在查前保持膀胱充盈（注：饮水后如果过度充盈膀胱，可能使肾盂、肾盏显示格外清晰，勿误认为"肾盂扩张"或"肾积水"）。

（三）体位和扫查途径

既可采用仰卧位，也可采用左、右侧卧位；俯卧位比较少用。

1. 侧卧位经侧腰部扫查

（1）左侧卧位检查右肾：被检查者右手抬举至头部，在右腰部利用肝脏为声窗对右肾纵断面和冠状断面检查，即右肾长轴断面。

（2）右侧卧位检查左肾：被检查者左手上举至头部，在左腰部利用脾脏为声窗对左肾进行纵断面和冠状断面扫查，即左肾长轴断面。

注意：肾的冠状断面扫查以肾门为主要标志。它是全面观察肾脏细微结构（包括包膜、皮髓质、肾盂、肾盏和肾血管）极为重要的长轴断面，可用来显示肾与腰大肌、脊柱等结构相邻关系；有利于肾脏长宽径的准确测量，还便于与X线肾盂造影、MR等影像做比较观察。此外，在左肾还可以显示肾门血管，特别有利于检测左肾动脉血流有无异常。

（3）侧卧位系列肾脏横断扫查——短轴断面：应自上而下或自下而上进行一系列肾脏横断面，常需呼吸配合，其图像质量常较背部扫查为好。

2. 仰卧位前腹壁扫查　被检查者仰卧于诊断床上，双臂置于枕旁。此体位适合于右上腹经肝右肾扫查（纵断和横断，需深吸气屏气配合）。左上腹部因有胃气干扰，此途径观察左肾存在困难，需饮水使胃充盈，坐起来再查。这种扫查技术，对于观察左肾及其邻近器官如胰尾、脾脏及血管等非常有利，值得重视。

3. 俯卧位背部扫查　用于经腹扫查困难者。俯卧位由于第12肋骨遮挡，扫查时需要深吸气，肾脏纵断扫查不易充分显示肾上腺。也可根据长轴进行肾脏自上而下的横断扫查。

（四）扫查步骤方法

1. 肾的长轴扫查 包括肾脏纵断面和冠状断面扫查。观察肾脏长轴系列断层图像及其与邻近器官的关系。还可在被检查者深呼吸或屏气时扫查，根据需要停帧摄影或录像记录。

2. 肾的横断扫查 将探头沿肾脏长轴转90°。嘱被检者深吸气进行肾的系列横断面观察。自肾上腺开始经肾门至肾下极来回进行。在肾门水平检查时需注意肾血管及附近有无肿物和淋巴结肿大。

3. 重点进行实时灰阶超声检查 然后，根据需要进行 CDFI 和频谱多普勒超声检查和必要的记录。

二、正常声像图

（一）肾脏纵断面

肾脏的纵断面呈椭圆形或扁卵圆形，肾的包膜清晰、光滑。肾皮质呈均匀的中低水平回声。肾锥体呈圆形或三角形弱回声区；小儿肾锥体回声更弱，勿误认为小囊肿。肾中央部分为肾窦区包括收集系统（肾盂、肾盏）、血管和脂肪，呈不规则的高水平回声。肾皮质和肾锥体之间短线或点状较强回声代表弓形血管。高分辨力仪器常能清楚地显示肾盏、肾盂轮廓，甚至包括其中无回声的含液部分。彩色超声能够清晰显示肾动静脉及其肾内分布。

（二）肾脏的横断面

肾脏的横断面在肾门部呈"马蹄铁"形。靠近肾的上极或下极则呈卵圆形或圆形。同样，肾的周缘部分为均匀低水平回声，中心部分为不规则的强回声。在肾门部常见肾血管的图像。

（三）肾脏的冠状断面声像图

肾脏的冠状断面是与纵断面不同的而又非常重要的长轴断面。它能够显示肾脏和肾周全貌，包括肾包膜、实质（皮质、髓质）、肾盏和肾盂以及肾动静脉。

（四）正常肾脏超声测量

1. 测量技术方法 应寻找肾的最大冠状断面测出其长径和宽径。最好在肾门水平横断面上测量厚径。最大纵断面也适合于肾脏长径测量。注意尽可能选择整个肾脏包膜显示最清晰时"冻结"图像并测量。

体外实验超声测量研究说明，若不重视上述正规测量技术，肾脏长径测值容易过小，厚径测值可能偏大。

2. 正常值 根据北京大学第三医院143例（17~65岁）286只正常肾超声测量研究资料，2~3倍标准差和标准误差（0.04~0.05）均在合理水平。以下正常值可供参考：

男组：平均肾长径（10.6±0.6）cm，宽径（5.6±0.5）cm，厚径（4.2±0.4）cm。

女组：平均肾长径（10.4±0.6）cm，宽径（5.4±0.4）cm，厚径（4.0±0.5）cm。

（刘宗杰）

第二节 输尿管、膀胱检查方法与正常声像图

一、输尿管超声检查方法

（一）仪器条件

与肾脏检查相同。首选凸阵探头，频率 3.5MHz 或以上，小儿可用≥5MHz 探头。谐波成像和实时复合扫描技术有助于清楚显示输尿管腔及其微小病变。

（二）检查前准备

嘱患者饮水 300~500mL，待膀胱充分充盈后检查。必要时肌内注射呋塞米后检查（呋塞米试验），以发现输尿管不完全阻塞和不典型狭窄。

（三）体位和扫查步骤方法

1. 仰卧位　患者平卧，上肢自然上举，充分暴露腹部至耻骨联合。

（1）经侧腹壁 – 肾脏行冠状断面扫查注意利用肾脏做声窗显示肾门，除了解肾盂有无扩张外，重点观察肾盂输尿管连接处及输尿管上段有无扩张、狭窄、黏膜增厚及其他疾病。扫查时适当加压，可排除肠气干扰。

（2）经前腹壁沿输尿管近段走行方向自上而下行纵断扫查在主动脉和下腔静脉外 2cm 左右追踪观察有无扩张的输尿管腹段，其管壁有无异常。

（3）经腹壁膀胱充盈观察输尿管远段有无扩张及病变：①耻骨联合上方横断和斜断面扫查膀胱三角区，观察输尿管的壁间段及其开口处，了解有无扩张、结石。②CDFI：有助于显示双侧输尿管口喷尿和有无不典型小结石（显示快闪伪像）。

2. 侧卧位　充分暴露前腹、侧腹及背部。先显示肾脏长轴及肾门结构，观察肾盂及输尿管连接处有无病变。然后沿输尿管走行自上而下行纵断扫查，观察输尿管腹段有无病变。该体位可分别从前腹、侧腹及背部进行补充扫查。

少部分患者需俯卧位经背部做肾脏冠状扫查，显示肾门结构和肾盂输尿管连接部后，再沿腰大肌走行对输尿管腹段进行纵断扫查。此体位由于髂骨影响，不能显示输尿管中下段。

二、输尿管正常声像图

正常输尿管较细，位置深在，故声像图一般不易显示。膀胱高度充盈时，经腹壁 – 膀胱斜行扫查，可见输尿管盆腔段及膀胱壁间段显示 <5mm 的细管状结构，输尿管开口处有轻微隆起，略向膀胱突起；经腹壁 – 膀胱横断扫查，可见膀胱背侧一对输尿管开口处的轻微隆起，CDFI 显示双侧输尿管口喷尿现象，似红色火苗状交替出现（图 7 – 1）。

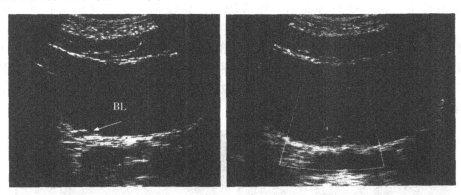

图 7 – 1　膀胱输尿管开口部位（↑）灰阶声像图及 CDFI 显示红色喷尿现象

三、膀胱超声检查方法

（一）仪器条件

1. 经腹部膀胱超声检查　采用实时超声诊断仪，首选凸阵探头，扇扫、线阵亦可，频率 3.5 ~ 5MHz。儿童可用 5 ~ 7MHz 探头。

2. 经直肠超声检查　可用线阵或双平面探头，频率 5 ~ 9MHz。适用于对膀胱颈部、三角区和后尿道细微病变的观察。

3. 经尿道膀胱内超声检查　经尿道膀胱内超声检查仅用于膀胱癌分期。早年采用配有尿道探头的超声仪，须由泌尿科医生通过膀胱镜插入带球囊旋转式高频探头，频率可达 10 ~ 12MHz，做 360° 旋转式扫查。

（二）检查前准备

经腹部和经直肠扫查需适度充盈膀胱。嘱患者憋尿，或在检查前 40min 饮水 500mL 左右，直至有明显的尿意。避免过度充盈膀胱。必要时可通过导尿管向膀胱注入无菌氯化钠溶液 250~400mL。经尿道扫查应对探头和器械按规定进行浸泡消毒。

（三）体位

经腹部扫查采用仰卧位，充分暴露下腹部至耻骨联合。经直肠扫查采用侧卧位，暴露臀部和肛门区。经尿道扫查采用膀胱截石位。

（四）扫查途径和方法

1. 经腹部扫查　在耻骨联合上方涂耦合剂。首先进行正中纵断扫查。在清晰显示膀胱和尿道内口后，将探头分别向左右两侧缓慢移动，直至膀胱图像消失。然后进行横断，先朝足侧方向扫查膀胱颈部及三角区，随后将探头向上滑动直至膀胱顶部。

2. 经直肠扫查　操作方法见前列腺。

3. 经尿道扫查　此法宜与膀胱镜检查合用。在退出外套管之前经尿道置入无菌尿道探头，故不增加患者痛苦。经外套管上的输水管注入氯化钠溶液，适当充盈膀胱。由外向内缓慢移动探头做 360° 旋转扫查，对膀胱壁各部位依次全面观察。

在对膀胱扫查过程中，重点观察膀胱壁的轮廓、各层回声的连续性和完整性、厚度，内壁有无局限性凹陷或隆起。注意有无占位性病变以及其浸润程度。对占位性病变应做 CDFI 和频谱检查，注意肿物内血流信号特征。

四、膀胱正常声像图

在尿液充盈条件下，膀胱壁整齐光滑，厚薄均匀，黏膜－黏膜下和肌层很薄，层次清晰（图 7－2）。

膀胱的外形：正中纵断面略呈钝边三角形，其底部较尖，尿道内口则以微凹的 "V" 形为特征（图 7－2A）。膀胱的正中旁断面呈圆形。在下腹部耻骨联合水平以上做横断面扫查时，膀胱大致呈圆形（图 7－2B）；自此平面向足侧倾斜扫查时，因受骨盆侧壁影响，膀胱的两个侧壁陡直，故外形略呈"方形"但其四角是圆钝的。

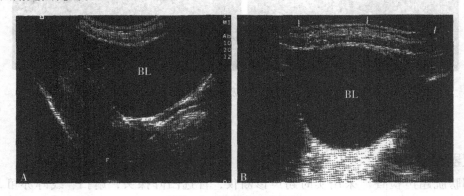

图 7－2　正常膀胱声像图
A. 纵断面，显示女性膀胱（BL）与子宫－阴道关系；B. 横断面（耻骨联合以上水平）

注意事项：

（1）在膀胱未充盈条件下，黏膜皱襞和肌层变厚，不宜进行膀胱壁尤其是黏膜厚度的测定。

（2）对于膀胱壁各个部分，包括膀胱三角区以及双侧输尿管口附近，左、右侧壁和前壁，均应做全面扫查。

（3）膀胱前壁、后壁图像容易受伪像干扰，注意采用组织谐波成像技术（THI）可能有所改善。

（4）为了仔细辨认膀胱前壁有无肿物及有无血流信号，可以采用7～14MHz高频探头。

（刘宗杰）

第三节　多囊肾

多囊肾为先天性遗传性双肾发育异常，分常染色体显性遗传多囊肾病（autosomal dominant polycystic kidney disease，ADPKD）和常染色体隐性遗传多囊肾病（autosomal recessive polycystic kidney disease，ARPKD）两类。前者也称成人型，比较多见，发病年龄一般在40～60岁，多以腹部肿物、高血压、血尿、腰痛等来诊。后者，以往称"婴儿型"，可发生在围产期、新生儿期、婴儿期和少年期各年龄段，婴幼儿易因肾衰竭夭折，少年期以合并肝纤维化和门静脉高压更突出，所幸均比较少见。

一、超声表现

1. 成人型多囊肾　典型进展期患者一般中年以上，双肾显著增大，表面不规则，肾皮质、髓质内许多大小不等囊泡样无回声和低回声结构（注：低回声通常代表囊内陈旧性出血，少数并发囊内感染），囊壁清晰、整齐。肾窦区被多数囊泡压迫变形，甚至显示不清。

早期病情轻者（多见于对患者子女的超声筛查），声像图表现可不典型，囊肿数目较少，有时酷似多数性肾囊肿应注意鉴别。

2. 婴儿型多囊肾　本病少见，发病年龄包括围产期和儿童，特点是双肾肿大，弥漫性回声增强。

二、诊断与鉴别诊断

根据前述超声征象诊断多囊肾一般没有困难。需要注意鉴别的疾病有以下几种。

1. 多数性单纯肾囊肿　部分患者单侧或双肾有多数性囊肿，故与多囊肾有相似之处。但肾囊肿数量较少，发生在肾皮质，肾窦回声比较完整，且无家族史，故比较容易区别。

Bear提出多囊肾的诊断标准与年龄有关：有家族史的患者，30岁以下至少有2个囊肿，单侧或双侧皆有；30～59岁至少有2个，而且双肾受累；60岁以上至少有4个，而且双肾受累。

2. 重度肾积水　某些断面可似多囊或多房囊状，因而可能与多囊肾混淆。利用肾冠状断面扫查，特别注意寻找有无残存肾实质（残存肾实质很像较厚而不太整齐的囊壁），以及肾的"囊腔"是否与其他囊腔甚至和扩张的肾盂相通。此为鉴别的要点。多囊肾为双侧性，多数囊肿大小相差悬殊，每个囊壁清晰，彼此不相通。此外，多囊肾的表面常高低不平，致使肾轮廓和肝肾间界限不清，与肾积水境界清楚的肾包膜轮廓（有时尚见残存的薄层肾实质）形成了鲜明对比。根据这些超声特点可以对两者进行鉴别。

3. 多囊性肾发育异常　本病属先天性非遗传性发育异常，常为单侧肾累及。若为双侧性肾脏受累，其结局早已是胎死宫内。本病好发于围产期胎儿、新生儿和2岁以内的婴幼儿，多因腹部包块来诊，成年人少见（本病围产期可以见到）。超声表现：①一侧肾区多囊性肿物，囊肿大小不等，常失去肾脏外形，以致与成人型多囊肾混淆；肾实质和肾窦显示不清。②对侧肾代偿性肥大，回声正常。这些，与多囊肾双肾受累表现全然不同。本病预后良好，可以手术治疗，据称腹部肿物也可能渐趋消失，故正确的超声诊断有着重要意义。

三、临床意义

超声是多囊肾最好的影像学诊断方法。超声诊断多囊肾具有高度准确性（97%）。超声不仅适用于多囊肾的诊断与鉴别诊断，还可作为有效的筛选检查手段对患者的家庭成员进行检查，对于家族中早期无症状患者的职业选择、劳动力安排具有重要意义。有学者主张，超声引导囊肿穿刺抽液减压，对于多囊肾患者可能一时性缓解症状或改善其肾功能。

（刘宗杰）

第四节　肾囊肿

肾囊肿有以下多种类型：肾皮质囊肿（单纯性肾囊肿，包括孤立性和多发性肾囊肿）、多囊肾、肾髓质囊性变（海绵肾）、多囊性肾发育异常等。这里重点讨论单纯性肾囊肿。

单纯性肾囊肿（simple renal cyst）病因未明，发生率随年龄而增长。尸检研究发现，50岁以上者半数有之。囊肿的壁菲薄，其中充满澄清液体。小的囊肿直径仅几毫米或几厘米，一般无临床症状，大的囊肿可以形成腹部肿物。这种囊肿常单发，也称孤立性囊肿；部分患者有2个以至数个，称多发性肾囊肿，也可双肾皆有囊肿。本病预后良好，即使双肾多数性囊肿也呈良性经过，与先天性多囊肾不同。

单纯性肾囊肿与复杂性肾囊肿（complex renal cyst）的区别在于复杂性肾囊肿囊壁稍厚或钙化，囊内可以有分隔、钙乳沉淀或因并发出血、感染出现囊内回声增多。

一、超声表现

一般呈圆形或椭圆形；囊壁菲薄（几乎难以辨认）、光滑整齐；囊内无回声；囊肿后方回声增强。以上为典型单纯囊肿声像图标准，囊肿的大小不等（图7-3）。有的囊肿两旁尚可见到由于边缘回声失落引起的侧边声影。此外，囊肿在肾内常造成肾皮质和肾窦弧形压迹，外生性囊肿也可向外隆起使肾包膜产生局部隆起。CDFI检查：囊内无血流信号，或许在囊壁偶见少许绕行的血流信号。

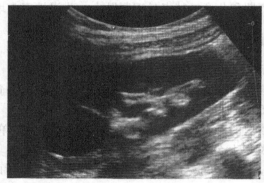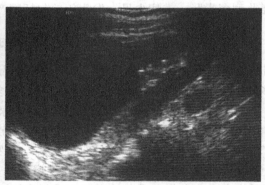

图7-3　单纯性肾脏囊肿声像图

二、诊断与鉴别诊断

1. 单纯性肾囊肿　一般容易诊断。然而，超声表现并不都是典型的。例如，直径<1cm或更小的囊肿内部常出现低水平回声（部分容积效应伪像所致，采用谐波成像或改变扫查位置有助于改善图像质量）；位置很深的单纯性囊肿其壁回声可以显得不够锐利和清晰。

2. 多发性肾囊肿　即多数性单纯囊肿患者。对于双侧性多数性肾囊肿，尚应与多囊肾做仔细鉴别（见多囊肾）。

3. 复杂性肾囊肿　少部分肾囊肿呈分叶或多房状，内有细线样分隔回声；极少数肾囊肿壁出现"彗星尾"征，斑点状或弧形强回声（代表钙化），或伴有钙乳沉淀引起的分层回声（图7-4）。囊肿内并发出血或感染时，可出现弥漫性低回声或沉渣状回声。复杂性肾囊肿也称不典型肾囊肿，必须与小肾癌进行鉴别（可进一步检查如增强CT和定期随访）。

4. 肾盂旁肾囊肿　起源于淋巴管，其囊肿位置特殊，在肾窦区出现圆形或椭圆形无回声结构。可呈单房性（图7-5A），部分呈多房性。后者呈细线样分隔，极易与肾积水混淆。其特点是囊肿只占据一部分或大部分肾中央区，不可能完全具有肾积水的特征——肾小盏扩张，囊肿与肾锥体之间或多或少存在肾窦脂肪强回声（图7-5B）。

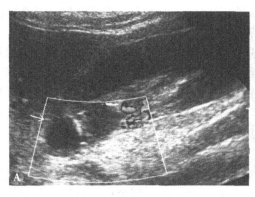
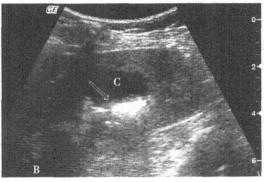

图 7-4 复杂性肾脏囊肿声像图

A. 肾上极小囊肿囊壁钙化，无血流信号；B. 钙乳肾囊肿（C）底部细点状强回声分层平面（↑），代表钙乳沉淀

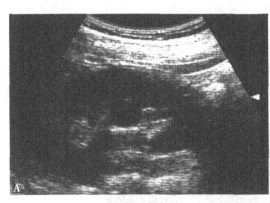
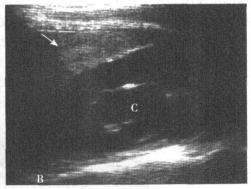

图 7-5 肾盂旁肾囊肿声像图

A. 肾中央区典型肾盂旁囊肿；B. 肾盂旁囊肿（C）较大，内有细线样分隔；↑肝内血管瘤

三、临床意义

（1）超声诊断肾囊肿的敏感性超过X线肾盂造影和放射性核素扫描，可靠性高达95%以上。多数体积不大（<5cm）的无症状而具有典型单纯囊肿表现者，由于预后良好，经超声诊断可免除穿刺、肾动脉造影等损伤性检查或手术探查。

（2）对于不符合典型单纯囊肿的患者，即复杂性肾囊肿需进一步明确囊肿性质。尤其对于囊壁较厚和分隔较厚，伴有实性成分和钙化的囊肿，应特别注意CDFI检查有无丰富血流信号以除外肿瘤，必要时进一步做超声造影、增强CT扫查或超声引导下穿刺活检。

（3）超声引导穿刺引流和乙醇硬化治疗适合于体积超过5~6cm有症状的肾囊肿和并发出血、感染的肾囊肿。业已公认，这种微创技术几乎可以完全替代手术和腹腔镜手术治疗。

（刘宗杰）

第五节 肾结核

一、病理与临床特点

肾结核在泌尿系统结核病中最为多见，绝大多数多起源于肺结核，少数起源于骨、关节结核或消化道结核。结核杆菌可经由血行、淋巴管、直接蔓延等多种途径传播。结核杆菌经血行播散时，首先引起肾皮质感染，在肾皮质内形成结核结节，此时并不引起临床症状，被称为病理肾结核。若结核病灶不愈合，累及范围逐渐扩大而出现临床症状时，称为临床肾结核。

最初结核杆菌经肾乳头感染，引起肾盂黏膜炎，进一步破坏可形成干酪样溃疡、髓质空洞和肾盏积脓；病情较重者，整个肾可形成有无数个空洞的囊状结构；肾盂和输尿管受累时，可引起肾积水或结核性肾积脓；结核性肾钙化则为结核病灶区域内有大量钙盐沉着，既可局限于肾的一部分，亦可见于全肾弥漫性钙化，若肾功能完全丧失，被称为肾"自截"，此时输尿管腔闭合。此外，结核杆菌经血行播散可引起附睾结核，顺行或逆行感染尚可引起输尿管、尿道、精囊和前列腺结核等。

肾结核早期多无明显临床症状。病灶累及范围扩大或合并感染时，可出现尿频、尿急、尿痛、血尿、脓尿等。病情较重引起结核性肾积脓或有肾周围炎时，可出现腰痛或局部肿胀，并有明显压痛；引起肾积水时，可触及肾区肿块。病情较重或合并其他脏器感染时，可出现消瘦、发热、贫血等症状。尿常规检查常呈酸性，可有脓尿、蛋白尿或镜下血尿，尿培养可找到抗酸杆菌。

二、声像图表现

肾结核的声像图表现多种多样，但与结核病灶累及肾的范围和病理演变过程不同密切相关。有学者根据肾结核声像图表现的演变过程，结合其病理改变不同，将肾结核声像图归纳为五种类型。

Ⅰ型：早期空洞型　患侧肾轻度异常改变。肾轮廓稍大，外形饱满，但肾轮廓线较光滑。肾髓质、实质或肾小盏部显示边缘不规则直径1.5~2cm的弱回声或透声较差的无回声区，其周围可有斑点或斑片状强回声。肾窦局部可因受结核病灶累及或病变压迫，回声增强或排列紊乱。此型见于结核病灶侵及肾实质或进一步破坏，形成髓质、实质空洞或肾盏积脓（图7-6）。

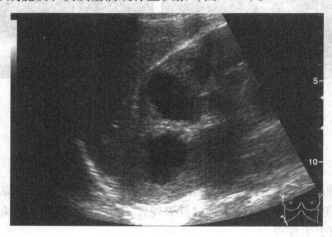

图7-6　Ⅰ型肾结核
早期空洞型结核病灶侵及肾实质，实质髓质空洞形成

Ⅱ型：结核性肾积水型　肾轮廓增大，包膜不光滑，肾盂、肾盏扩张，其内为透声较差的无回声区。肾内局部可见不规则斑点或斑片状强回声，伴弱声影。此型见于结核病灶累及肾盂输尿管连接部或累及输尿管，导致肾积水的征象（图7-7）。

Ⅲ型：肾积脓型　肾轮廓明显增大，包膜不光滑或局部凸隆不平，肾盂、肾盏均明显扩张，两者分界可显示不清，肾内无回声区透声差，改变体位观察有云雾样回声漂浮或有沉积样点状回声向重力方向移动，盂管连接部和（或）输尿管周围黏膜水肿增厚，表面不光滑，管口部狭窄。此型为肾重度破坏，病灶累及输尿管并导致尿路梗阻，肾内淤滞有大量脓液（图7-8）。

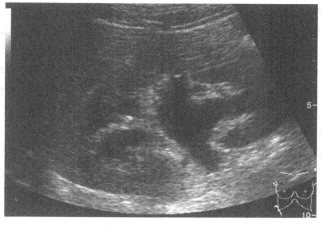

图 7 - 7 II 型肾结核

肾窦分离扩展，肾盏壁增厚，回声增强

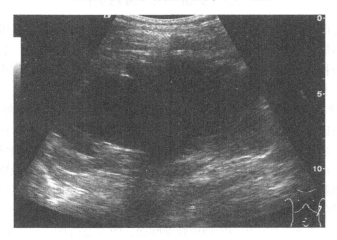

图 7 - 8 III 型肾结核

肾盂肾盏明显扩张，无回声区透声差，病灶累及输尿管并
导致尿路梗阻，肾内有大量脓液

Ⅳ型：混合型 此型既可为肾重度破坏，尚可见于肾中度损害者。根据此型肾结核的声像图表现和病理改变不同，又可将其分为以下两型（图7-9）。

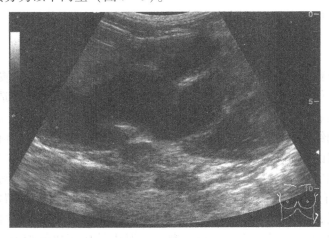

图 7 - 9 Ⅳ 型肾结核

结核病灶累及肾实质和肾窦，形成干酪样坏死空洞和肾盏积脓，有纤维化和钙化，为重度破坏

Ⅳa 型：肾呈中度或重度损害　肾轮廓增大，表面不光滑，肾实质或肾盏内有多个透声较差的无回声区，此为肾结核空洞和局部肾盏积脓的声像图表现。同时尚可在肾内显示多个斑点或斑片状强回声，后伴明显声影。肾窦局部可因受病灶压迫变形或可伴有轻度肾积水。此型临床较为多见。

Ⅳb 型：肾呈重度破坏　肾轮廓多有不同程度萎缩或有肾局限性增大，肾包膜不光滑或局部膨隆，膨隆区域主要为肾盏积脓声像图改变。肾内部回声杂乱，肾窦受压、变形或肾窦回声紊乱。肾内有斑点、斑片或团块状强回声，后伴明显声影。此型见于结核病灶累及肾实质和肾窦，形成较多干酪样坏死空洞和肾盏积脓，同时有纤维化和钙化的发生。

Ⅴ 型：钙化型　肾轮廓不同程度的缩小，外形不规则，包膜隆凸不平或呈结节状，难以显示肾盂和肾盏回声，代之以形态不规则的团块状或斑片状强回声，后有明显声影。见于结核病灶内大量钙盐沉着，致整个肾病变广泛钙化，肾实质因纤维化或硬化而萎缩。当肾功能完全丧失时，临床称之为"肾自截"。

鉴于肾结核的病理演变过程不同，声像图表现复杂而又多样化，以上只是基本的分型，往往有少数肾结核的声像图表现与多种病理改变混合存在，而难以进行确切的分型。

三、诊断与鉴别诊断

肾轮廓增大，包膜隆凸不平，肾实质或肾盏内显示边缘不规则、透声较差的无回声区，肾内可见斑点、斑片或团块状强回声后伴声影，当除外其他肾疾病后，可诊断为肾结核。若结合患者有其他脏器的结核病史、尿中找到抗酸杆菌或结核菌试验呈阳性时，诊断结果更为可靠。超声检查应着重探讨早期肾结核的诊断问题。应注意与以下疾病鉴别。

1. 复杂性肾囊肿　结核性肾空洞与感染性、出血性及多发性肾囊肿，声像图表现有相似之处。前者多位于肾髓质或肾乳头以上区域，边缘不规则，壁较毛糙或稍厚，无回声区内透声较差，其周围可有斑点状或斑片状强回声；后者多见于肾包膜下或肾皮质部，多发性肾囊肿的囊壁光滑，无回声区内透声好，尿液检查多无改变；出血性或感染性肾囊肿，张力较高，多为圆形，虽囊壁可稍毛糙，但其内透声性较肾结核空洞或肾盏积脓更差，病情较重者常可见血凝块或脓栓样回声。鉴别诊断发生困难时，可结合临床症状、实验室及其他影像学检查综合判断。

2. 肾肿瘤　呈弱回声的结核性肾空洞与弱回声肾细胞癌，两者鉴别有一定难度。前者病灶后方有回声增强效应。而肾癌团块内回声较多，分布不均匀，其后无回声增强改变，较大的肿瘤可有回声衰减征象。应用彩色多普勒和声学造影，观察病灶内有无血流信号或造影剂增强，对两者的诊断与鉴别意义较大。

3. 肾积水　结核性肾积脓与肾积水合并出血或感染的声像图，均为肾盂、肾盏扩张，内为透声较差的无回声区。但前者肾盂与肾盏壁略增厚，且不光滑，常可在肾实质部显示孤立的无回声区，并多可在病灶周围显示斑片状强回声，后伴声影或呈彗星尾状。后者则呈典型肾积水的声像图表现，虽无回声区透声较差，但追寻检查可显示尿路梗阻的位置和梗阻病变。

四、临床意义

肾结核早期由于缺乏典型临床症状和体征，诊断较困难。既往应用尿抗酸杆菌检验和 X 线静脉尿路造影，诊断肾结核可提供较大帮助。但前者阳性率仅占 52.9%，静脉尿路造影阳性率较高，有时不易与肾盂肾炎和肾盂源性囊肿鉴别。逆行尿路造影能明确病变的部位和范围，但因患者痛苦较大，且有不少因膀胱挛缩或严重的结核性膀胱炎而难以实施检查。超声检查可观察肾内有无结核性病灶，对有异常回声改变者，尚可与肾的其他疾病做出鉴别诊断，同时根据病变的部位和累及范围，还可做出声像图分型，从而为临床制定相应的治疗方案提供较为可靠的依据。有学者报道 53 例肾结核的超声诊断结果，符合率为 86.8%。由此可见，超声诊断肾结核具有重要的临床意义。但由于肾结核初期的声像图表现缺乏特征性，敏感性较低，若超声能与尿抗酸杆菌检验和静脉尿路造影检查联合应用，对肾结核的诊断价值更大。CT 对肾结核的诊断价值较大，可以清楚显示肾内结构变化的细节，如肾盏、肾盂壁的增厚和破坏等。

（刘宗杰）

第六节　肾结石

结石的种类很多，大小不一，主要成分为草酸钙和草酸钙与磷酸钙混合性结石（80%～84%），碳酸钙与磷酸镁铵混合性结石（6%～9%），尿酸结石（6%～10%），胱氨酸结石（1%～2%），其他为黄嘌呤结石、磺胺结石、纤维素结石、黏蛋白结石等（1%～2%）。肾结石常为含有两种成分的混合结石，例如草酸钙与磷酸钙、磷酸钙与磷酸镁铵等。草酸钙结石表面光滑或呈桑葚状，X线显影最佳；磷酸盐结石表面粗糙，常呈鹿角状，往往形成于尿路感染的碱性尿中，X线显影尚佳；尿酸结石表面光滑或粗糙，X线显影差；胱氨酸结石、黄嘌呤结石等表面光滑质软，X线不显影。相比之下，超声对所有成分的结石均可显示。

临床上肾结石患者主要表现为腰痛、血尿。腰痛可为阵发性剧痛即肾绞痛，也可以是隐痛。肾绞痛出现在引起梗阻时，多为结石降入输尿管内。血尿可以是肉眼血尿或镜下血尿。结石继发肾积水、感染时有相应临床表现。结石还可继发肿瘤。肾结石可以是单发，也可多发，单侧多见，双侧性者占8%～17%。结石与梗阻和感染互为因果，常同时并存。

一、超声表现

（1）肾结石的声像图表现依结石的大小、形态多变，依结石的成分不同在超声图像上也表现各异，主要为强回声光团，其后方伴清晰的声影。

（2）结石一般呈圆形强回声光团、光斑或光点。大小不一，大的可达数厘米，小者仅数毫米。回声强度与大小和结构成分有关，小结石可显示其全貌，回声呈强光点；中等大小的结石呈强光团；大的结石呈强光带。草酸钙和磷酸钙类结石质硬、表面光滑，显示为弧形强回声，后方声影明显，而尿酸、胱氨酸及黄嘌呤类结石透声性较好，可显示结石全貌。

（3）结石的移动性主要与结石的大小及肾内液体的多少有关，当肾内液体的增多、结石相对较小时，随体位改变结石就可以移动。

海绵肾的结石很小，表现为双侧肾内各锥体回声明显增强，以乳头部最明显，呈放射状排列，后方无声影或有弱声影。

肾钙质沉淀症为双侧性，早期仅显示为肾髓质边缘出现一圈高回声带，使肾锥体的轮廓显示清晰、完整，进展期高回声带向内增宽并逐渐占据整个髓质（图7-10）。后方声影的有无与钙质的沉积量有关，一般无声影。

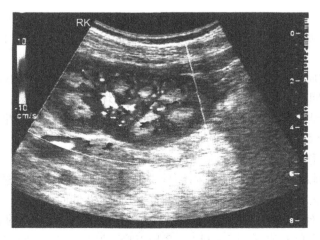

图7-10　肾钙质沉着症
肾锥体为强光团取代，肾内血流分布正常

肾钙乳症的结石强回声呈水平的层状，后方伴声影，随体位改变而移动。肾盂源性囊肿出现在囊肿肾盂旁的无回声区内。

二、诊断要点

典型肾结石表现为肾窦区出现强回声光团，后方伴清晰的声影。

三、鉴别诊断

中、大型结石容易明确诊断，小结石需注意与管壁钙化（呈细条状或等号状）以及肾窦区强的结构反射（多为细条状）鉴别。

肾结核的钙化斑位置较表浅、边缘毛糙。

四、临床评估

超声诊断肾结石敏感性和特异性都很高，常为临床首选检查方法，特别是对于 X 线阴性结石的诊断作用较大。

（刘宗杰）

第七节　肾肿瘤

一、肾细胞癌（renal cell carcinoma）

为肾脏最常见的恶性肿瘤，又称肾癌，占肾脏恶性肿瘤的 85%。多见于 40 岁以上成人。病理学分为透明细胞癌、乳头状癌、嫌色细胞癌、集合管癌和肾癌未分类，其中最常见的是透明细胞癌，占70%~80%，又称为普通肾癌。肿瘤呈实质性、圆形或分叶状，有假包膜，与周围肾组织分界清晰，大的肿瘤内有出血、坏死和钙化。乳头状癌常伴有出血和囊性变，囊性变可达 40%~70%。多房性囊性肾细胞癌是一种特殊类型的肾细胞癌，具有纤维囊壁，内部全部为囊和间隔，间隔可厚至数毫米，间隔上有上皮细胞（含有透明细胞），这种肾细胞癌低度恶性，生长慢，预后较好。肾细胞癌多为单肾单发性，少数可多发或双肾同时发生。肾细胞癌多见于肾脏上、下两极，尤其是上极。肿瘤侵入肾盂、肾盏出现血尿，侵入肾静脉形成癌栓并扩散至全身，沿淋巴系统转移至肾门引起肾门淋巴结肿大。肾癌早期可无明显症状，临床表现主要为无痛性肉眼血尿，但位于肾周边部和向外生长的癌肿出现血尿较晚。

（一）超声表现

（1）肾脏形态失常，局部增大，局部肾包膜向外隆起，由于肾脂肪囊的强回声分界，肿块边缘尚清。

（2）肾实质内出现实质性肿块，圆形或不规则形，有球体感，肿块大小不一，多呈低回声或中等回声，3cm 左右也可为高回声，较大的肿块内部出现出血、坏死的无回声区，甚至囊性变。较大的结节内可有多个小结节，且小结节的边缘回声稍低。少见的多房性囊性肾细胞癌呈多房性囊性肿块，边缘清楚，囊腔间隔厚约 1mm 至数毫米。

（3）肾窦回声受挤压移位，出现局限性凹陷、中断甚至肾盂积水。

（4）肾癌转移征象中较常见的是肾静脉内癌栓，其中右肾静脉癌栓通过肋缘下斜切时易于显示，癌栓沿肾静脉至下腔静脉，肾门淋巴结肿大显示为肾门处局限性低回声区。

（5）彩色多普勒表现有 4 种类型：①抱球型：肿瘤的周边部显示丰富的彩色血流，呈弯曲状或绕行，肿瘤内见点状和条状彩色血流（图 7-11）。②星点型：肿瘤内有少数点状彩色血流，而外周很少。③丰富血流型：肿瘤内部血流丰富，显示为肿瘤众多的点状、条状和分支状彩色血流，而彩色多普勒能量图显示呈盘曲成丝球状的彩色血流信号。④少血流型：肿瘤内部血流很少或无血流。频谱多普勒显示，主要为高速的动脉血流。多数肿瘤内可检测到较丰富的动脉血流，但仍比肾实质血流稀疏。丰富血流型均为透明细胞癌，抱球型多数也为透明细胞癌，乳头状细胞癌内血流稀少。嫌色细胞癌血流甚少，多房性囊性肾细胞癌在囊壁或间隔可见血流。肿瘤附近的肾脏血流受压、移位。

（6）肾静脉血栓的彩色多普勒显示肾静脉内血流缓慢或中断，而肾周可见代偿增粗的静脉，迂曲状。

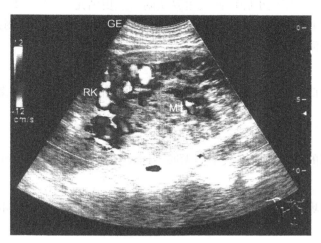

图 7 – 11　肾细胞癌 CDFI
抱球型肿瘤血管，肿瘤（M）周边与肾实质相邻部分可见粗大的绕行血流，肿瘤内见点状血流

（二）诊断要点

肾脏形态失常，肾实质内出现实质性肿块，低或中等回声，较大的结节内可有多个小结节，且小结节的边缘回声稍低。肾窦回声受挤压移位，可有肾门淋巴结肿大及肾静脉血栓。多数肿块内可检测到较丰富的动脉血流，但仍比肾实质血流稀疏。

（三）鉴别诊断

1. 肾盂癌　发生在肾盂肾盏内，血尿出现的时间早，肿瘤体积较小，常并发有肾盂积水。

2. 囊性肾细胞癌与肾囊肿　肾囊肿出血或含有胶冻样物质时其内可有弱回声，但其边缘较光滑平整，后方回声增强。而肾细胞癌壁较厚、不规整，壁上多可检测到动脉血流。必要时可做穿刺活检或细胞学检查。

3. 肾柱肥大　位于肾中部的肾柱肥大，似一低回声肿块，大小一般不超过 3cm，可压迫肾窦回声凹陷。但其回声均匀，回声强度与肾皮质相似，且与肾皮质回声相延续而无明显界限，肾表面无异常突起，其附近的肾锥体形态正常。彩色多普勒检查其内无肾癌血流，其旁的肾动脉亦无受压变形。

4. 肾上腺肿瘤　肾上腺肿瘤位于肾上极上方，与肾脏有线状高回声分解，为肾周脂肪组织受压而成，在肾包膜、肾上腺肿瘤包膜间呈"海鸥"征。

5. 肾实质脓肿　肾实质脓肿患者一般有明显的临床症状，例如腰痛、发热、血象升高等。动态观察，脓肿内部回声由低回声向无回声转变。

（四）临床评估

肾细胞癌出现症状时已经较大，超声诊断并不难。早期发现的较小肿瘤鉴别困难时，可做穿刺活检。

二、肾盂癌（carcinoma of renal pelvis）

多发生于 40 岁以上的成年人，是发生在肾盂肾盏的癌肿，发病率明显低于肾实质癌。病理类型主要为移行上皮癌，其中 80% 为乳头状癌，20% 为结节性实体癌。肿瘤常使肾盏漏斗部或肾盂与输尿管连接部发生梗阻，导致肾积水。临床上血尿出现较早，表现为无痛性、间歇性全程血尿。

（一）超声表现

（1）肾盂肾盏内出现小的低回声或中等回声病灶，部分肾窦强回声中断或扩张，较大肿瘤（＞1cm）时有肾盂分离，无回声环绕小肿块使其边界及附着点更清楚（图7－12）。

（2）彩色多普勒难以检测到瘤内血流，有的可在瘤内或其基底处仅检测到点状、棒状、短条状血流，频谱为低速的动脉血流。

（二）诊断要点

肾盂肾盏内出现小的低回声病灶，有肾盂积水时肿块可清晰显示。彩色多普勒有时可检测到点状、棒状、短条状动脉血流。

（三）鉴别诊断

肾盂腔内血凝块扩张的肾盂腔内形成中等无回声团，在患者改变体位时可有移动。

（四）临床评估

肾盂肿瘤临床症状出现较早，超声检查时肿瘤体积一般较小，表面可有坏死脱落，需注意与血凝块相鉴别。

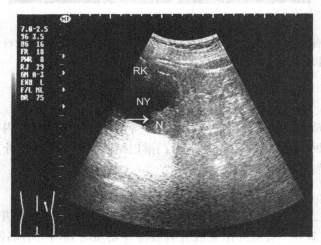

图7－12　肾盂癌

右肾盂积水，内见中等低回声肿块，病理为移行上皮癌

三、肾血管平滑肌脂肪瘤（renal angiomyolipoma）

是一种较常见的良性肾肿瘤，又称肾错构瘤（renal angiomyolipoma），中年女性多见。可以是单发或多发，单侧或双侧。肿瘤由成熟的血管、平滑肌和脂肪组织交织而成，含大量的结缔组织，形态呈圆形，表面无包膜，但与肾组织分界清楚。肿块大小不一，由于瘤内容易发生出血，使肿瘤在几天内迅速增大，出血吸收后瘤体缩小，但可再次出血使瘤体再次增大。临床多无症状，多在影像学检查时发现。大的肿瘤可出现腰部胀痛及腹部肿块。肿瘤内出血时瘤体迅速增大，患者有突发腰痛、低热和腹部肿块。

（一）超声表现

（1）肿瘤较小时，表现为肾实质内接近肾包膜处出现小的圆形较强回声光团，边缘规则，边界清晰，内部回声致密较均匀，后方无声影。

（2）较大的肾血管平滑肌脂肪瘤内容易发生多次出血形成不规则低回声区或无回声区，或者形成由高回声与低回声交错排列的混合回声，类似洋葱样。

（3）彩色多普勒检查，较小的肿瘤内一般无血流显示，较大的肿块内有动脉血液供应，血流速度中等。

（二）诊断要点

肾实质内接近肾包膜处的圆形强回声光团，边缘规则，边界清晰，内部回声致密较均匀，后方无声影。较大的肿瘤内可见低回声或无回声，或呈洋葱样。

（三）鉴别诊断

成人肾实质其他类型的良性肿瘤很少见，肾血管平滑肌脂肪瘤主要是与高回声型肾癌鉴别，后者边界模糊，形态不规则，周边可有声晕，后方回声可有衰减，周边组织可有受压，彩色多普勒肿瘤内部及周边可探及血流信号。

（四）临床评估

肾血管平滑肌脂肪瘤常于肾超声检查时偶尔发现，由于其超声表现较典型而易于诊断，但由于小的肾细胞癌可表现为高回声，鉴别困难时可做穿刺活检以及定期追踪观察。

四、肾母细胞瘤（nephroblastoma）

绝大多数发生在小儿，尤以 5 岁以内小儿多见，是小儿最常见的恶性肿瘤。又称 Wilms 瘤或肾胚胎瘤，95% 发生在单侧肾，双侧较少见。肿瘤常位于肾脏的上下极，很少侵犯肾盂。肿瘤大小不一，由于肿瘤恶性程度很高，发现时肿瘤已生长至很大。肿瘤呈圆形或椭圆形，表面光滑，有假包膜，与肾组织分界清晰。内为实质性，易发生变性、坏死和出血。肿瘤生长迅速，容易转移，主要通过肾静脉血行转移或经淋巴结转移至肾门部。

（一）超声表现

（1）肿瘤较大，近圆形，多位于肾上极或下极，与肾组织分界清晰，残余肾脏相对较小，呈茄形，被挤压至一边（图 7-13），肾盂、肾盏受挤压出现肾积水，并向下或向上推挤移位。

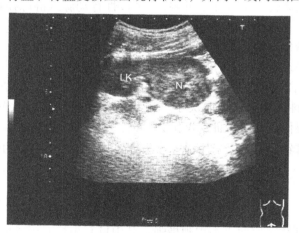

图 7-13 肾母细胞瘤

患者，9 岁。左肾下极见较大的实质性肿块，有假包膜，边界尚清晰病理肾母细胞瘤

（2）肿瘤边缘整齐、平滑，界限清楚，内为不均匀实质性回声，中等偏强或稍低，其内常可见液化坏死形成的不规则无回声区。

（3）肿瘤侵犯肾包膜后，肿块与周围组织分界不清，肾静脉转移时沿肾静脉到下腔静脉可见低回声的癌栓，肾门淋巴结转移时引起肾门淋巴肿大。

（4）彩色多普勒检查，肿瘤边缘和内部有明亮、粗大的血流显示，呈长条状、分支状和点状。频谱多普勒显示为高速高阻力血流频谱二声学造影使显示的肿瘤血管数目明显增加、长度延长、分支增多。

（二）诊断要点

儿童肾内发现较大的不均匀的实质性肿块，其内为中高回声，并有不规则无回声，边界清楚、平整，周围肾结构受压。彩色多普勒检查肿瘤边缘和内部有明亮、粗大的动脉血流显示。肾门淋巴结和肾静脉可有转移。

（三）鉴别诊断

小儿肾内发现较大的肿块首先考虑肾母细胞瘤，结合超声表现一般易予诊断。需鉴别的疾病为来自腹膜后的神经母细胞瘤，后者也多见于小儿，发现时已体积很大，超声显示其位于腹膜后，推挤肾脏整体异位、变形，常越过腹中线生长。

（四）临床评估

对于肾母细胞瘤，根据患者年龄和超声表现一般可做出诊断。

（刘宗杰）

第八节　肾外伤

闭合性肾损伤可分肾挫伤、肾实质裂伤（包膜破裂）、肾盏（肾盂）撕裂、肾广泛撕裂（全层裂伤，甚至肾蒂断裂）等多种类型。肾挫伤可发生在肾实质内，也可引起包膜下血肿；肾包膜破裂引起肾周围积血和积液；肾外筋膜破裂引起腹膜后血肿。肾外伤可合并其他脏器损伤如肝脾破裂，此时也可伴有腹腔出血，肾蒂撕裂者常引起严重的出血性休克。

肾外伤分级标准（美国创伤外科协会，1989）。

Ⅰ级：肾挫伤/非扩展性包膜下血肿（无肾实质裂伤）。

Ⅱ级：非扩展性肾周血肿或肾实质裂伤，深度<1cm。

Ⅲ级：肾实质裂伤>1cm，但无尿液外渗。

Ⅳ级：肾实质裂伤累及集合系统（尿液外渗），节段性肾动脉或静脉损伤，或主干肾动脉或静脉损伤伴局限性血肿。

Ⅴ级：肾碎裂、肾蒂撕裂伤或主干肾动脉栓塞。

肾外伤的实用分类方法还有：Ⅰ：轻度（肾实质挫伤，包膜下小血肿，小的肾皮质撕裂），占大多数（75%～85%），并且适合保守治疗；Ⅱ：重度（撕裂伤延伸至收集系统，有肾节段性坏死/梗死），仅占10%，可以保守或外科处理，具体取决于严重程度；Ⅲ：灾难性损伤（血管蒂和粉碎性损伤）；Ⅳ：肾盂输尿管结合部撕裂伤。其中，Ⅲ、Ⅳ伤势严重，共占5%，需紧急手术治疗。总体来说，闭合性钝性损伤大多数病情相对较轻，可以采用保守疗法。因此，肾外伤程度的分级诊断是很重要的。

一、超声表现

1. 肾实质挫伤

（1）肾包膜完整：局部肾实质回声不规则增强，其中可有小片回声减低区。

（2）包膜下少量出血：在包膜与肾实质之间，可能出现新月形或梭形低回声区或高回声区，代表包膜下出血（新鲜出血易被忽略），提示肾实质可能有轻微裂伤，但超声未能显示（声像图假阴性）。

（3）CDFI 无明显异常。

2. 肾实质裂伤（伴包膜破裂）

（1）肾周围积液（积血）征象显著：即肾包膜外有无回声或低回声区包绕。多量出血时，肾的大部分被无回声区包绕。

（2）肾破裂处包膜中断现象，局部肾实质内可有血肿引起的局部低回声和裂隙。破裂处可位于肾中部，或肾脏上、下极，但常规超声检查可能不易找到，除非裂伤范围较大。

3. 肾盏撕裂伤（往往与实质病变并存）

（1）肾实质回声异常增多，或有小片低回声区，包膜完整。

（2）肾中央区扩大伴有不规则回声，与肾实质的边界模糊不清。

（3）肾盂扩张征象集合系统因血块堵塞时发生。扩张的肾盂肾盏中常有不规则低水平回声。

4. 肾广泛性撕裂伤　有同时伴有上述两型表现，其中肾周大量积液征象十分突出（积血、尿液），断裂、损伤的肾脏结构模糊不清。CDFI有助于显示肾血管及其分布异常，肾梗死区内缺乏血流信号。

超声造影与肾外伤的类型和分级诊断。

Ⅰ级：肾包膜完整，包膜下见新月形无增强区，肾实质内未见异常的无增强灶。

Ⅱ级：肾包膜可连续或不连续，包膜下或肾周可见带状或半月形无增强区，实质内见不规则无增强区，范围＜1cm，肾窦局部可因受压迫而变形。

Ⅲ级：实质内见斑片状无增强区（范围＞1cm），但未达集合系统。

Ⅳ级：肾实质内大片状无增强区，并与肾盂相通，可见肾盂分离现象。

Ⅴ级：肾碎裂，组织碎成2块以上，可有造影剂外溢或肾实质完全不增强。

二、临床意义

（1）常规超声尽管方便易行，非常适合多数闭合性肾损伤患者的诊断和初步筛查、初步了解肾损伤的类型和严重程度，也适合于保守观察治疗患者于肾脏外伤的影像随诊检查，然而必须承认，常规超声敏感性、特异性均较差，存在着假阴性，CDFI的敏感性也差，不足以解决肾外伤的临床分型。对于病情危重的"灾难性肾外伤"，以及临床怀疑多脏器损伤的患者，宜首选增强CT扫描并采取其他应急措施。

（2）传统认为，增强CT是肾外伤的分级诊断的金标准。研究证明，超声造影/对比增强超声（CEUS）新技术通过显示肾实质的血流灌注情况，进一步查明肾损伤的范围、破裂部位、有无节段性梗死，以及有无活动性出血，从而做出精确的分级诊断，准确率接近增强CT检查。超声造影简便易行，比较经济，对于指导临床治疗具有重要实用价值。

（3）增强CT不仅能够全面地评价肾外伤，明确损伤类型及范围，了解肾的血流灌注和肾脏的功能，CT还具有诊断肝、脾、肾等多脏器损伤的优势（有报道，发生率高达60%～80%），故多年来发达国家常以增强CT作为肾和其他实质脏器外伤的首选影像诊断方法。

（卢志华）

第九节　输尿管疾病

一、输尿管超声解剖

输尿管为成对器官，左右各一，走行于腹膜后，为腹膜外位的肌性器官，分为上、中、下三段。上端约平第2腰椎上缘处起自同侧肾的肾盂，下端开口于膀胱的三角区，长20～30cm，管径平均0.5～1.0cm，最窄处口径只有0.2～0.3cm。上段（腹段）为自肾盂出口向下至跨越髂总动脉末端或髂外动脉起始部的前面，位于腰大肌前方。中段（盆段）为自髂动脉前方向下内至膀胱壁，男性向内下经直肠前外侧壁与膀胱后壁之间，再经精囊顶上方斜穿膀胱壁，女性再跨越髂内动脉前方，经卵巢后方、再经直肠前外侧壁与膀胱后壁之间斜穿膀胱壁。下段（膀胱壁内段）自膀胱壁外缘到输尿管开口处，长1.5～2cm，在空虚的膀胱两侧开口的距离约为2.5cm。每侧输尿管均有3个狭窄部，狭窄处内径约2mm，是结石常停留的部位，第1个狭窄位于肾盂和输尿管的移行处；第2个狭窄位于输尿管跨越髂动脉处；第3个狭窄位于膀胱壁内。

二、超声检查技术

（一）检查仪器及应用的模式

以凸阵探头成像效果好，容易显示输尿管图像，现多采用变频宽带探头，二维灰阶超声探头频率（中心频率）为3.5～5MHz，彩色多普勒超声频率为2.0～3.5MHz。在肥胖患者选较低频率。

（二）检查方法及注意事项

1. 检查前准备　检查输尿管病变以空腹为宜，尽量避开肠气，有时需作肠道准备，检查前患者饮水 400 ~ 600mL，适度充盈膀胱有助于对输尿管的显示。

2. 检查体位　可以取侧卧位、俯卧位及仰卧位。

3. 检查方法

（1）仰卧位或侧卧位腰部冠状切面扫查：嘱患者深呼吸，行肋缘下斜断面。加压显示肾门后，缓慢向内侧下方移行，自肾盂向下追踪显示输尿管，可显示输尿管上段。

（2）俯卧位背部肾区纵向扫查：首先作肾长轴断面，当显示肾窦扩张积水时，调整探头显示肾盂输尿管连接部，自肾盂往下追踪显示输尿管上段至髂嵴水平。

（3）仰卧位下腹部扫查：观察输尿管中段。方法为先显示髂动脉，在髂动脉前方找到扩张的输尿管断面，找到后把超声扫查旋转至显示输尿管长轴切面，然后继续向下追踪观察。

（4）仰卧位下腹部经膀胱扫查：用于观察膀胱侧后方、膀胱壁内段的输尿管以及输尿管出口。彩色多普勒超声可观察输尿管喷尿，有时二维灰阶超声也可观察到喷尿现象。

4. 注意事项

（1）患者肠胀气较重或肠道有较多的粪便，可影响显示效果，对此，超声检查前应作必要的肠道准备。

（2）对输尿管的探测各段采用不同的体位，分段观察，了解整条输尿管情况，对输尿管有无结石、积水、肿瘤做出判断。

（3）对输尿管膀胱壁内段病变的检查：可因膀胱无回声区后方回声过强，而掩盖了病变的回声，适当抑制远场增益，改善该段声像图的清晰度。

三、正常输尿管的超声表现及正常值

正常情况下输尿管因内径较窄，在声像图上难以显示。膀胱充盈时或大量饮水后可以显示部分输尿管，管壁呈两条平行的、纤细光滑的带状高回声，中间为细的条状无回声，内径一般 2 ~ 4mm，不超过 5mm，可见蠕动现象。上段输尿管、膀胱后输尿管及膀胱间段输尿管容易显示，而中段输尿管常因肠气干扰显示困难。输尿管于膀胱开口处稍向膀胱腔内隆起，并可见喷尿时的蠕动。彩色多普勒血流显像和能量图均可灵敏地显示输尿管出口处向膀胱内喷出的尿流，表现为细而色艳的彩色流束射向膀胱腔中部，喷射一段距离后散开，形似"火焰"状（图 7 – 14），喷尿为间歇性；反之，也可由喷尿处寻找到输尿管出口。有时二维灰阶超声也可观察到喷尿现象，表现为细的光点束由输尿管出口处射向膀胱腔内。

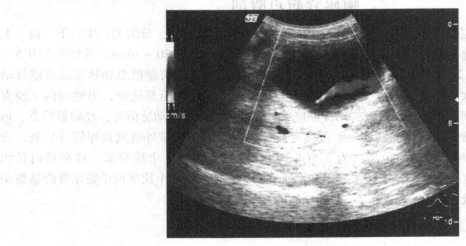

图 7 – 14　输尿管喷尿现象

尿流（红色）自右侧输尿管出口处射向膀胱腔内

四、报告内容

（一）二维灰阶超声

（1）首先观察有无肾积水：对肾积水者，应向下追踪观察，观察输尿管是否扩张，扩张的程度、范围、程度和形态；扩张中断的部位有无梗阻性病变及其回声特征。

（2）观察输尿管无回声区清晰度，有无点状或云絮状回声漂浮。

（3）对输尿管肿瘤，需观察病变的位置、大小、形态、内部回声、毗邻关系及有无脏器转移。

（二）彩色多普勒超声

输尿管肿瘤应观察肿瘤内部及周围的彩色血流信号，并用频谱多普勒测量血流动力学参数。观察膀胱三角区两侧输尿管出口有无喷尿现象及其喷尿频率、方向、形态等。

五、适应证

（1）肾区或输尿管区疼痛。

（2）怀疑输尿管肿瘤。

（3）输尿管结石。

（4）血尿。

（5）泌尿系反复发作的感染。

（6）疑有先天性输尿管畸形。

六、输尿管疾病的超声诊断

（一）输尿管结石（ureteral calculus）

1. 病理与临床表现　原发于输尿管的结石很少见，绝大多数输尿管结石来自肾脏。结石多停留在输尿管3个生理狭窄部位，引起梗阻，造成输尿管和肾盂积水，输尿管结石多为单侧，停留在输尿管下1/3段者多见。

结石在下降过程中对局部输尿管黏膜刺激、损伤致水肿及梗阻，常引起输尿管痉挛，出现绞痛症状，绞痛可向腹股沟、会阴部及大腿内侧放射。由于结石对黏膜的损伤和引起炎症，常出现不同程度的血尿，黏膜水肿则加重输尿管梗阻。结石对输尿管黏膜长时间刺激可出现小的息肉，又进一步加重梗阻；输尿管息肉也是结石产生和下降受阻的原因之一。

2. 超声表现　典型输尿管结石表现为在扩张积水的输尿管远端见结石强回声团或弧形的强回声带，与管壁分界清晰，后方伴声影（图7-15~图7-17），常伴有肾盂扩张积水。结石多位于输尿管3个生理狭窄部位。少数结石可无输尿管积水，容易漏诊。彩色多普勒超声检查，有结石的输尿管开口处喷尿现象出现异常，如形态改变（流速低）、频率减少、消失、变细等；输尿管结石常可产生彩色信号，对于深在的结石可帮助诊断，其产生的机理尚未明了。

3. 诊断要点　扩张积水的输尿管远端见强回声团或弧形的强回声，后方伴声影。

4. 鉴别诊断　输尿管结石应与肠道气体相鉴别。膀胱壁内段结石应与膀胱结石相鉴别，后者可随体位改变在膀胱内移动。少数输尿管结石透声性较好，其后方声影较弱或不伴有声影，须注意与输尿管肿瘤、息肉鉴别。

5. 临床评估　声像图呈现输尿管扩张和典型的结石强回声伴有声影者，可以确定为输尿管结石。超声检查中很多因素影响结石的检出率和诊断正确率，由于少数小的输尿管结石可不引起输尿管扩张积水、中段（盆段）输尿管结石受肠气影响常不容易显示，所以，有典型的输尿管结石临床表现，而超声未见到输尿管扩张，也未发现结石强回声者，也不能排除输尿管结石的存在。对X线和CT不能显示的透光结石，超声也能清楚显示，特别是3~5mm的小结石X线和CT显示常有困难，而超声容易显示。

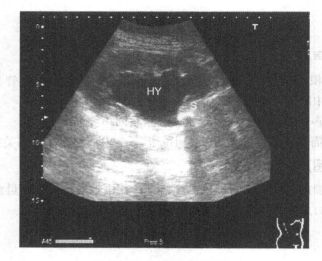

图 7 – 15 输尿管上段结石
结石（s）位于右输尿管与肾盂连接处，肾盂积水（HY）

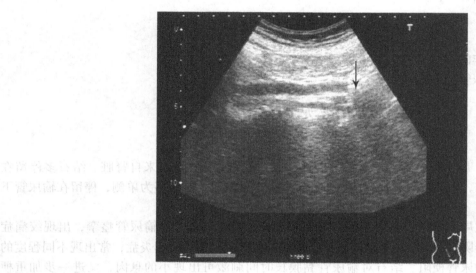

图 7 – 16 输尿管中段结石
结石（箭头处）位于盆段输尿管，输尿管扩张积水，内径 7mm

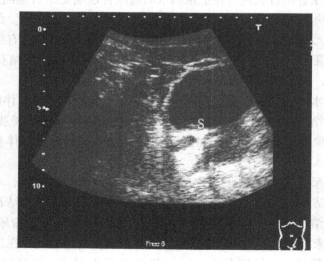

图 7 – 17 输尿管下段结石
结石（s）位于左侧输尿管出口处，输尿管全程扩张、积水

（二）输尿管积水（hydroureter）

1. **病理与临床表现**　输尿管积水不是单一的疾病，常为其他疾病的伴发症状。引起输尿管积水的原因很多，有输尿管结石嵌顿、输尿管肿瘤阻塞、输尿管炎症、输尿管狭窄、输尿管尿液反流、巨输尿管、输尿管异位开口和输尿管囊肿等。更多的原因是下尿路梗阻。输尿管末端狭窄、输尿管反流和下尿路梗阻均引起整条输尿管积水，早期积水仅限于盆段输尿管，上段由于输尿管肌层蠕动的代偿作用可暂免于积水；长时间病变则输尿管失去代偿作用，造成整条输尿管和肾盂积水。

不同原因引起的输尿管积水可有不同的临床表现，输尿管结石可在结石下降过程中引起输尿管痉挛，诱发肾绞痛。

2. **超声表现**　沿输尿管走行区可见两条平行带状强回声之间出现条状无回声带，无回声带的宽度表示积水的程度。输尿管轻度积水时无回声带一般在 1cm 以下，重度积水 2cm 或以上。输尿管黏膜水肿时，平行强回声带出现双重回声，内层回声低于外层。在探及输尿管积水后，稍等片刻，会观察到输尿管蠕动，先是近段输尿管的管腔收缩，继之收缩波向远段传递，最后管腔自近段到远段复原，有节律性。失代偿的输尿管积水不易见到蠕动。彩色多普勒超声输尿管内观察不到彩色信号，可与血管鉴别。

3. **诊断要点**　沿输尿管走行区可见两条平行带状强回声之间出现条状无回声带，上段于肾盂相连。

4. **鉴别诊断**　二维超声容易与腹腔和盆腔内和输尿管相邻的血管混淆，彩色多普勒超声可鉴别。

5. **临床评估**　超声检查容易显示输尿管积水，沿扩张输尿管走行方向可显示引起输尿管积水的原因。与 X 线静脉肾盂造影相比简单方便，而且减少了患者的 X 线辐射。

（三）输尿管囊肿（ureterocele）

1. **病理与临床表现**　输尿管囊肿是输尿管下端输尿管口的囊状扩张，向膀胱腔或后尿道膨出。囊壁菲薄，外层覆以膀胱黏膜，内层为输尿管黏膜，多为先天性异常，由于胚胎期输尿管与生殖窦间的一层隔膜吸收不全或持续存在，导致输尿管口狭窄，尿液引流不畅形成囊肿。后天性因素如输尿管口炎症、水肿、黏膜膨胀，造成输尿管口狭窄，并有不同程度梗阻，尿液作用下形成囊肿。囊肿的大小可有周期性改变，即在输尿管蠕动时囊肿扩大，间歇期回缩，形成有节律的膨大与缩小改变。病程持久，输尿管失代偿期囊肿部位以上的输尿管和肾盂出现积水。较大的囊肿会堵塞尿道直至自女性尿道口脱出，造成下尿路梗阻，影响对侧肾脏。囊肿内也常合并结石存在。

早期常无临床症状，晚期出现下尿路梗阻者，可出现如排尿困难、尿潴留、呕吐、厌食、贫血、直到尿毒症。继发感染时有脓尿、血尿、发热、尿频、尿急、尿痛等症状。

2. **超声表现**　在膀胱腔三角区输尿管入口处可见圆形的无回声区，囊壁纤细菲薄，输尿管积水时与之相通（图 7 – 18）。4cm 以下的囊肿实时观察可见其大小随输尿管喷尿现象呈间歇性有节律的循环变化。囊肿合并有结石时囊腔内可见强光团，后方伴声影。输尿管囊肿较大时常合并有输尿管和肾盂积水。巨大的输尿管囊肿在排尿后立即进行超声检查可见膀胱内尿液迅速增多。实时超声可显示尿流从囊腔喷射出。

彩色多普勒显示尿流向膀胱内喷出即喷出口，细而明亮；而尿流向囊肿内喷射时流束粗而色暗。尿流的变化与囊肿的大小动态变化有关，囊肿变小时，尿流由囊肿向膀胱腔喷射明显；而囊肿增大时，尿流向囊肿内喷射明显。

3. **诊断要点**　膀胱输尿管入口处圆形无回声暗区，输尿管积水时与之相通。

4. **鉴别诊断**　输尿管憩室：多位于输尿管与膀胱交界处，不突入膀胱，位于膀胱外并突向输尿管一侧。

5. **临床评估**　早期输尿管囊肿无症状，不会作膀胱镜检查，因此不被发现，晚期病例肾功能已损害，静脉肾盂造影不显影，因此也不能明确诊断。超声检查因有尿液作对比，对本病不论属哪一期均能容易做出明确诊断，许多早期病例是在做超声检查时偶尔被发现，超声还可显示输尿管、肾盂积水的伴随征象，是输尿管囊肿首选的检查方法。

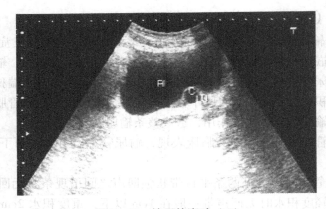

图 7 - 18　输尿管囊肿（C）
左侧输尿管入口处圆形无回声暗区，凸向膀胱腔内

（四）输尿管狭窄（uleterostenosis）

1. 病理与临床表现　先天性输尿管狭窄多见于儿童和青少年，病变多位于肾盂与输尿管连接部位或输尿管进入膀胱处，病理改变为狭窄段肌层肥厚和纤维组织增生；后天性则可由多种疾病（结石、肿瘤、炎症结核、扭曲等）或损伤引起。狭窄近端输尿管扩张，并可导致不同程度的肾积水。

2. 超声表现　根据狭窄部位的不同而出现不同的超声图像改变。位于肾盂与输尿管连接部的狭窄有肾盂积水而无输尿管积水，扩张的肾盂在输尿管连接部位逐渐变窄或突然中断。输尿管上段其他部位和中段的狭窄显示为狭窄部位逐渐变窄，呈尖嘴状，或显示为突然中断，狭窄部位以上的输尿管和肾盂均有不同程度的积水。输尿管膀胱壁段或壁内段狭窄，表现为肾积水，输尿管腹段、盆段均有不同程度扩张，通过膀胱作为透声区观察狭窄部位无梗阻性病变存在，显示管腔逐渐缩窄，管壁回声相对增强。

3. 诊断要点　输尿管狭窄部位逐渐变窄或突然中断，狭窄部位以上的输尿管和肾盂积水。

4. 鉴别诊断　输尿管狭窄超声检查多表现为尿路梗阻征象，无特异性。当狭窄部位显示不清晰时，应与输尿管阻塞性疾病引起的输尿管、肾盂积水鉴别。

5. 临床评估　超声检查容易显示输尿管、肾盂积水，沿扩张输尿管走行方向可显示引起输尿管、肾盂积水的原因。与 X 线静脉肾盂造影相比超声检查简单方便，而且减少了患者的 X 线辐射。

（五）输尿管肿瘤（ureteral tumor）

1. 病理与临床表现　原发性输尿管肿瘤多为恶性，多数为移行上皮细胞癌，鳞状上皮细胞癌、腺癌和良性肿瘤较少见。继发性输尿管癌可为肾盂癌的种植、其他部位癌肿经血行和淋巴转移或邻近的肿瘤直接浸润。输尿管肿瘤常引起血尿和输尿管梗阻表现。

2. 超声表现　输尿管肿瘤显示为积水扩张的输尿管远端出现实质性肿块，为中低回声（图 7 - 19），边缘不规则。恶性肿瘤常使输尿管管壁连续性中断，若与输尿管壁分界不清或周围有低回声肿块则已浸润至邻近组织。良性肿瘤则管壁连续、薄且均匀，肿瘤与管壁分界清楚。彩色多普勒在较大的恶性肿瘤内可显示动脉型血流。

3. 诊断要点　扩张积水的输尿管远端出现实质性肿块，恶性肿瘤常使输尿管管壁连续性中断；良性肿瘤则管壁连续、薄且均匀，肿瘤与管壁分界清楚。彩色多普勒超声对于较大的恶性肿瘤可显示瘤内的血流信号。

4. 鉴别诊断　主要须与输尿管内凝血块和透声好的结石鉴别。

5. 临床评估　超声可直接显示肿块，还可显示肿块与周围组织关系，但超声很难发现中上段输尿管小肿瘤，阴性结果不能排除输尿管肿瘤，应进一步做其他检查。

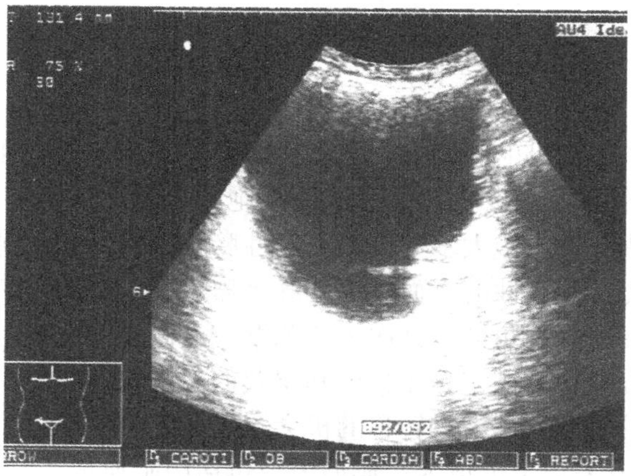

图 7 - 19　输尿管肿瘤
左侧输尿管入口处可见实质性中等回声肿块；病理诊断：输尿管移行上皮癌

（六）巨输尿管（megaureter）

1. 病理与临床表现　又称为原发性巨输尿管症、先天性输尿管末端功能性梗阻，是一种先天性畸形，由于输尿管的神经和肌肉发育不良，使输尿管的蠕动排尿功能减弱和尿液引流障碍而致的输尿管严重扩张，由输尿管末端功能性梗阻引起，并无机械性梗阻，也无输尿管反流。

2. 超声表现　肾盂、输尿管积水，输尿管显著扩张，尤其以中段（盆段）输尿管最为严重，内径可达 2cm 或 2cm 以上迂回弯曲或呈巨大的囊状，而输尿管膀胱壁内段不扩张，可见输尿管无回声区在出口部与膀胱无回声区经由窄小的管道相连通，输尿管可有蠕动，蠕动波到膀胱壁内段中止。输尿管壁薄而光滑，内无回声透声性好，并发感染或出血则可见光点回声，并发结石则有强光团伴声影。本病可单侧发生或双侧发生。

3. 诊断要点　输尿管除膀胱壁内段以外全程显著扩张，可有蠕动。

4. 鉴别诊断　与输尿管反流鉴别：后者多为双侧性，无蠕动，继发性者有下尿路梗阻，膀胱一般有小梁小房和残余尿。

5. 临床评估　本病患者一般无临床症状，多在超声检查时偶然发现。

（七）输尿管异位开口（ectopic ureteral orifice）

1. 病理与临床表现　输尿管异位开口是输尿管开口位于膀胱三角区的两侧上角以外的部位，多数合并有重复肾和完全性输尿管重复畸形，且主要为上位肾的输尿管开口异位。异位开口的部位变异较大，男女也有所不同。男性多为后尿道，也可开口于膀胱三角区低位、膀胱颈部、精囊、射精管等处。女性多为前庭和阴道，也可开口于膀胱三角区低位或颈部，尿道、宫颈或宫腔等处。异位开口位于膀胱内的不出现尿失禁，开口于膀胱以外则会引起尿失禁。女性输尿管异位开口于前庭和阴道时有阴道排尿表现。

2. 超声表现　有异位开口的输尿管常可见扩张积水。如输尿管异位开口于膀胱内，超声表现为扩张的输尿管下端向膀胱靠拢，并通入膀胱三角区以外的位置，彩色多普勒观察膀胱的一侧可见两个出口喷尿，两个出口喷尿的尿量、频率不一致，异位开口的输尿管喷尿多较弱，膀胱另一侧于输尿管开口处有正常喷尿现象。异位开口于膀胱以外者，扩张的输尿管下段不向膀胱靠拢，于膀胱后方向下、向内通入到后尿道（男性）、阴道或前庭（女性），或其他异位开口处。合并重复肾畸形者，异位开口的输尿管多与上位肾连接，且上位肾多有肾盂积水等表现。

3. 诊断要点　重复肾和完全性输尿管重复畸形，异位开口的输尿管扩张积水。异位开口于膀胱内，扩张的输尿管下端向膀胱靠拢并通入膀胱三角区以外的位置，彩色多普勒观察于膀胱同一侧可见两个出口喷尿；异位开口于膀胱以外，扩张的输尿管下段于膀胱后方向下、向内通入到其他部位。

4. 临床评估　对于有重复输尿管畸形同时并发尿失禁的患者，应注意观察有无异位输尿管开口存在。

（卢志华）

— 119 —

第十节 膀胱肿瘤

膀胱肿瘤是泌尿系肿瘤中最常见的肿瘤之一，95%为恶性，分为上皮性和非上皮性两种。上皮组织来源的肿瘤占全部膀胱肿瘤的98%，主要有移行上皮细胞乳头状癌、腺癌、鳞状上皮细胞癌和移行上皮乳头状瘤，以移行上皮乳头状癌占绝大多数。非上皮性膀胱肿瘤占膀胱肿瘤的2%，恶性的有横纹肌肉瘤、平滑肌肉瘤、纤维肉瘤等，良性的有血管瘤、纤维瘤、平滑肌瘤等；膀胱肿瘤可以发生在膀胱的任何位置，但绝大多数发生在膀胱三角区，其次为两侧壁。可以是单发，也可多中心发生。

膀胱癌的预后与肿瘤的分期、类型、分化程度和累及的范围密切相关，其中以分期最为重要，而分化程度越差，浸润膀胱肌层的可能性越大，转移的机会也越多。

临床上膀胱癌多发生于40岁以上的成人，典型表现包括肉眼血尿，它是最常见症状，约75%患者为首先出现。血尿可以是间歇性的或持续性的无痛性全程肉眼血尿。膀胱颈部和三角区肿瘤或有血凝块阻塞尿道者可引起排尿困难，出现膀胱刺激症状，即尿频、尿急和尿痛。侵犯输尿管下段者引起同侧输尿管和肾盂积水。晚期肿瘤腹部可出现包块，并出现贫血、消瘦等恶病质症状。

一、超声表现

（一）二维灰阶超声

超声检查对膀胱肿瘤的检出与肿瘤的部位和大小有关，位于膀胱三角区、前壁和顶部，或直径小于0.5cm的肿瘤容易漏诊。膀胱肿瘤的直接声像图表现主要为肿瘤由膀胱壁向膀胱腔凸起和向膀胱壁浸润：①乳头状瘤向膀胱腔凸起，呈中等回声或高回声光团，基底部较窄或有蒂与壁相连，边缘清晰，后方无声衰减，改变体位光团不移动或有轻微晃动。肿瘤形态多样，可呈乳头状、指状、结节状、菜花状或不规则形。膀胱壁连续性好，肌层回声清晰、完整。②分化好的移行上皮乳头状癌表现与乳头状瘤相似。分化不良的乳头状癌基底宽广，并浸润肌层或向膀胱外凸起，膀胱壁连续性不好、呈局限性回声减低（图7-20），甚至可呈现类似膀胱"穿孔"一样的回声减低，此处膀胱壁往往被肿瘤深度浸润。③鳞状上皮细胞癌和腺癌呈浸润生长，基底部宽，凸向膀胱腔内的部分少，早期即侵犯肌层，肿瘤底部的膀胱壁有缺损。④少数膀胱癌呈弥漫性壁增厚，内壁不平滑，腔内超声扫查时膀胱壁层次不清，需注意与膀胱炎症、结核区别。膀胱内出血时腔内出现较多的光点及光点群，有时需要导尿和充洗膀胱后才能真正显示肿瘤的部位及形态。肿瘤阻塞输尿管下段时引起患侧肾盂积水。

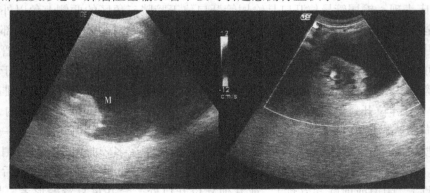

图7-20 膀胱癌

图左：膀胱右侧壁宽基底的实质性高回声（M）突向膀胱腔，该处膀胱壁连续性中断；

图右：膀胱癌内见分支状血流，由基底部进入。病理膀胱移行上皮乳头状癌 T_3 期

超声结合肿瘤病理特征对膀胱肿瘤的分期：

T_{is}、T_0 期和 T_1 期：肿瘤基底部局限于黏膜层，超声显示肿瘤附着基底部与膀胱黏膜的高回声相连，膀胱壁回声无明显改变。

T_2 期：肿瘤基底与黏膜层、浅肌层相连，分界模糊，但深肌层仍呈低回声。

T_3 期：肿瘤基底部肌层回声带不连续，甚至局部回声更低，肌层有局限性增厚，但浆膜面高回声尚连续，也无远处转移。

T_4 期：肿瘤基底部膀胱壁层次不清，全层连续性"中断"，周围组织器官有转移征象。

（二）彩色多普勒超声

膀胱癌在基底部常可见动脉血流进入肿瘤，色彩较明亮。多数瘤体内可见点状、短棒状或分支状血流。能量多普勒超声能更敏感地显示肿瘤血管。

二、诊断要点

膀胱壁上向膀胱腔内凸起的实质性肿块，改变体位时不移动，膀胱壁连续性中断。彩色多普勒超声显示由癌肿基底部有动脉血流进入肿瘤，多数瘤体内可见点状、短棒状或分支状血流。

三、鉴别诊断

1. 前列腺肥大　部分前列腺肥大或两侧叶肥大者，前列腺明显向膀胱内凸，酷似膀胱肿瘤，前者以排尿困难为主，后者以血尿为主。前列腺肥大者凸出膀胱处表面平滑，内部回声均匀或稍强，纵断面扫查其内可见后尿道走行，上端可见后尿道口小凹，膀胱壁连续，无回声中断。

2. 前列腺癌　前列腺癌增大时可以向膀胱凸起，甚至破坏膀胱壁，但癌肿主体在前列腺内，膀胱壁向内凹，而膀胱肿瘤多向腔内突起，向外侵犯前列腺时膀胱壁往往被破坏或外凸。

3. 膀胱壁小梁　见于前列腺肥大引起排尿困难造成膀胱逼尿肌肥厚，黏膜面出现壁小梁突入膀胱腔内要区别膀胱肿瘤，特别是复发性膀胱肿瘤，膀胱壁小梁是多发性、环绕膀胱壁周围分布，大小基本类似，横断面呈圆隆状，纵断面呈条状，膀胱壁回声增强，无回声减低表现，往往合并膀胱憩室存在。

4. 腺性膀胱炎　由膀胱黏膜上皮细胞过度增生后形成，腺体呈绒毛状或半圆形小丘类似肿瘤，但其表面光滑，内部回声较强，膀胱壁无浸润征象。

5. 膀胱凝血块　与膀胱肿瘤鉴别主要靠仔细观察改变体位时膀胱内团块是否移动，与膀胱壁是否相连。彩色多普勒显示肿块内无血流信号。

6. 膀胱壁子宫内膜异位症　在膀胱和子宫之间的膀胱后壁出现低回声肿块，肿块位于膀胱壁层内，并向膀胱方向隆起，粗看很像宽基底的膀胱肿瘤浸润膀胱全层，但膀胱黏膜光滑完好，被覆在低回声区表面，内无血流信号。

7. 输尿管黏膜脱垂　与输尿管口附近的膀胱小肿瘤的声像图上很难区别，如果能发现内部结石或者顶端有喷尿现象时，有助于鉴别。

四、临床评估

超声检查膀胱肿瘤可提供下列信息：①有无肿瘤。②肿瘤的个数。③肿瘤的大小。④肿瘤生长部位和与输尿管出口的关系。⑤肿瘤的临床分期。⑥初步判断肿瘤的病理类型。⑦肿瘤内部血供情况。超声检查与膀胱镜检查的比较：①超声可检出 0.5~1.0cm 直径的肿瘤，膀胱镜可检出更小的肿瘤。②超声对地毯样早期肿瘤难免遗漏，膀胱镜容易检出。③超声测定肿瘤大小较膀胱镜准确。④超声对肿瘤的临床分期较膀胱镜准确，但膀胱镜可作活检对肿瘤病理定性。⑤超声为无损检查方法，且不受肉眼血尿和尿道狭窄等的限制，膀胱镜对患者带来痛苦或不适且视野受肉眼血尿影响，尿道狭窄妨碍膀胱镜的导入。⑥膀胱前壁与底部交界处及其两侧角为膀胱镜检查容易遗漏的地方，超声却能发现这些部位的肿瘤。⑦超声可以显示盆腔淋巴结转移，而膀胱镜不能。总之，超声检查与膀胱镜检查各有长处和不足，应相互补充。临床医师须充分了解其优缺点，对两种方法取长补短，运用自如，才能收到好的效果，指导对肿瘤的治疗。

（卢志华）

第十一节 膀胱结核

膀胱结核多继发于肾结核，病变从患侧输尿管开口周围开始，以后扩散至膀胱他处。起初黏膜充血发红，呈炎性改变，可有浅黄色结核结节，以后发生溃疡，并向肌层扩展，形成肉芽肿或纤维化，导致患侧输尿管开口狭窄或呈"洞状"，引起上尿路积水或反流。膀胱结核病变严重，广泛纤维化时，可形成挛缩性膀胱，容量<50mL。此时多有健侧输尿管口狭窄或"闭合不全"，从而形成对侧肾积水。膀胱结核溃疡向深层发展，可穿透膀胱壁，形成膀胱阴道瘘或膀胱直肠瘘。

膀胱结核的临床表现：尿频、尿急和尿痛。儿童可因排尿剧痛，不敢排尿而导致尿潴留。

一、声像图表现

早期声像图无明显异常。晚期表现为膀胱壁增厚，黏膜不光整，回声增强，有时可见到钙化斑。结核病变严重，广泛纤维化时，形成挛缩性膀胱，饮水后不能扩张。尿液无回声区内可见漂浮的点样及片样回声。

二、临床意义

膀胱结核的声像图表现无特异性，但对肾结核患者，有相应的临床症状及超声表现应想到膀胱结核的可能。同时对估测预后和随访治疗效果有一定的价值。

（卢志华）

第八章

妇科疾病超声

第一节 妇科检查方法与正常声像图

一、盆腔内结构的声像图表现

髂腰肌（musculus iliopsoas）位于骨盆内的两侧弱回声，同时有断续的高回声边缘。当自腹正中线向髂部作斜切时可显示。靠头端可见腰大肌与髂肌之间的筋膜鞘所形成的线状高回声。靠尾端即为髂腰肌，横切面上呈椭圆形弱回声区，边缘为高回声光带。大骨盆内的结构常因肠气的干扰或肥胖体型常难以显示。

小骨盆腔内组织结构的识别更具有重要意义。膀胱充盈状态下可在膀胱下方、子宫或阴道的两侧显示闭孔内肌和提肛肌。闭孔内肌占据小骨盆内前外侧的大部分。在耻骨上横切面图能清楚显示。并见由闭孔筋膜构成的该肌边缘，呈高回声。在后内侧阴道横切面的两侧尚可见另一弱回声区即为两侧的肛提肌。在耻骨上横切面向尾端扫查时，子宫下端或阴道两侧之结构，前外侧为闭孔内肌，后内侧为肛提肌，且愈向尾端扫查可因髋臼效应（effects of acetabulum）使充盈膀胱呈正方形（square）。与骨盆侧壁成一定角度纵向扫查可显示头端的闭孔内肌和尾端的肛提肌。小骨盆腔内其他两组肌肉即尾骨肌和梨状肌位于盆腔内头端更深处，常难以显示。

盆腔内的大血管，即髂外动、静脉。识别这些结构在定位诊断上有一定的意义。髂外动、静脉呈管状结构的无回声区，实时超声可显示动脉搏动。在膀胱高度充盈情况下，从腹正中线向髂部斜向扫查可见髂腰肌前方的管状结构，为髂外动、静脉，横切面时即于子宫底部两侧髂腰肌前方显示。但常因肠气干扰显示不清。髂内动、静脉在离腹正中线 3cm 左右纵向扫查时，即可显示其管状的无回声区，并可见平行的同侧输尿管回声，卵巢位于其前内侧，可作为定位卵巢的标志。卵巢后方的卵巢动、静脉因管腔太小，二维图像一般不易显示。

输尿管呈管状无回声结构，在小骨盆内通过充盈的膀胱在阴道水平上方，无论纵横切面均可显示，有明亮管壁回声，中心部无回声，位于卵巢后方和髂内动、静脉之前方。当实时超声检查时常可显示其蠕动，呈闪烁间歇性回声，在膀胱三角区内可见"射尿反应"（jet effect）。由于输尿管与卵巢和宫颈管紧密相贴，故当卵巢或子宫病变时，常可引起输尿管压迫致使其扩张和肾盂积水。

耻骨上正中线纵向扫查时，可在膀胱与直肠及乙状结肠之间显示子宫、阴道图像及其两侧的附件，包括输卵管、阔韧带、输卵管系膜和卵巢等盆腔内生殖器官。

在小骨盆内、阴道后方有固定与后腹壁的直肠，大约在小骨盆靠头端的 1/2，在第 3 骶椎水平有乙状结肠，常因肠道内气体和粪便，使其管腔内呈散在的强回声，可随肠蠕动而活动。有时因肠内气体强回声和声影使肠壁显示不清。直肠内水囊检查有助于识别上述结构和后盆腔部的肿块。

此外，当膀胱充盈扩张时，盆腔腹膜内三个潜在的间隙均可在图像上显示。陶氏腔向尾侧伸展占阴道上 1/4，它是最大的间隙，也是腹膜腔最低部位，当腹腔内有积液时是液体最易聚集的部位，同时在后盆腔病变的检查时该部位也具有重要临床意义。

二、正常子宫、输卵管和卵巢声像图表现及正常测值

1. 正常子宫的声像图和正常值 纵切面子宫一般呈倒梨形，子宫体（uterine body）为实质均质结构，轮廓线光滑清晰，内部呈均匀的中等强度回声，宫腔（uterine cavity）呈线状高回声，其周围有弱回声的内膜围绕。随月经周期内膜的变化，宫腔回声有所不同。宫颈（cervix uteri）回声较宫体稍高，且致密，常可见带状的颈管高回声。子宫颈阴道部即阴道的前后穹窿间常可呈圆形弱回声。横切面子宫近宫底角部呈三角形，体部则呈椭圆形。其中心部位尚可见宫腔内膜线高回声。通过子宫纵切面观察宫体与宫颈的夹角或其位置关系，可以了解子宫是否过度前倾屈或后倾屈。子宫下端的阴道，其内气体呈线状强回声，壁为弱回声，易于识别。

正常子宫的大小，常因不同的发育阶段，未产妇与经产妇的体型不同，而有生理性的差异。测量方法：当适度充盈膀胱后（以子宫底部能显示为度），先作纵向切面使子宫全貌显示清晰，测量宫体和宫颈的纵径以及宫体的前后径，然后进行横向扫查，自耻骨上缘向中上滑行，连续观察子宫横切面，测量子宫的最大横径，具体测量方法如下（图8-1）。

（1）子宫纵径：宫底部至宫颈内口的距离为宫体长度。宫颈内口至宫颈外口（阴道内气体强回声光带顶端）的距离为宫颈长度。

（2）子宫前后径：纵向扫查时，测量与宫体纵轴相垂直的最大前后距离。

（3）子宫横径：横向扫查时，宫底呈三角形，其左右为宫角部位，此时测量子宫横径不易准确，故应探头稍下移，在两侧宫角下缘的子宫横断面呈椭圆形，使子宫侧壁显示清晰时，测其最大横径。

正常子宫大小取决于年龄和激素水平。成年未育妇女子宫纵径（又叫长径）7~8cm（包括宫颈），前后径2~3cm，横径4~5cm。已生育妇女的子宫稍大，纵径增加1cm，多产妇女增加约2cm。绝经后子宫萎缩。青春期子宫体长与子宫颈等长，生育期子宫体长为子宫颈的一倍，老年期又成为1：1（图8-2，8-3）。

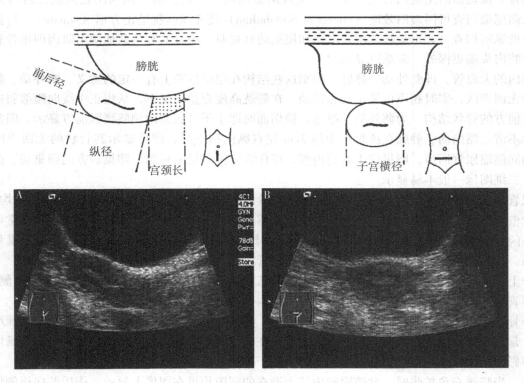

图8-1 子宫超声测量方法示意图
A. 子宫纵断面上测量纵径和前后径；B. 子宫横断面上测量子宫横径（宽径）

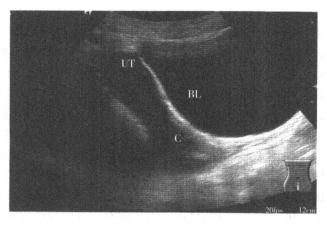

图 8 - 2 青春期子宫纵切面
声像图示宫体与宫颈等长 BL：膀胱；UT：子宫；C：宫颈

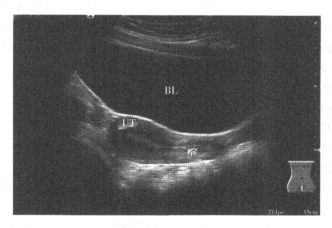

图 8 - 3 生育期子宫纵切面
声像图示宫体长约宫颈一倍 BL：膀胱；UT：子宫；C：宫颈

2. 输卵管及卵巢声像图和正常值 子宫两侧的附件包括输卵管、阔韧带、输卵管系膜和卵巢。横向扫查时可显示两侧子宫角延伸出的输卵管、阔韧带和两侧卵巢。输卵管自子宫底部蜿蜒伸展，呈高回声边缘的管状结构，其内径小于5mm，一般不易显示。卵巢通常位于子宫体部两侧外上方，但有很多变异。后倾位的子宫两侧卵巢位于宫底上方。正常位置的卵巢，其后外侧可显示同侧的输尿管和髂内血管，可作为卵巢定位的标志。正常卵巢切面声像图呈杏仁形，其内部回声强度略高于子宫。成年妇女的卵巢大小约4cm×3cm×1cm，并可按简化的椭球体公式，计算其容积，即（长×宽×高）/2，正常应小于6mL。生育期妇女，卵巢大小随月经周期而变化，声像图可观察卵泡的生理变化过程，可用于监测卵泡的发育。

3. 月经周期中子宫、卵巢等声像图形态学的变化 当解释妇科内生殖器官声像图时，应特别强调了解正常生理改变的重要性，也就是女性生殖器官声像图的解释需要有对影响女性殖系统相互作用的内分泌学知识。子宫内膜周期性变化，不论卵子是否受精，一般分为下列三期（日期计算从月经第一天算起）：①月经期（第1~4日）；②增殖期（第5~14日）；③分泌期（第15~28日）。子宫内膜变化是卵巢的内分泌即雌激素和孕激素作用而出现。排卵前，卵巢以分泌雌激素为主，使内膜仅发生增殖性变化。在排卵后期，在雌激素、孕激素的联合作用下使子宫内膜发生特殊的分泌性变化，子宫内膜的声像图也有相应改变。增殖期内膜多呈线状回声，分泌期和月经期由于内膜水肿，腺体分泌，血管增殖，则表现为典型的"三线"征，即外层为高回声的内膜基底层，内层为低回声的内膜功能层，中央的条状高回声为宫腔黏液（或两层内膜结合线）。生育期妇女的双层内膜厚度为5~12mm，分泌期最厚可达

14mm。绝经期后妇女内膜变薄，小于6mm。当有异位妊娠时，宫腔内蜕膜反应而形成高回声边缘的圆形无回声区（即假孕囊回声）。子宫内膜声像图变化与卵巢内卵泡发育的排卵过程相一致。卵巢在排卵期体积可增大，其内有卵泡的圆形无回声区，大小为 1～2cm。排卵时卵泡位置移向卵巢表面，且一侧无卵巢组织覆盖，并向外突出。排卵后进行黄体期，卵巢内的黄体可较卵泡直径稍增大，边缘皱缩不规则，内有细弱回声光点。此外，排卵期的子宫直肠陷凹内可显示小量的液性无回声区，可能系继发于卵泡的破裂后少量腹腔积血，发生率约40%。这亦可能与月经间腹痛的病因学有关。

4. 卵泡发育的监测与意义　在卵巢生理功能的研究中，如何精确观测卵泡发育和估计排卵日期，一直是产科临床所关注的重要课题。既往，多依赖于基础体温和血及尿中激素水平的变化来估计排卵日期，但这些检查因不能直接反映卵泡形态学改变，而使临床应用受到限制。二维超声目前已成为监测卵泡发育的重要手段。可以根据超声图像的特征，判断有无卵泡发育以及是否成熟和排卵，连续的超声检查还能发现一些与激素水平变化不一致的特殊情况，如了解有无未破裂卵泡黄素化等情况。根据超声的图像特征可以判断卵泡的成熟度和是否已排卵。

（1）成熟卵泡的特点

1）卵泡最大直径超过 20mm。根据国内有关文献报道，排卵前正常卵泡最大直径范围为 17～24mm，体积为 2.5～8.5mL，有学者报告卵泡 <17mm 者为未成熟卵泡，多不能排卵。

2）卵泡外形饱满呈圆形或椭圆形，内壁薄而清晰。或可见内壁卵丘所形成的一金字塔形的高回声。有时尚可见优势卵泡周围有一低回声晕。

3）卵泡位置移向卵巢表面，且一侧无卵巢组织覆盖，并向外突出。

（2）已排卵的指征（即进入黄体期）

1）卵泡外形消失或缩小，可同时伴有内壁塌陷。

2）缩小的卵泡腔内细弱的光点回声，继而卵泡壁增厚，并有较多的高回声，提示早期黄体形成。

3）陶氏腔内少量液性无回声区，此种情况占50%以上。

根据卵泡测值及形态改变，结合尿或血中黄体生成激素（LH）测值进行综合分析，有助于提高预测排卵的准确性。

关于卵泡增长速度一般文献报道为 1～3mm/d，临近排卵时增长快，可达 3～4mm/d，排卵前5小时可增长 7mm。

值得指出的是卵泡的大小固然与卵泡的成熟度有密切关系，然而，过度增大的卵泡常会出现卵子老化或闭锁现象，所以在不孕症的治疗中用药物刺激卵泡发育时，既要掌握成熟卵泡的标准，又要注意防止卵泡过度增大，在适当时候可以应用绒毛膜促性腺激素（hCG）促使卵泡最后成熟，这样有利于获得比较成熟的卵子。

以上观察研究对不孕症的治疗和人类生殖工程的研究均具有重要价值。

三、子宫、卵巢血流的监测与意义

子宫和卵巢血供状态可随年龄、生殖状态（绝经前、绝经期或绝经后期）和月经周期而变化。只有充分掌握这些生理性改变，才有助于对病理状态做出正确地判断。

子宫的血流灌注与雌激素和黄体酮的循环水平有关。在绝经前的妇女，随产次的增加，彩色多普勒检测可见血管数量的增加，显示较丰富的血流信号。绝经期的妇女则血管数量减低，这与雌激素水平低下有关。绝经后，子宫血管则更行减少。但若进行了激素替代治疗，则可使子宫血管无明显减少。

在进行频谱多普勒检测时，通过血流阻力指数（RI）和搏动指数（PI）等有关血流参数的测定，即可观察到随月经周期的明显变化。在分泌晚期和月经期 RI 和 PI 值增高（RI = 0.88 ±0.1，PI = 1.8 ± 0.4），增殖期为中间值，而 RI，PI 减低是在分泌早、中期。妊娠后 RI 和 PI 在放射状动脉和螺旋动脉中明显降低。由于血流的低阻力使子宫肌层和黏膜层有丰富的血流灌注。在绝经后的妇女子宫动脉及其分支显示水平很低，即使能显示多无舒张期血流信号，呈高阻力状态。但若进行了激素替代治疗，多普勒频谱曲线形态可相似于绝经前状态。

卵巢血管供应取决于每侧卵巢的功能状态，通常亦可观察到其随月经周期的变化，卵巢要经历下列变化：滤泡增殖期、排卵期、黄体期和非活动状态。排卵前的卵泡有广泛的毛细血管网，而这些毛细血管网可能是通过前列腺素 E_2 循环水平的增加来调节。这种丰富的血管网可应用经阴道彩色多普勒超声显示。通常位于优势卵泡的周围区，在排卵前 2～4 天更易于显示。频谱多普勒检测时，RI、PI 值逐渐减低。在黄体生成激素（LH）达高峰时，RI、PI 值最低，呈低阻力状态。

黄体血管的生成和血流阻力与是否妊娠有较大影响。如果妊娠在排卵后的 48～72 小时，黄体便成为血管化，受孕后的 8～12 天（即末次月经的 22～26 天）围绕黄体的周围显示一很强的血管环。频谱检测该血管环，RI、PI 值很低，呈明显低阻力状态。这种表现持续至整个妊娠早期。如果未妊娠，黄体血管则呈中等至较低阻特征和较低的收缩期血流。阻力增加直至 RI 和 PI 最高值需至下一月经周期的第一天。

卵巢动脉主支显示高阻力的血流频谱曲线表现无功能或不活动状态。卵泡增殖期显示中等阻力，而黄体期则 RI 和 PI 值减低。

绝经期和绝经后期卵巢在彩色多普勒血流图显示非常少的血管和多普勒曲线显示为无舒张期的血流信号，呈高阻力指数。进行激素替代治疗的患者偶可检测到极低的舒张期血流频谱。

（卢志华）

第二节　子宫疾病

一、子宫肌瘤

子宫肌瘤是子宫最常见的良性肿瘤，30 岁以上妇女 20%～30% 有之。根据生长部位可分为壁间肌瘤、浆膜下肌瘤、黏膜下肌瘤、宫颈肌瘤和阔韧带肌瘤。由于肌瘤大小、数目、部位及病理过程不同，其病理和声像图表现多种多样（图 8 - 4A～F）。

超声表现：

1. 子宫增大　见于较大的肌瘤。多发性肌瘤子宫各径线均显著增大，单发肌瘤仅表现为子宫局部增大。

2. 形态失常　浆膜下肌瘤向外生长，使子宫表面隆起，其基底可以较宽或较窄，部分肌瘤带蒂，甚至偏离子宫。多发性肌瘤子宫表面常凸凹不平。

3. 回声异常　肌瘤多呈圆形低回声，边界常很清晰。大的肌瘤回声不均匀减低（图8 - 4E）。弥漫性高水平回声肌瘤少见，有称脂肪平滑肌瘤（lipoleiomyoma）。

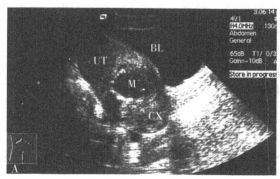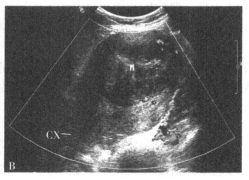

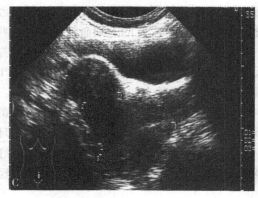
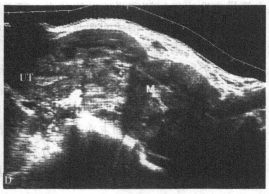
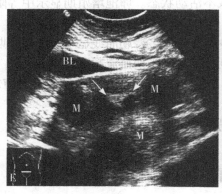
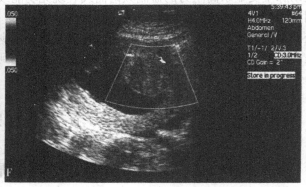

图 8-4　子宫肌瘤常见类型声像图

A. 子宫前壁肌瘤（M）合并周边钙化；B. 子宫底部黏膜下肌瘤 CX 宫颈；C. 后位子宫，前壁浆膜下肌瘤对膀胱产生压迹；D. 宫颈肌瘤（M）；E. 冠状断面显示左右侧壁和宫底多发性肌瘤，子宫内膜回声（↓）呈倒置的三角形；F. 宫腔内声学造影显示黏膜下肌瘤。UT 子宫底部，BL 膀胱

肌瘤变性时，内部回声比较复杂：肌瘤钙化时出现多数斑点状强回声，后方伴有声影（图8-4A），或肌瘤边缘呈弧形回声增强；囊性变或红色变性时呈低~无回声，伴有质地柔软。

4. 内膜回声异常　黏膜下肌瘤往往产生内膜扭曲和压迹，呈弧形改变或偏离中心（图 8-4B）。

5. 肿瘤后方回声　肌瘤通常无衰减。较大的或多发性肌瘤常伴有后方回声衰减，使子宫后壁显示欠清晰，肌瘤钙化时衰减声影明显。

6. CDFI 表现　肌瘤内和周边可见较多的彩色血流信号，但比子宫壁血流信号为少，RI 较高。

二、子宫肉瘤

比较罕见，但恶性程度很高，多发生于绝经前后。其中以平滑肌肉瘤多见，而且常系子宫肌瘤恶变所致。特点是生长迅速，早期多无症状，可有阴道不规则流血或血性液体。

超声表现：

（1）子宫显著增大，有可能类似子宫肌瘤。

（2）典型的肉瘤内部回声不规则增强和减低，其中可见小片不规则无回声区代表变性坏死。

（3）彩色多普勒显示丰富的血流信号。

子宫肉瘤在声像图上与子宫肌瘤十分相似，早期鉴别困难。也许彩色多普勒有助于鉴别。对绝经前后子宫肌瘤持续增大者，应高度考虑肌瘤恶变，可尽早手术。

三、子宫内膜癌

子宫内膜癌也称子宫体癌或内膜腺癌，是妇女生殖器官三大恶性肿瘤之一。主要发生在绝经期后妇女，50 岁以上占大多数，与雌激素分泌水平有关。接受雌激素替代疗法者 25% 可能患本病。内膜癌病理学分为局限性和弥漫性两类。早期常无症状，主要临床表现为不规则阴道出血或溢液。但症状并非特异性。

（一）超声表现

（1）经腹超声早期可能无明显改变，经阴道超声容易发现早期内膜增厚或不规则内膜增厚，内膜增厚程度与患者绝经年龄不相称（图 8 - 5）。

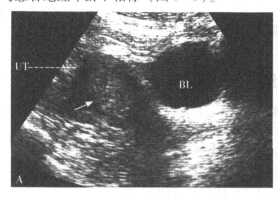
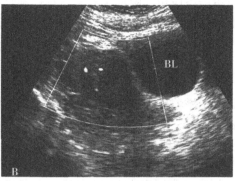

图 8 - 5　子宫内膜癌早期灰阶声像图及 CDFI 表现（女，66 岁）
UT 子宫，BL 膀胱，↑肿物或增厚的内膜

（2）实性不规则回声病变充满子宫腔内，累及肌层时与肌壁界限不清或肌层出现低回声浸润性病变；癌组织出血坏死、液化，可出现无回声区和不规则宫腔积液（图 8 - 6）。

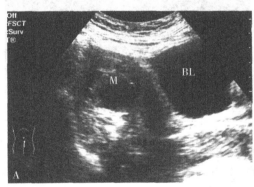
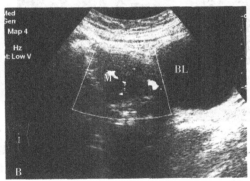

图 8 - 6　子宫内膜癌进展期灰阶声像图及 CDFI 表现（女，72 岁）
M 肿物，BL 膀胱

（3）中晚期癌子宫增大，形态不规则，或整个子宫内部回声紊乱，有时似滋养体病变。
（4）CDFI 示增厚的内膜有丰富、不规则彩色血流信号，频谱呈搏动性低阻血流（RI < 0.4）。

（二）诊断与鉴别诊断

本病由于子宫内膜增厚、回声紊乱，应与内膜增生症、子宫内膜息肉、小黏膜下肌瘤等鉴别，CDFI 检查有鉴别诊断价值。中晚期子宫增大应与子宫肌瘤、肉瘤等鉴别。还应注意，接受雌激素替代疗法患者内膜可以增厚，但必须伴有周期性改变。子宫内膜癌的确诊有赖于诊断性刮宫和组织病理检查。

（三）临床意义

闭经后不规则出血的妇女中内膜癌仅占 10%。接受雌激素替代疗法者 25% 可能患内膜癌。如上所述，超声有助于诊断子宫内膜癌，但也有一定的限度。现代经阴道超声（TVS）以及近些年来开展的新技术——经阴道超声结合宫腔超声造影（sonohysterography，经导管宫腔滴注无菌氯化钠溶液），已成为早期发现子宫内膜癌和诊断癌前病变的重要手段。癌前病变包括：子宫内膜过度增生，特别是非典型增生、腺瘤样增生和囊性增生。常规阴道超声对于绝经期不规则出血的诊断和鉴别诊断具有重要意义，但存在一定的假阴性和非特异性。宫腔超声造影最适用于 TSV 显示内膜增厚而需要进行良性病变（如息肉、黏膜下小肌瘤、典型内膜增生）与恶性肿瘤鉴别的患者。

TVS 如果明确显示内膜厚度 <4~5mm，能够非常可靠地（100%）除外内膜癌。但是，内膜癌的最后确诊仍有赖于诊断性刮宫和组织病理检查。TVS 还有助于方向性（非盲目）诊断性刮宫。

内膜癌的分期：经阴道超声对癌的分期（如肌层侵犯的深度）有一定的帮助，但对于中晚期肿瘤有困难。超声检查应包括附件区有无转移性肿物及腹水，有无可能相关的疾病如卵巢颗粒细胞瘤。MR 尤其是造影增强 MR 对于内膜癌的子宫肌层侵犯及其程度具有很高的对比度和准确性，为超声和 CT 所不及。MR 和 CT 用于癌的分期比超声更有帮助。

四、子宫绒毛膜上皮癌

本病起源于滋养体上皮细胞，多继发于葡萄胎、流产及分娩之后，个别可由孕卵直接发生。

超声表现：

（1）子宫肌层单发或多发性形态不规则低回声，边界较清。

（2）瘤体内散在的小囊状结构。

（3）肌层内异常回声中 CDFI 可显示丰富的不规则血流信号（图 8-7）。

（4）卵巢可见一侧或双侧多房性囊性肿物，壁薄而光滑（黄素囊肿）。

结合临床流产病史和 HCG 增高，诊断不难，但应注意有无脏器转移。

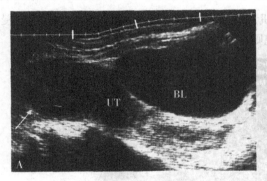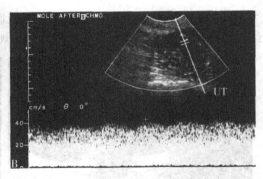

图 8-7　子宫体部肿瘤，酷似绒毛膜上皮癌超声表现
CDFI 显示高速低阻血流，超声误诊为绒毛膜上皮癌，但 HCG 不高；手术病理证实为少见的子宫体部脉管瘤。本例患者脉管瘤合并动静脉瘘。UT 子宫，BL 膀胱

五、子宫腺肌病

本病是子宫内膜侵入子宫基层的良性常见病，属子宫内膜异位症的一种类型。月经期子宫肌层内弥漫性小出血灶，有时形成肉眼可见的小囊，肌纤维反应性增生。本病多发于育龄妇女。病理上分为弥漫型和局限型两类。临床表现多有痛经和子宫触痛。

超声表现：

（1）弥漫型表现为子宫均匀增大，形态饱满，宫体近球形，表面光滑；内部回声不均匀增强，经阴道超声在肌壁局部可见散在的小无回声区。

（2）局限型表现为瘤样结节——子宫腺肌瘤，特点是：多呈椭圆形，边缘不清，无假包膜回声，内部不均匀回声增强。腺肌瘤在后壁相对多见，见图 8-8。CDFI 显示少血流信号，与子宫肌瘤不同。超声造影和 MR 有助于二者的进一步鉴别。

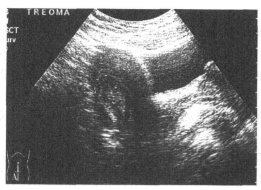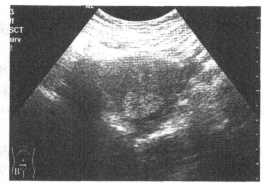

图 8-8　子宫腺肌病声像图表现（女，30 岁）

六、子宫内膜增生

内膜增生多见于年轻妇女和绝经期前后妇女。

1. 年轻生育期妇女子宫内膜增生症　内膜增生常引起功能性子宫出血以至于严重贫血。超声表现：子宫形态大小正常，内膜增厚达 6~12mm，分泌期 >15mm 或更厚。回声呈均匀增强，形态规则，边界清楚。进行卵泡监测可能发现患者双侧卵巢无正常卵泡发育、排卵或伴有其他异常。诊断性刮宫有助于本病确诊。

2. 绝经期前后妇女　内膜增生类别及其与早期内膜癌的关系，超声检查技术等，详见前述子宫内膜癌节，在此从略。

（卢志华）

第三节　卵巢疾病

一、卵巢非赘生性囊肿

1. 卵泡囊肿　卵泡囊肿相当常见。它来源于成熟卵泡未排卵或排卵前发生退化，通常自行消退，除月经延后外不产生其他症状，亦无临床意义。声像图显示：①早期卵泡发育正常（指月经第 5 天开始每月增长 1.5mm，第 10 天平均每月增长 1.2mm）或增长过分迅速，后期增长速度 >3mm/d（排卵前 4 天通常每天增长 1.9mm）。②预计排卵期卵泡直径 >3cm（3~8cm。正常成熟卵泡直径 2.0~2.5cm）。③预计排卵期后无排卵征象，可持续存在至下次月经前后。

2. 黄体囊肿　绝大多数发生于妊娠早期，称妊娠黄体囊肿；少数可见于正常月经后期称月经黄体囊肿。

妊娠黄体囊肿声像图：①普通妊娠妇女，仅在其一侧卵巢内见到一个单房性囊肿，多数呈无回声或极低水平回声（按：经阴道超声检查黄体囊肿内回声增多，见于合并新鲜出血）。②囊肿壁薄而光滑，直径多在 3~5cm，极个别可达 10cm。③早孕后期（16 周）囊肿逐渐缩小，以至消失。月经黄体囊肿与妊娠黄体囊肿声像图表现相似，但可伴有囊内出血，回声增多。囊肿一般较小，持续时间较短。月经黄体囊肿破裂后临床表现类似急腹症，声像图酷似宫外孕，但预后良好，应予以鉴别。彩色多普勒显示囊壁血流丰富的彩环，动脉频谱呈低阻性。

3. 黄素膜囊肿　多与水泡状胎块和绒癌伴发，由大量绒毛膜促性腺激素刺激卵泡或由药物引起卵巢过度刺激征引起。

声像图表现：①双侧卵巢呈多房性囊肿，边界清，分隔纤细。②直径多大于 6cm，大者可达 10~15cm。③原发病治愈后囊肿逐渐消失。严重的卵巢过度刺激征尚可伴有腹水和胸水征象。

4. 内膜异位性囊肿　亦称巧克力囊肿。子宫内膜 80% 异位于卵巢，反复月经期出血形成囊肿，常可累及双侧卵巢。

声像图表现：①附件区含液病变，可呈无回声或低回声型，内有散在的细点状回声；也可呈类实质型和混合型。②边界清，壁稍厚，欠光滑。③直径一般 5～6cm，最大可达 20cm 以上。④周期性变化：月经期内部回声增多，体积稍增大；月经期过后则相反。⑤CDFI：肿物内无血流信号。本病宜结合病史，如痛经、不育等进行诊断。超声（TVS）引导穿刺抽液有助于确诊和乙醇硬化治疗。

5. 多囊卵巢　本病系内分泌失衡引起的卵巢不排卵综合征。患者常有肥胖、多毛、月经稀少和不孕等。

声像图表现：①卵巢体积均匀性增大，双侧性占绝大多数。②卵巢内可见多个（10 个以上）小囊泡状结构（直径 <10mm），外周分布居多。③卵巢无优势卵泡生长及排卵征象。④其他：子宫大小正常或偏小，内膜薄，缺乏周期性变化。

经腹超声显示卵巢内细微结构较困难，应用阴道超声能够清晰显示卵巢内体积较小的囊泡，记数较准确，有利于本病的诊断。

二、卵巢赘生性囊肿

1. 囊腺瘤　囊腺瘤是卵巢最常见的良性肿瘤，病理类型可分为浆液性和黏液性两种。前者较多见，声像图分为单纯囊肿型和混合型两种：

（1）单纯囊肿型声像图表现：囊内为无回声，壁光滑，后方回声增强。浆液性囊腺瘤以单房居多，可有细线样分隔，瘤体多在 5～10cm，也可达数十厘米；黏液性以多房为主，且瘤体较大，甚至可似足月妊娠大小。

（2）混合型声像图表现：瘤体内壁及分隔上可见散在的点状、结节状或乳头状凸起，表面光滑。此征代表乳头状囊腺瘤，以浆液性多见。

2. 囊腺癌　囊腺癌是卵巢常见的恶性肿瘤，以浆液性囊腺癌多见，且半数为双侧性。声像图一般分为混合型和实质型。

（1）囊实混合型声像图表现：常为多房性，囊壁及囊内分隔不规则增厚，并伴有较大的"乳头"状或"菜花"状实性成分，甚至部分囊腔实变；根据实性成分所占比例多少，可分为以囊性成分为主或以实性成分为主。

（2）实质型声像图表现：肿物绝大部分或几乎完全呈实性改变，回声不均，外形规则或不规则（图 8-9）。

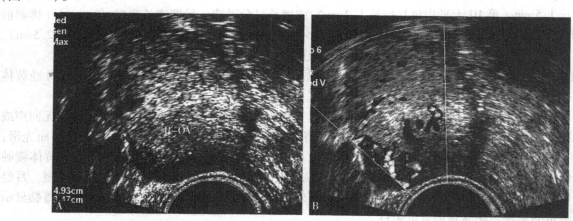

图 8-9　卵巢囊腺癌（实质型）声像图
ROV 右卵巢

（3）上述两型均可见合并盆腹腔积液，有时尚可见腹膜壁层增厚，呈实性团块或饼状。

囊实混合性囊腺癌与囊腺瘤有时在声像图上有某些相似之处，有时鉴别比较困难，最后诊断依靠腹水细胞学和手术病理。

3. 畸胎瘤　囊性畸胎瘤是妇科常见的良性肿瘤之一；年轻妇女多见，发生于单侧或双侧卵巢。病理上可分成熟性和未成熟性畸胎瘤，以成熟性最为常见，未成熟性畸胎瘤少见（主要见于儿童和青少年）。

声像图类型：

（1）类囊肿型：亦称皮样囊肿，肿物似典型囊性肿瘤，有时内壁上可见乳头状强回声并伴有声影，代表骨骼或牙齿（图8-10A）。

（2）混合型：肿物内有多少不等的实性成分，多为黏稠的脂肪和毛发等，回声较强，后方可伴有衰减。典型者呈脂液分层表现（图8-10B，C）。

（3）类实性肿物型：肿物回声常强弱不均，后方可有衰减并伴声影（图8-10D），一般有明显的包膜。

囊性畸胎瘤表现多种多样，以下超声表现具有特征性：

（1）壁立乳头征：已如上述，代表牙齿和骨骼（图8-10A）。

（2）脂液分层征（图8-10B，C）：肿物上方为均匀点状中强水平回声，代表比重较低的皮脂和少许毛发，与下方无回声形成分层界面。

（3）面团征：圆形或条形团块状强回声，贴附于囊壁，代表稠厚的皮脂（图8-10D）。

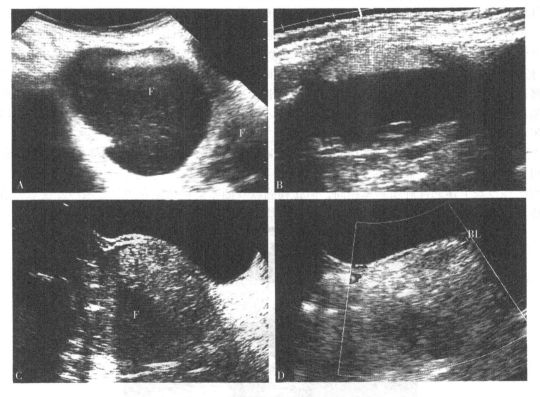

图8-10　不同类型囊性畸胎瘤声像图
A. 壁立乳头征；B. 发球征；C，D. 脂液分层征

（4）发球征（瀑布征或冰山顶征）：囊内实性团块，呈球形强回声，后方明显衰减（图8-11A）。此外，畸胎瘤尚有其他表现，如"满天星"征等（图8-11B）。

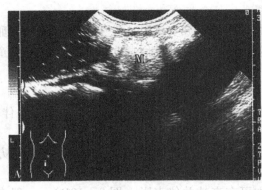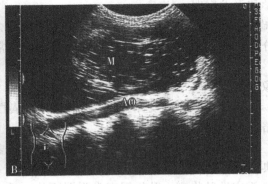

图 8 – 11　囊性畸胎瘤其他超声表现（腹部纵断）

A. 发球征（冰山顶征）瀑布征；B. 腹盆腔巨大肿物，呈椭球型，肿物呈"满天星"征

三、卵巢实性肿瘤

1. 良性肿瘤　良性肿瘤少见。有卵巢纤维瘤、纤维上皮瘤、腺纤维瘤和卵泡膜细胞瘤等。

声像图特点：①肿瘤形态规则，边界较清楚，包膜光滑。②内部回声一般比较均匀，呈中低水平回声。良性肿瘤因表面光滑，无粘连，容易扭转。扭转时常伴有出血坏死，此时内部回声呈不均质改变。③除较大的卵巢纤维瘤外，肿瘤后方回声无明显衰减。④多无腹水征，但卵巢纤维瘤伴有腹水或胸水，后者与恶性肿瘤难以区别。⑤CDFI：肿瘤内部无血流信号或少血流信号。

2. 恶性肿瘤　恶性肿瘤远较良性肿瘤多见。有卵巢癌、恶性畸胎瘤、无性细胞瘤、内胚窦瘤等。

声像图表现：①肿瘤形态不规则，表面凹凸不平。②内部呈低回声、中等回声或不均质回声。较大肿瘤容易发生液化坏死，其内可见不规则无回声区。③后方回声衰减。④腹水征多见。⑤CDFI：肿瘤内部可见较丰富的血流信号。

3. 转移性肿瘤　多由消化道如胃和大肠（Krukenberg 瘤）、乳腺、子宫等部位的恶性肿瘤转移而来，亦可来自恶性淋巴瘤、血液病等。

声像图特点与上述恶性肿瘤基本相同，但转移癌以双侧卵巢发病更为多见。超声发现双卵巢实性肿物时，应多考虑转移瘤的可能，并尽量寻找原发病灶（图 8 – 12）。

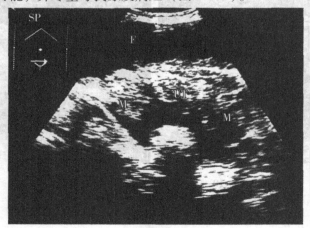

图 8 – 12　卵巢转移性肿瘤声像图

横断面显示子宫（UT）周围可见大量液体（F）；双卵巢均可见实性肿物（M），形态不规则并贴近盆壁

四、卵巢肿物扭转

卵巢和卵巢肿物的蒂扭转是常见的妇科急腹症之一，好发部位在右侧，多见于青少年女性。不同程度扭转发生后，蒂的静脉和淋巴管首先受阻，引起组织瘀血、水肿，最终导致动脉血流供应障碍直至完全中止。

临床表现有下腹痛、恶心呕吐、WBC 升高等，其症状与阑尾炎、泌尿系结石或感染以及胃肠炎等十分相似。肿物一般为 4～10cm，活动性大，以无粘连的良性卵巢肿物多见。

超声表现：

（1）卵巢增大，位置居中多见（占 69%，位于子宫腹侧）。

（2）囊性肿物有时可见囊壁水肿，呈均匀增厚（仅见于慢性扭转），实性肿物回声减低或伴有缺血坏死，透声性增加。

（3）多普勒超声显示肿物缺乏彩色血流信号或少血流信号，有时可见不同程度扩张的血管，经阴道超声 CDFI 检查可能更有帮助。

（4）盆腔子宫直肠窝可有少量游离液体。

（5）有扭转的血管蒂征象：该蒂由阔韧带、输卵管和子宫动脉的附件—卵巢分支组成，呈一低回声多层通心圆状结构（"靶环"征），或呈非均质性类椭圆形或管状结构。彩色超声可见其中环状或线圈状的扭曲血管（"漩涡"征），有助于本病的诊断。

（卢志华）

第四节　输卵管疾病

输卵管纤细狭长，间质部与宫腔相连，伞端呈喇叭口状，正常输卵管与盆腔内的肠管混在一起，超声无法识别，当输卵管有病变时，输卵管增粗、管腔内有积液、形成结节或包块，超声常常可以识别，结合临床病史、化验检查结果，常可判断出病变的性质。输卵管疾病主要有输卵管炎症及肿瘤，还有少量子宫内膜异位病例。

一、输卵管炎性疾病

1. 临床情况　输卵管炎性疾病分为急性与慢性，急性输卵管炎症，患者可有发热、腹痛，慢性炎症可有下腹坠胀不适。急性炎症期输卵管增粗、管壁增厚、管腔内可有积脓，累及卵巢时可形成输卵管卵巢脓肿；慢性炎症期输卵管管壁变薄，管腔内积液变得清亮。

2. 超声表现　急性患者在附件区卵巢旁可见纤曲的厚壁管状结构，CDFI 囊壁上常可见丰富的血流信号，囊腔内可见积液，透声差，可探及密集点状回声，病变部位触痛明显；当炎症累及卵巢后，无法显示正常卵巢，附件区被厚壁多房囊性包块或囊实性包块占据，囊壁上或实性区血流丰富。慢性患者附件区可见薄壁囊性结构，呈纤曲管状或多房性，囊腔内透声好，CDFI 囊壁上多无明显血流信号，卵巢可显示或显示不清（图 8-13）。

二、输卵管肿瘤

1. 临床情况　输卵管肿瘤少见，多发生于中老年尤其是绝经后患者，常见的病理类型是癌，罕见的病理类型是恶性苗勒混合瘤，临床症状主要有下腹部包块、阴道排液、阴道流血、腹胀、腹痛等。输卵管癌早期诊断困难，约有一半的患者就诊时已是晚期，可伴有腹水、CA125 升高，可有卵巢及大网膜转移，临床表现易与卵巢癌及子宫内膜癌相混淆，术前少有明确诊断者，多在术后病理检查时明确诊断。

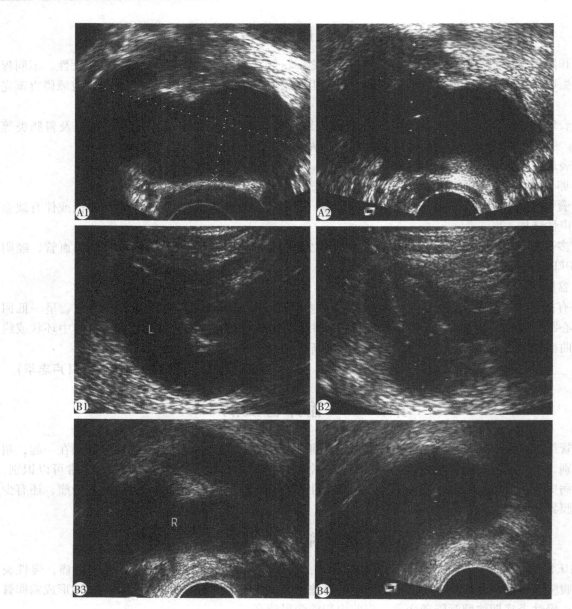

图8-13 A₁.33岁女性，腹痛半个月入院抗感染治疗一周，近两天发热，体温38.7℃，经阴道超声检查见右输卵管增粗，腔内充满液体，张力高，透声差；A₂. 行超声引导穿刺，抽出脓液40mL，证实为右输卵管积脓；B₁.45岁女性，腹痛发热就诊，经腹壁超声检查见左输卵管增粗，腔内积液、透声差；B₂. 行超声引导穿刺抽出脓液23mL，证实为左输卵管积脓；B₃.该患者右侧也见输卵管增粗，较左侧更明显，腔内可见积液，透声差；B₄. 行经阴道超声引导穿刺，抽出脓液42mL，治疗后症状迅速消失

2. 超声表现　输卵管癌的声像图表现多无特异性，可为腊肠形、不规则形，可为实性、囊实性或囊性，囊性者囊腔内透声性很差，可为纤曲管状结构，实性或囊实性包块的实性部位CDFI常可见丰富血流信号。包块旁探及正常卵巢有助于输卵管肿瘤的诊断，但概率很低，晚期患者常可探及腹水及转移病灶，如"网膜饼"。绝大多数患者术前超声仅可提示盆腔恶性肿瘤，多数会被疑为卵巢癌，个别囊性型可能误诊为输卵管积水，临床有阴道排液、包块为腊肠形、包块旁探及正常卵巢等少数较有特点的患者有可能术前提示输卵管癌的诊断（图8-14）。恶性输卵管苗勒混合瘤超声表现与卵巢恶性肿瘤更无明显差异。

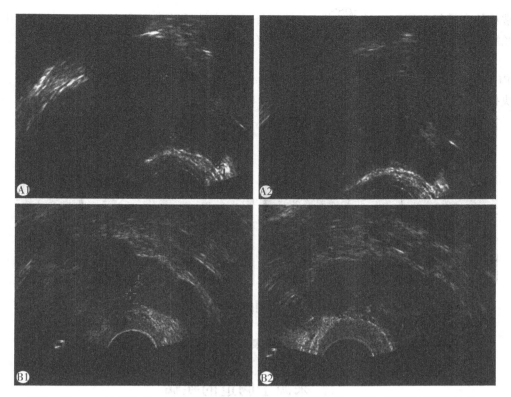

图 8－14　A₁. 55 岁女性，绝经后阴道排液 2 年，超声检查见左附件区腊肠形管状结构，内有较多实性成分；A₂. CDFI 实性区域可见血流信号，考虑恶性肿瘤。手术病理结果为左输卵管癌；B₁. 53 岁女性，绝经 2 年，阴道出血伴排液 4 个月入院。超声检查见左附件区腊肠形低回声包块；B₂. CDFI 包块内可见较丰富血流信号。手术病理结果为左输卵管癌

（杨绿敏）

第五节　盆腔疾病

　　子宫与附件位于盆腔，盆腔原发性疾病与妇科疾病常常相互累及和混淆，仔细鉴别明确诊断对治疗方案的制定至关重要。盆腔的疾病可来源于腹膜后，可来源于肠道，可来源于泌尿道，也可能是医源性的，超声检查的实时性加上一些辅助检查方法和检查途径的灵活应用，能使大部分患者获得明确的诊断。

一、盆腔腹膜后来源的疾病

（一）畸胎瘤

　　1. 临床情况　畸胎瘤可来源于身体任何部位，盆腔腹膜后也是好发部位之一，由于卵巢囊性畸胎瘤是最常见的，鉴别肿瘤来源很重要，腹膜后来源的畸胎瘤手术治疗的方法和难度与卵巢囊性畸胎瘤很不一样，妇科医生有时难以胜任。

　　2. 超声表现　肿瘤的内部结构及超声图像与卵巢囊性畸胎瘤相似，腹膜后来源的畸胎瘤与卵巢没有关联，肿瘤的基底位于腹膜后，鉴别的要点是直肠位于肿瘤的侧前方而不是其后方，为判断肿瘤与直肠的位置关系，可采用经直肠超声检查，没有直肠检查探头时可采用直肠指诊经腹壁观察。

（二）神经源性肿瘤

　　1. 临床情况　神经来源的肿瘤包括神经鞘源性、神经节细胞源性和副神经节系统源性，盆腔神经

源性肿瘤常见的有神经鞘瘤（良性或恶性）、神经纤维瘤或神经纤维瘤病（良性）、神经母细胞瘤、节细胞性神经瘤，多为实性，一般边界清楚，内部可有囊性变和钙化，CT 对这类肿瘤的定性、定位诊断更具优势。

2. **超声表现**　基底位于盆腔后部或后外部实性包块，外形规则或不规则，边界多清晰，直肠、髂血管受肿块挤压常发生从后往前、从外向内的移位（图 8 – 15）。

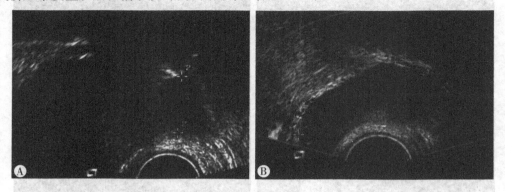

图 8 – 15　A. 24 岁女性，无症状，查体发现腹部包块就诊，经阴道超声检查子宫后方、骶骨前方可见一低回声包块，边界清晰；B. 包块大小约 5.2cm × 2.0cm × 1.9cm，CDFI 示包块内血流信号不丰富。手术病理结果为神经纤维瘤伴黏液样变，肿瘤自一骶孔发出

二、来源于肠道的疾病

（一）阑尾肿物

1. **临床情况**　阑尾一般位于右下腹，阑尾肿物常需与右附件来源的病变进行鉴别。阑尾的病变常见的有阑尾黏液囊肿、黏液性囊腺瘤、黏液腺癌等。阑尾黏液囊肿是慢性炎症的结果，由于近端管腔阻塞，黏液上皮分泌的黏液无法排出潴留在腔内形成；黏液性囊腺瘤是良性肿瘤性病变，对大体标本的肉眼检查与黏液性囊肿无法区别，病理切片的显微镜观察是确诊手段；黏液腺癌不多见，晚期患者可能与卵巢癌混淆，由于腹腔内的液体是胶冻状的黏液，用普通腹穿针穿刺抽液往往抽不出液体。

2. **超声表现**　阑尾黏液囊肿及黏液性囊腺瘤都表现为右下腹腊肠形或椭圆形囊性包块，边界清楚，表面光滑，活动好，囊腔内透声性很差，CDFI 肿物内无血流信号，仔细观察可发现肿物的下端为盲端，上端与回盲部相连；晚期阑尾黏液腺癌肿瘤都有破溃，右下腹可见不规则不均质、边界欠清的包块，多为混合性，有时内部可见钙化，腹腔内常充满黏液形成腹膜假黏液瘤，缺乏经验者会认为是大量腹水，大网膜常可见肿瘤种植转移形成的"网膜饼"（图 8 – 16）。

（二）其他部位肠道来源的肿物

1. **临床情况**　位于盆腔附近的小肠、结直肠与子宫附件相邻，这部分肠管的包块在妇科检查时很可能被误认为是妇科来源，如小肠的平滑肌瘤、结肠与直肠癌等，小肠的肿瘤一般活动度很大，结直肠肿瘤位置一般比较固定，有些患者有症状，有些可能无明显异常感觉。

2. **超声表现**　小肠的平滑肌瘤为边界清晰的圆形低回声肿物，内部回声较均匀，CDFI 肿瘤常可见血流信号，有时可见肿瘤与小肠肠管关系密切，有些外生性肿瘤很难显示与小肠的关联；结直肠肿瘤均可见相应肠段的增粗、肠壁规则或不规则增厚，边界多清楚，CDFI 肿瘤内多可见丰富的血流信号。能显示正常的子宫及卵巢，也能帮助排除妇科疾病。

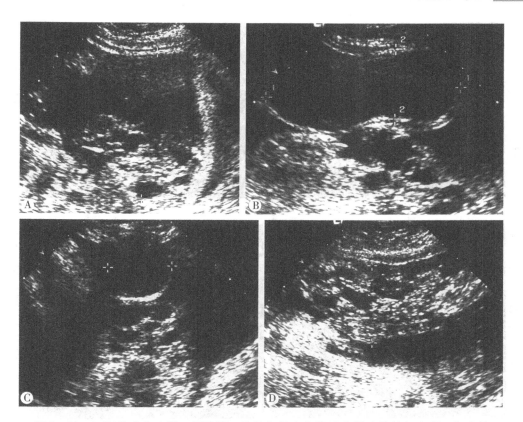

图8-16　**A.** 76岁老年女性，因腹胀、腹部包块半年拟诊卵巢癌收住妇产科，超声检查见腹腔内大量积液，透声差，似胶冻样；**B.** 右下腹可见腊肠形囊性包块，壁不规则增厚；**C.** 包块横切面也可见囊壁不规则增厚；**D.** 中上腹部可将大网膜明显增厚，手术病理结果为大网膜腹膜假黏液瘤，伴阑尾、双卵巢、一侧输卵管及子宫黏液性囊腺瘤

三、盆腔医源性肿物

1. 临床情况　妇科手术及其他盆腔手术偶尔会发生纱布等医疗用品遗留盆腹腔的意外情况，患者多有临床症状，或轻或重，诊断治疗不及时常给患者带来极大痛苦。

2. 超声表现　纱布遗留在盆腹腔的时间长短不同、合并感染的情况不同，其声像图表现也不尽相同。遗留时间短未合并明显感染的超声检查时可见后伴明显干净声影的肿物，采用高频探头仔细观察肿物表面可发现有低回声带环绕，遗留时间长内部有大量脓液时就表现为囊实混合性包块，肿物的边界一般比较清晰，似有包膜，肿物的实性部分后方常伴有声影，CDFI肿物内一般探不到血流信号，此类表现常被误诊为卵巢囊性畸胎瘤（图8-17）。

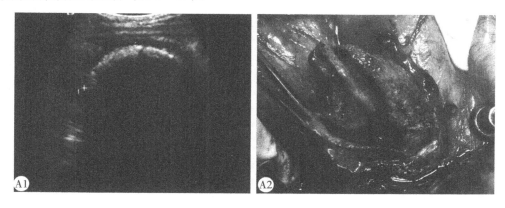

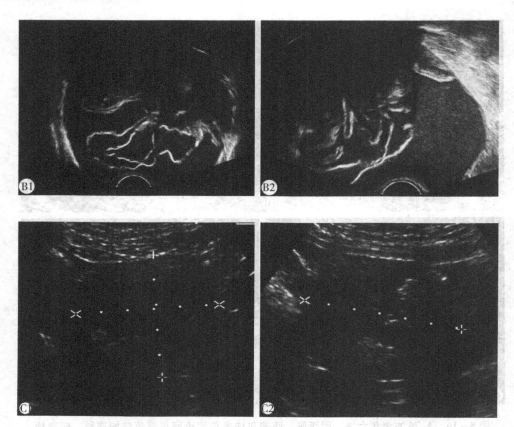

图 8 - 17　A₁. 宫颈癌术后左腹痛并包块就诊，超声检查见左下腹强回声包块伴干净声影，考虑纱布遗留腹内；A₂. 将纱布取出；B₁. 61 岁老年女性，因排尿极其困难就诊检查发现盆腔包块入院，7 年前曾因子宫脱垂手术治疗，半年后症状再现，伴排尿困难，逐渐加重。超声检查见盆腔囊性包块，边界清楚，内有条带样物后伴声影；B₂. 囊液透声性差，条带状物后方声影明显。手术病理结果为盆腔纱布伴脓肿形成；C₁. 32 岁，因下腹不适 3 个月就诊，超声检查提示卵巢囊肿入院。超声检查可见左下腹囊性包块，边界清楚，囊腔内可见强回声团后伴声影。患者 6 年前曾行剖宫产手术；C₂. 纵切面同样显示左附件区囊性包块边界清楚，囊内有强回声团后伴声影。手术病理结果为腹壁下脓肿（纱布腹膜外残留）

（杨绿敏）

第九章

产科疾病超声

第一节　正常妊娠声像图

一、妊娠解剖生理

（一）产科和超声检查中的某些重要术语

1. 妊娠龄（月经龄）　根据受孕前末次月经的时间推算，从月经第一天算起。一般比胚胎实际发育时间多 14 天左右，一个正常成熟胎儿的妊娠龄约为 40 周。

2. 胎龄（受精龄）　是胚胎发育的确切时间，在胚胎学中，胎儿的胎龄按受精龄推算，即从精子和卵子结合的时间算起，一个正常成熟胎儿的胎龄约为 38 周。确切胎龄一般是不可知的，除非人工受精。粗略估计是按末次月经推算的月经龄减 2 周即为胎龄。

3. 胚胎　指受精后的前 8 周（即月经龄的前 10 周）的胚胎，此时期也称为胚期。也就是在第 10 周以前的超声报告时称之为胚胎。

4. 胎儿　指受精 8 周后即第 9 周 0 天开始到 38 周（即月经龄的第 11 周开始到孕 40 周），是各组织器官的生长与进一步分化阶段。也就是第 11 周 0 天以后超声报告时称之为胎儿。

5. 蜕膜　卵子受精后，子宫内膜腺体肥大，内膜增厚，此时的子宫内膜称为蜕膜。按孕卵着床部位分为底蜕膜：囊胚与子宫肌层之间的部分。包蜕膜：覆盖在囊胚外面的部分。真蜕膜（壁蜕膜）：宫腔其余的部分（图 9 – 1）。

6. 绒毛膜　囊胚表面的乳头状突起。胚胎早期，绒毛均匀分布于整个绒毛膜表面。随着胚胎生长发育，与底蜕膜接触的绒毛因血供充足，反复分支，生长茂盛，变成了丛密绒毛膜，它与底蜕膜共同组成胎盘。

7. 临床对妊娠的分期

（1）早期妊娠：妊娠 12 周末以前称为早期妊娠。

（2）中期妊娠：第 13 周开始到第 27 周末称为中期妊娠。

（3）晚期妊娠：第 28 周开始及其后称为晚期妊娠。

（二）胚胎发育与声像图显示

人胚胎在母体内生长发育约 38 周，可分为 3 个阶段：孕卵、胚胎、胎儿。孕卵（胚前期）：从受精开始到第 2 周末二胚层胚盘的出现。此期超声不能显示。胚胎期：孕卵着床后称为胚胎，为器官发育期。各器官开始分化发育，易发生各种畸形。此期为月经龄 5 ~ 10 周。超声可显示早期孕囊。胎儿期：月经龄第 11 周到第 40 周。超声可看到胎头、胎体、肢体等结构。此期后胎儿畸形发生率减少，但胚胎期形成的畸形，在此期逐渐表现出来。

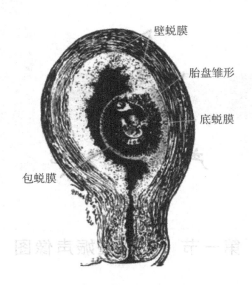

图 9 - 1　子宫蜕膜示意图

壁蜕膜

胎盘雏形

底蜕膜

包蜕膜

二、正常妊娠声像图

（一）早期妊娠

1. 早期妊娠超声图像

（1）正常妊娠 4.5 ~ 6 周超声图像：早早孕时，超声表现为子宫增大，子宫内膜增厚，内膜内宫腔线的一侧见圆形增强回声区，中央有小囊状液性暗区，为极早期的妊娠囊，妊娠囊的一侧邻近子宫腔回声线，但子宫腔回声线无挤压、移位，有人将此称为"蜕膜内征"（IDS）（图 9 - 2）。值得注意的是有时宫外孕的假孕囊也酷似蜕膜内征，因此，应用此征诊断早孕要谨慎，应进行追踪以显示卵黄囊或胚芽来确诊。经阴道超声扫查一般在停经 31 ~ 35 天时能清晰显示早期妊娠囊。随着妊娠囊的增大，它对子宫腔的压迫越来越明显，形成特征性的"双环征"（图 9 - 3）。妊娠囊的宫腔侧表现为两条强回声线，最靠近妊娠囊无回声区的强回声线由平滑绒毛膜与包蜕膜所形成，在其外的另一强回声线由壁蜕膜，两强回声线之间低回声为宫腔，其内常有微量液体而呈低回声。检出"双环征"或妊娠囊内见到卵黄囊或胚胎可确定早孕。

妊娠囊内的卵黄囊最早能被超声检查出的时间大约在妊娠 5 周，显像为环形结构，囊壁薄呈细线状强回声，中央为无回声，透声好。胚胎学称之为继发卵黄囊，由于原发卵黄囊超声不能检出，因此，超声学将这一结构简单称为卵黄囊。卵黄囊正常直径小于 6mm（图9 - 4）。妊娠 10 周后萎缩不见。卵黄囊的大小及存在对于诊断早孕胚胎存在以及先兆流产的预后有一定的临床意义。发现卵黄囊可以肯定为宫内妊娠并有胚胎存在，早早孕时虽然暂时未见到胎心搏动，但卵黄囊清晰，大小正常，可推断胚胎良好。腹部超声扫查能看到妊娠囊和卵黄囊的时间大约比阴道超声要晚 1 周。

通常超声能看到一个卵巢的黄体，其显像可有不同，可以是单纯囊肿，也可以是厚壁（图 9 - 5）或复杂囊肿，或是低回声结构。典型的黄体直径在 2 ~ 3cm。

（2）正常妊娠 6 ~ 10 周超声图像：经阴道超声扫查大约在孕龄 6 周时可以见到胎儿心跳。最初表现为卵黄囊的一侧局部增厚的强回声小结构闪动（图 9 - 6）。2 ~ 3 天内即可在清晰可见的胚胎内见到心跳。在顶臀长小于 5mm 以前，正常胎心率不应少于 100 次/分，顶臀长 5 ~ 9mm 时胎心率至少 120次/分。最初超声显示胚胎为均质的结构。至 7 ~ 8 周时，能分别看到头和躯干，上下肢肢芽长出，而且可以看到颅内囊性结构，相当于发育中的菱脑，8 周时胚胎初具人形。第 9 周，四肢更明显，躯干开始增长和变直，同时可出现明显生理性中肠疝（图 9 - 7），表现为自前腹壁突入脐带根部的一个软组织块，其最大直径一般都小于 7mm。至 10 周时 CRL 为 30 ~ 35mm，胚胎已具人形，能显示手和足。这时仍可见到卵黄囊。在妊娠囊内可见到薄而光滑弧形结构的羊膜包绕着胚胎或胎儿。在羊膜囊内及羊膜与绒毛膜之间可见到无回声液性暗区。至妊娠 9～10 周胎盘可以辨认，显示为均匀回声的结构，包绕着妊娠囊的一部分（图 9－8）。

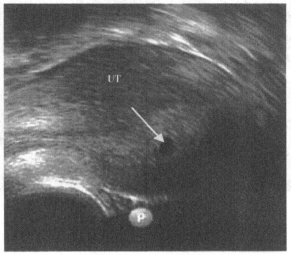

图 9－2　早早孕声像图
箭号：早早孕孕囊

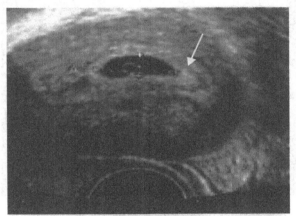

图 9－3　早孕双环征
箭号：妊娠囊外周的低回声环

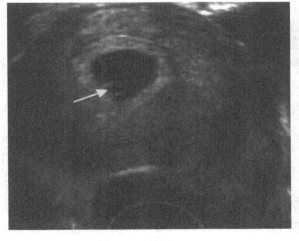

图 9－4　妊娠 40 天
囊内见卵黄囊（箭号）

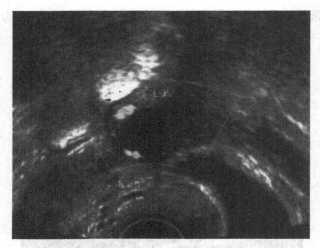

图 9-5　黄体
表现为单纯囊肿，可见环状黄体血流

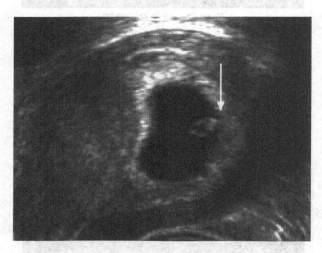

图 9-6　妊娠 42 天
经阴道超声孕囊内见胚芽（箭号），实时观察其内见闪动

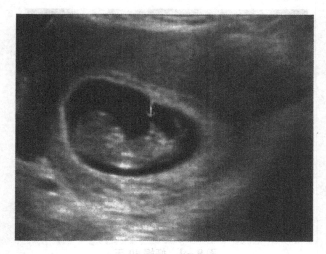

图 9-7　生理性中肠疝
停经 9 周超声显示生理性中肠疝（箭号）

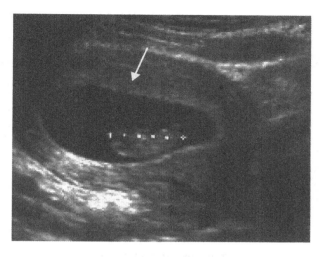

图 9 – 8 胎盘

停经 9 周 3 天超声显示胎盘为均匀回声结构（箭号）

妊娠 7 ~ 12 周，测量头臀长是估计妊娠龄大小的最准确的方法。头臀长反映孕龄，孕龄（天）= CRL（mm）+42。误差 3 ~ 7 天。测量顶臀长时注意事项：①适用于 7 ~ 12 周。②测量时不能包括卵黄囊。③取胎儿躯体最长、最直的正中矢状切面图，测量最长径线，最好取三次测量平均值。

（3）正常妊娠 10 ~ 13 周超声图像：妊娠 10 ~ 13 周时超声显像可以清楚地区分胎儿的头、躯干和肢体。第 11 ~ 12 周，生理性中肠疝回复到腹腔内（图 9 – 9）。至 13 周末，多数胎儿结构可以辨认，如心脏的四个腔（图 9 – 10）、胃、膀胱和四肢、骨骼和面部等。妊娠囊内仍可见到羊膜，已接近绒毛膜。胎盘显示为中等回声结构，包绕着妊娠囊上的一部分。

2. 胎儿 NT 的测量　胎儿颈后部有一透明层。在早孕期，不论颈后皮下的积水带有否分隔、是否局限于颈部，均一律使用透明层（translucency）一词。到了中孕期，透明层通常会消退，但在少部分个案中，会变为颈水肿或水囊瘤。颈项透明层（nuchaltranslucency，NT）增厚（图 9 – 11）与 21 – 三体综合征、特纳综合征及其他染色体异常，以及多种畸胎及遗传综合征有关，但 NT 的形态则不重要。

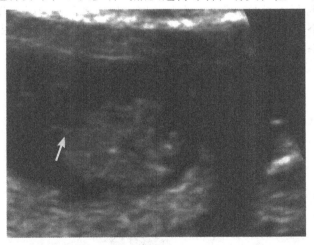

图 9 – 9 妊娠 12 周

胎儿腹壁脐带插入部（箭号），中肠疝回复至腹腔

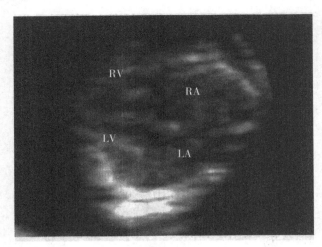

图 9 - 10   妊娠 13 周胎儿
声像图显示四腔心

　　量度胎儿 NT 厚度的最佳孕期为 11 周至 13 周 6 天。头臀长应不小于 45mm，及不大于 84mm。在量度胎儿 NT 时，所使用的超声仪器必须具备高分辨率、影像回转功能及能提供准确至 0.1mm 量度的光标尺。经腹超声检查可成功量度 95% 胎儿的 NT；其余的则需进行经阴道超声。经腹与经阴道扫描的结果相近。在量度 NT 时，应将影像尽可能放至最大，使影像只包括胎儿头部及上胸（图 9 - 12），及令光标尺的轻微移动只会改变量度结果 0.1mm。在进行影像放大时（不论是定格前或后），必须将补偿功能调低，这能避免误将游标尺放在线条模糊的边界，而低估了 NT 厚度。与量度胎儿头臀长时一样，量度 NT 应先取得良好的胎儿中矢切面图、并在胎儿在自然姿势下进行。若胎儿颈部过度伸展，可令量度高估 0.6mm；颈部屈曲则可令量度低估 0.4mm。由于在这妊娠期，胎儿的皮肤与羊膜在声像图中均显示为一层薄膜，因此必须小心分辨两者。方法是可待胎儿因自然活动而远离羊膜时拍摄声像图，或可请孕妇尝试咳嗽和（或）轻拍孕妇腹部，令胎儿弹离羊膜。应在皮肤与颈椎上的软组织之间距离最阔的透明地带量度。游标尺应放在定义 NT 厚度的界线——横标尺不应放于颈部积水上，而应放置在白线的边界，直至两者融合而横标尺不易被察看到。在扫描时，应量度多于一次，并记录多次量度中所得的最大数值。在 5% ~ 10% 的个案中，胎儿颈部会被脐带围绕，令 NT 的量度结果偏高。在这些情况下，脐带上与脐带下的 NT 厚度会不同。

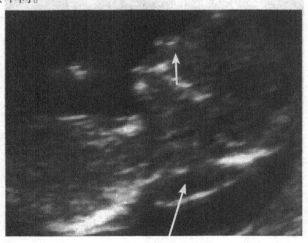

图 9 - 11   NT 异常
21 - 三体胎儿在 12 周的声像图，显示 NT 增厚（长箭号），缺失鼻骨（短箭号）

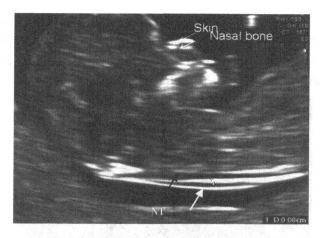

图 9 – 12 NT 测量
12 周正常胎儿 NT 测量，白箭号指示为羊膜

3. 检查技巧

（1）探头选：经腹超声扫查时一般用 3 ~ 5MHz 探头。经阴道超声常用的探头频率为 5 ~ 8MHz。

（2）扫查方法：经腹部扫查时，适度充盈膀胱（标准：以子宫纵切面为标准，膀胱无回声区将子宫周围肠管推开，恰能清晰显示包括子宫底在内的子宫长轴完整轮廓）。扫查按一定的顺序，一般先采用纵切面，以子宫矢状面为中心，探头向两侧滑行，然后探头转动 90° 改为横切面扫查，从上到下或从下到上平行切面连续扫查。经阴道扫查时需排空膀胱，子宫前倾屈时，探头置于前穹隆，后倾屈时，探头置于后穹隆。扫查时先找到子宫，然后对子宫作纵切面、横切面扫查。

（3）检查技巧：在行早孕检查尤其是早早孕检查时一定要全面扫查子宫，包括宫颈、宫角的扫查，以免遗漏。经阴道扫查时，中位子宫图像不清晰时，可用一只手在受检者耻骨联合上稍加压，使子宫稍固定于后倾位，则可获得较满意图像。

（4）点评：早孕期检查重点确定是否宫内孕，孕囊的结构是否正常，胚胎的数目，胚胎是否存活，发育与停经天数是否相符，有无形态异常。对早孕的超声检查最多不能超过 3 ~ 5 分钟，尤其对胎儿眼部照射时间应更短。彩色多普勒和脉冲多普勒强度大于 B 超 10 ~ 100 倍，要充分考虑这一因素，注意可能产生的生物效应。

（二）中晚期妊娠

至中期妊娠胎儿的脑、颅骨、脊髓、脊柱和面部的结构已经完全形成。当然，在妊娠中晚期这些器官和结构还要继续有形态上的发育和增长。

1. 胎头

（1）颅脑解剖：中枢神经系统起源于胚盘外胚层的神经板。妊娠 5 周神经管头侧开始增大，分化成 3 个原始脑泡：前脑泡、中脑泡和后脑泡。6 周时脑泡继续发育，前脑泡分化为端脑和间脑；中脑泡没有变化；后脑泡演变为后脑和末脑。妊娠 8 周末，大脑中央出现线状的大脑镰。随后脉络丛出现，充满了整个侧脑室。后脑内的两侧小脑半球在妊娠 8 周开始出现，10 周左右在中线处融合，形成完整的小脑。大脑的基本结构在妊娠 12 ~ 15 周已形成。而胼胝体、小脑蚓部、脑沟、脑回等结构在 15 周后继续发育。胼胝体在 18 ~ 20 周发育完全。小脑蚓部在 18 周左右发育完全。虽然在妊娠 20 周开始可看到外侧裂、顶枕裂，但大脑其他的脑沟、脑回结构要在 28 周才可以看到。颅骨在妊娠 10 周开始骨化，11 ~ 12 周骨化完成。

（2）颅脑的超声检查：用三个主要图像来评价胎儿颅骨及其内容物，一个是侧脑室的显像，一个是丘脑显像，一个是颅后窝显像。正常颅骨是椭圆形的、完整的，两颅骨之间的颅缝可显示正常的间隙。

1）侧脑室水平横切面：从颅顶切面稍向下横切平移，颅骨环变大，呈椭圆形，中间见脑中线及部分丘脑，两侧在中线 1/2 处见无回声的侧脑室，前角较靠近脑中线，后角偏离脑中线向两侧分开（图 9 – 13）。13 周以前，侧脑室内被高回声的脉络丛填充，以后逐渐退化。这一平面是测量侧脑室的标准平面，测量侧脑室时将电子游标放在接近脉络丛顶端的侧脑室处，垂直于侧脑室的中轴测量该处侧脑室的横径。整个孕期侧脑室的最大宽度一般 ＜10mm，不超过 15mm。

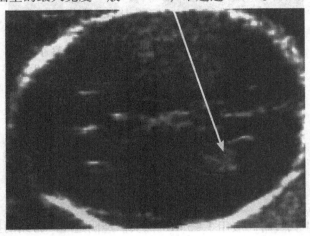

图 9 – 13　侧脑室平面
侧脑室后角（箭号）

2）丘脑水平横切面：侧脑室平面向下平移为头颅最大平面，中线不连续，在脑中线的前 1/3 处，呈长方形的暗区为透明隔腔，正常时不超过 10mm。中央可见中线两侧对称的卵圆形的低回声结构，即丘脑，两侧丘脑中间有时可见小裂隙为第三脑室。正常宽度小于 2mm。丘脑平面为测量双顶径和头围的平面（图 9 – 14）。

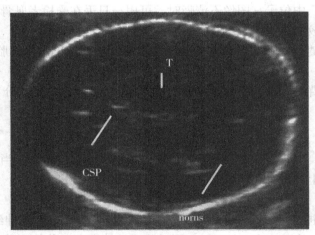

图 9 – 14　丘脑水平横切面
CSP：透明隔腔；T：丘脑；homs：侧脑室后角

3）小脑横切面：在获得丘脑平面后声束略向尾侧旋转，即可获得此切面。颅后窝的横切面图可评价小脑、第四脑室和小脑延髓池。正常小脑后部外形像花生的侧面，小脑半球呈低回声，圆形位于较强回声的小脑蚓部的两侧（图 9 – 15）。小脑延髓池为小脑蚓部和枕骨之间的液性间隙。其正常前后范围小于 10mm。在评价小脑延髓池时必须特别小心，要在近乎横向稍冠状面的平面上成像。若图像平面冠状角大于 15°，小脑延髓池可能出现人为的扩大。第四脑室是一个小的液性间隙，位于小脑蚓部的前面，中脑的后面（图 9 – 16）。

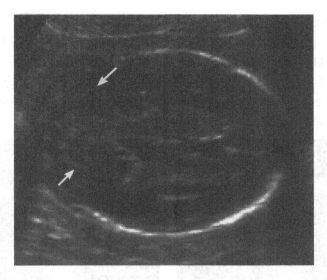

图 9 - 15 小脑

颅后窝横切面显示正常小脑的外形,箭号指示两侧的小
脑半球,中间较强回声为小脑蚓部

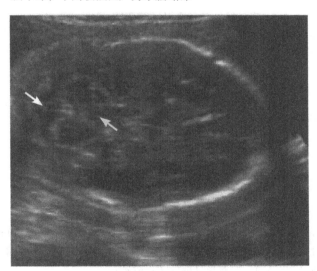

图 9 - 16 小脑延髓池和第四脑室

颅后窝横切面显示充满液体的小脑延髓池(细箭号),
第四脑室内有少量液体(粗箭号)

(3)检查技巧:经腹部超声检查一般多取从颅顶到颅底部的横切面来观察,扫查时结合颅脑的正常解剖分辨颅内各结构。胎儿头颅扫查时早、中期脑实质回声较低,尤其是早期几乎呈无回声,易被误认为侧脑室增宽、脑积水,应调高仪器的增益来鉴别诊断。

(4)点评:胎儿神经系统发育非常复杂,其发生、发育过程中超声图像有明显阶段性的变化,要熟悉和掌握颅脑各发育阶段的解剖和检查切面。

2. 胎儿脊柱

(1)脊柱解剖:脊柱是由椎骨、骶骨和尾骨借韧带、椎间盘和椎间关节连接而成的,位于背部中央,构成人体中轴。椎骨包括有颈椎 7 块,胸椎 12 块,腰椎 5 块,尾椎 3~5 块。每块椎骨有 3 个骨化中心,即两个后骨化中心和一个前骨化中心。椎体呈圆柱形,椎弓呈弓状位于椎体后方,并共同围成椎孔,各椎骨的椎孔连接起来构成椎管,容纳脊髓。

(2)脊柱声像图:妊娠 12 周后胎儿脊柱显示清晰。矢状切面:脊柱呈两行排列整齐的串珠状平行光带（图9-17A）。横切面：该切面最能显示脊柱的解剖结构。此切面脊柱呈三个分离的圆形或短棒状强回声小光团，两个后骨化中心较小且向后逐渐靠拢，呈∧形排列（图9-17B）。冠状切面：在近腹侧的冠状切面上可见整齐排列的3条平行光带（图9-17C），中间一条反射回声来自椎体，两侧的来自椎弓骨化中心。在近背侧的冠状切面上，脊柱仅表现为由椎弓骨化中心组成的两条平行光带。冠状切面成像在每个平面均可见到2个后面骨化中心。无论哪种切面成像，两个骨化中心之间均是1∶1的对应关系。脊柱每一侧都应该是直的，有正常的胸椎后凸和腰椎前凸。

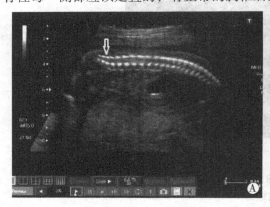
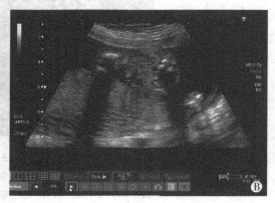
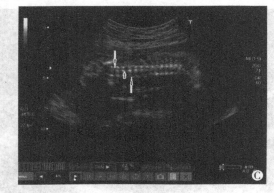

图9-17 胎儿脊柱

A. 脊柱纵切面图像，显示后面平行排列的骨化中心，骶尾部略向后翘（箭号）；B. 脊柱横切面图像，显示脊柱三个骨化中心，两个后骨化中心呈八形排列；C. 脊柱冠状切面图像，显示3条平行光带，中间来自椎体（短箭号），两侧来自椎弓（长箭号）

（3）检查技巧：在胎儿俯卧位时脊柱扫查较容易，胎儿躯体运动时有助于脊柱的全面显示，所以在胎儿扫查时不必拘泥于扫查顺序。胎儿臀位时脊柱尾部显示较困难，可以坐骨骨化中心为标志表明到达脊柱末端，同时，注意观察小脑形态，胎儿小脑形态异常和（或）后颅窝池消失时，常伴有脊柱裂。

（4）点评：对胎儿脊柱的超声检查要尽可能从矢状切面、横断面和冠状切面进行观察，从而可以更准确地了解胎儿脊柱及其表面软组织的情况。

3. 胎儿面部

（1）面部声像图：胎儿面部扫查可通过冠状切面、横切面、矢状切面来全面扫查。冠状切面是评估胎儿鼻、唇的最佳切面。正常上、下唇显示为回声连续的结构（图9-18B）。横切面是评估眼、上牙槽突和下牙槽突的最佳切面。20周以上正常眼内距约等于眼眶左右径（眼距）。双眼可显示晶体，晶体内部为无回声，如果晶体内出现强回声，则应怀疑有先天性白内障可能（图9-18C）。上、下牙槽突及其内的乳牙显示为回声连续的结构，可以排除牙槽突裂的可能（图9-18D，图9-18E）。正中矢状切面上胎儿颜面部表现为有一定曲度的平滑曲线，从上至下依次为前额、鼻、上唇及上颌、口裂、下唇及下颌，正常下唇与颏形成的曲线呈"S"形或反"S"形（图9-18A）。矢状切面能显示面部的整体轮廓，对于诊断小下颌和前额肿物等畸形特别有用。旁正中矢状切面可以显示胎儿耳朵。

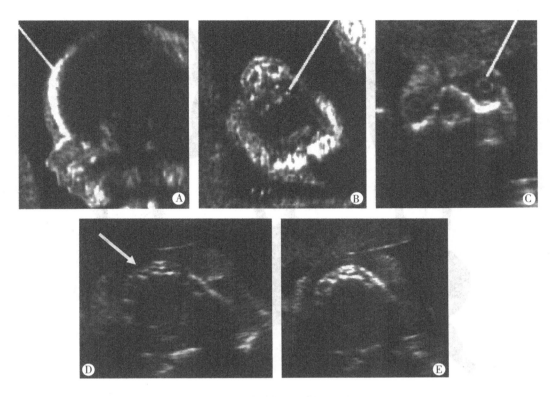

图9-18　面部声像图

A. 矢状切面显示面部轮廓正常，箭号示前额；B. 冠状切面显示正常鼻、唇，箭号示上唇；C. 双眼球横切面，箭号示晶状体；D. 上牙槽突横切，显示内外表面弧形强回声带（长箭号），内部排列整齐的低回声乳牙（短箭号）；E. 下牙槽突横切面

（2）检查技巧：获得胎儿双顶径标准切面后，将探头旋转90°即可获得胎儿面部冠状切面。顺着面部的曲线旋转探头即可显示鼻、唇结构。横切面：以双顶径平面为基础，探头逐渐向颅底方向移动，可获得面部横切面。继续向下扫查，可以显示上唇、上牙槽突、下牙槽突。矢状切面：从横切面将探头旋转90°即可获得。此切面只能显示胎儿鼻骨而不应显示眼眶结构。有时脐带附着在上唇会造成唇裂的假象，在胎儿张嘴或胎动时可见脐带从唇部移开。用彩色多普勒也可以显示脐带内的血流信号。

（3）点评：胎儿颜面部的扫查，矢状、冠状、横切面三个相互垂直的正交切面均非常重要，每个平面都从不同的侧面提供胎儿面部的信息，相互佐证。胎儿颜面部畸形是一种体表畸形，一经出生，畸形就明确无误地表现出来，因此要求产前诊断准确可靠，尽可能减少假阳性与假阴性的诊断。

4. 胎儿心脏

（1）心脏的胚胎发生

1）心管的发生：妊娠5周，口咽膜头侧的生心区内出现一腔隙状围心腔，以后将发育成心包腔。围心腔腹侧形成一对长条的生心索。生心索中空形成腔隙，形成左右两条纵管，称为心管。左、右心管逐渐向中央靠拢，胚胎第22天，左、右心管融合成一条心管，发育成心脏。

2）心脏外形的变化：随着胚胎的发育，心管从头侧向尾侧依次形成心球、心室和心房。随后在心球的头侧出现动脉干；尾侧出现静脉窦，接受来自脐静脉、卵黄静脉和总主静脉的血液。由于心管的生长，特别是心球和心室的生长比心包快，心球和心室朝右腹尾方弯曲，心管弯曲成一个"U"字形的球室襻，而心房和静脉窦则朝左背头弯曲，进而变成"S"形的心脏（图9-19）。

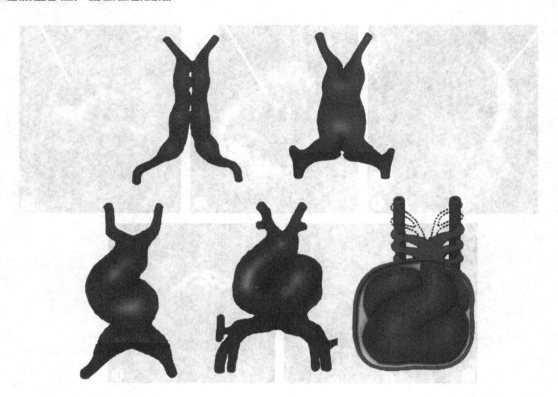

图 9 - 19 心脏外形的变化
从两心管发生→两心管融合→"U"形→"S"形→心脏外形形成

3) 心脏内部的分隔

A. 房室的分隔：房室管背侧和腹侧的心内膜下组织增厚形成背、腹心内膜垫。第5周，背、腹心内膜垫靠拢融合，形成心内膜垫。将房室管分隔为左右房室管。左右房室管的心内膜下组织再局部增厚，形成左侧的二尖瓣和右侧的三尖瓣。

B. 心房的分隔：在心内膜垫发生的同时，心房背侧壁的正中线处发出一个半月形的原发隔。原发隔向心内膜垫方向生长，隔的下缘与心内膜垫之间形成原发孔。随着原发隔的增长，其上形成一个大的继发孔。与此同时，原发孔的下缘与心内膜垫融合，原发孔闭合。第5周末，原发隔右侧、心房顶部腹侧壁又发生一个半月形的继发隔。后者向心内膜垫方向生长，从右侧逐渐覆盖继发孔。继发隔游离缘的下方留有一卵圆孔。继发孔与卵原孔上下交错。原发隔由左侧下方覆盖卵圆孔，成为卵圆孔瓣。出生前，由于右方压力高于左房，右心房的血液可经卵圆孔流入左房，但左房的血液不能流入右房。

C. 心室的分隔：胚胎第4周末，在心室底壁的心尖处发生一半月形的肌性隔膜，为室间隔肌部。室间隔肌部向心内膜垫方向生长，与心内膜垫之间留有一个半月形的孔，称为室间孔。胚胎第7周末，左右心球嵴尾端及心内膜垫形成一薄膜封闭室间孔而形成室间隔的膜部。

胚胎发育的第5周，在心球和动脉干内面形成一个螺旋状走行的主动脉肺动脉隔，将心球和动脉干分隔成两条互相呈螺旋状缠绕在一起的管道，即主动脉干和肺动脉干。心球逐渐并入心室壁。主动脉和肺动脉开口处的心内膜下组织增厚形成半月瓣（图9-20）。

妊娠10周左右，胎儿的心脏结构已基本发育完全。

（2）心脏声像图：心脏平面的横切面图显示胸腔呈圆形，心脏位于其正中稍偏左侧，肺部为均匀回声结构（图9-21）。

1）四腔心切面：心脏的四个腔以胸腔横切面成像最佳（图9-22）。主要位于左侧胸腔内，占胸腔的1/3，心尖指向左前方，在此切面上测量心胸比值，面积比正常值为0.25~0.33，右心室正好位于胸骨后面，左心房位于降主动脉和脊柱的前面。心房的大小及其壁的厚度与心室相似。左心室比右心室更呈圆锥形，内壁更光滑。卵圆孔位于两心房之间，显示为房间隔上瓣膜样的开口。孕28周后，右心室较左心室略大。房室间隔与二三尖瓣在心脏中央形成"十"字交叉，二三尖瓣关闭时"十"字更清晰，但二、三尖瓣在室间隔的附着位置不在同一水平，二尖瓣位置略高。

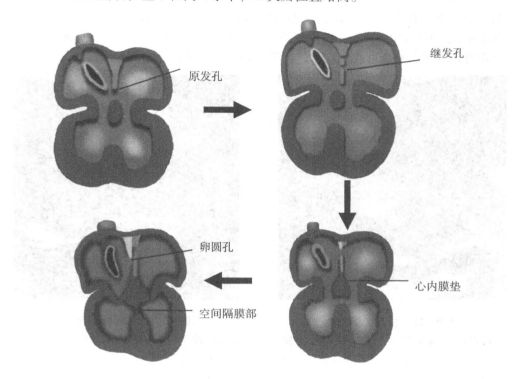

原发孔

继发孔

卵圆孔

心内膜垫

空间隔膜部

图 9 - 20　胎儿心脏内部分隔

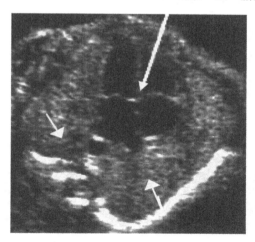

图 9 - 21　胸腔

心脏四腔平面横切面图，显示均匀回声的肺组织（短箭号）包绕心脏（长箭号）

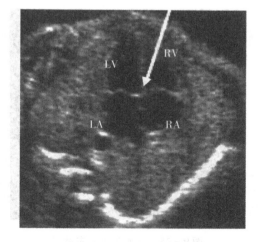

图 9 - 22　胎儿四腔心切面

胎儿心尖四腔切面显示左右心室基本相等，心脏中央"十"字交叉（箭号）存在，左方后方圆形结构为降主动脉

　　2）左心室流出道切面：心室斜切面图上成像最佳，可显示左心室长轴和主动脉根部，可看清室间隔的全长，室间隔应是完整的，并与主动脉前壁相连接（图 9 - 23）。此切面容易观察到室间隔膜部情况。

　　3）右心室流出道切面：显示肺动脉分出的右肺动脉和动脉导管（图 9 - 24），可以观察到右室流出道与左心室流出道相互交叉。

　　4）三血管切面：从左向右依次显示肺动脉、升主动脉及上腔静脉，其管径也由大到小，彩色显示肺动脉与升主动脉血流方向一致，流向降主动脉（图9-25）。

5）大血管长轴切面：长轴切面可显示主动脉弓和动脉导管弓，主动脉弓呈"手杖"形状（图9-26），导管弓呈"曲棍球"形状。右心房纵切面可显示上下腔进入右心房。

正常胎儿心率在120~160次/分，心律规则，在妊娠早期及中孕早期心率可偏快，胎动时心率加快。胎心搏动偶有不规则，有期前收缩现象，如果胎心结构正常，多数是功能性的。

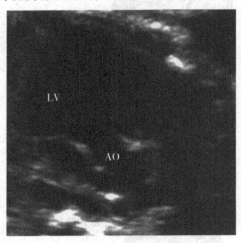

图9-23　左心室流出道

心脏斜横切面图显示主动脉起自左心室（LV），室间隔（箭号）连接主动脉（AO）前壁

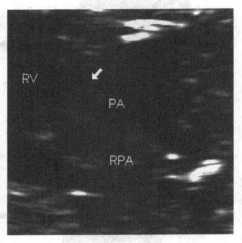

图9-24　右心室流出道

心脏四腔上方横切面图显示肺动脉（PA）起自右心室（RV），分出动脉导管和走行在升主动脉后面的右肺动脉（RPA）。箭号所指为肺动脉瓣

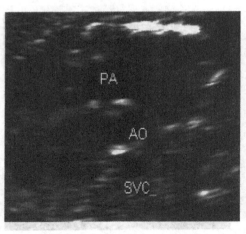

图9-25　三血管平面声像图

PA：肺动脉；AO：主动脉；SVC：上腔静脉

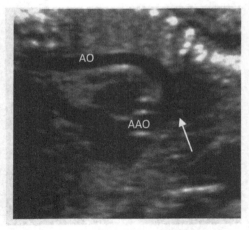

图9-26　主动脉长轴切面声像图

AAO：升主动脉；AO：降主动脉；箭号所指为主动脉弓上血管分支

（3）检查技巧：在确定胎方位后，首先横切胎儿腹部，判断肝脏、胃泡、下腔静脉和腹主动脉的位置关系，如果正常，则确定心房为正位。然后，探头上移，在横膈略上方横切胸腔，可获得胎儿四腔心切面，此切面可观察到心脏四个腔室，房室间隔与房室瓣及其形成的"十"字交叉图像，确定左右心房和左右心室以及房室连接关系、肺静脉与左心房的连接关系。此时，探头声束平面向胎儿头侧略倾斜，可依次获得五腔心切面和右室流出道与肺动脉切面，同时，在实时动态下偏斜探头动态观察，可清楚显示左心室与主动脉的连接关系，右心室与肺动脉的关系以及主动脉与肺动脉起始部形成的交叉图像，此交叉不能在同一平面上显示，因而应在实时动态下观察。如果心脏四腔心切面以及探头向头侧偏斜所获得的心室流出道切面正常，则绝大多数先天性心脏病均能做出排除性诊断。

（4）点评：胎儿心脏结构复杂，对检查者要求较高，但只要检查者在超声检查过程中遵循一定的顺序及观察思维方法，对重要切面逐一显示而不遗漏，就可以检查出绝大多数的先天性心脏病。

5. 胎儿腹部

（1）正常胎儿腹部声像图：腹部轮廓应是圆形，边缘光滑，在左上腹能见到有液体平面的胃，右上腹可见到肝脏，常能见到肝脏下的胆囊（图9-27）。腹围测量标准平面及方法（图9-28）：横切面；圆形；脐静脉显示后1/3段（图9-29）；胃泡显示；肾脏不显示；腹围图像放大至少占屏幕50%以上；测量游标放置处：双直径法（前后径、横径）或椭圆测量法（腹部皮肤外缘）。

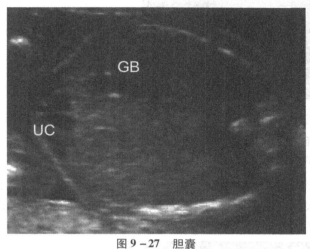

图9-27 胆囊

腹围平面向下斜横切面，胆囊（GB）与脐血管（UC）同一平面显示，呈梨形

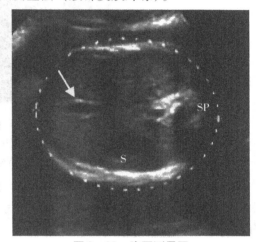

图9-28 腹围测量图

胃泡（S）和肝内脐静脉平面（箭号）腹部横切面可见脐静脉连接到左门静脉，SP：脊柱

脐带在脐部进入胎儿腹部（图9-29），腹壁的各个部位应当是完整的。

腹部横切面图可见到肾位于腰椎两侧（图9-30），纵切面图可见每个肾形结构都有包膜回声及肾窦回声。有时可在肾盂内见到少量液体，肾盂前后径应<10mm，宽度>15mm时视为异常，应注意泌尿道梗阻。正常情况下，胎儿输尿管不能显示。晚期妊娠在肾实质内可见到低回声的肾髓质锥体。胎儿肾上腺位于肾上极内前方，纵切面近似三角形，周边的肾上腺皮质呈低回声，中央的髓质呈高回声。胎儿肾上腺的大小与胎龄呈正相关。

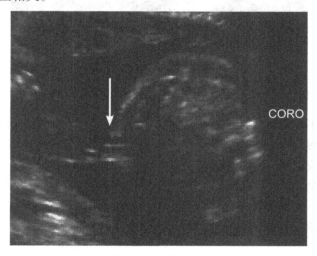

图9-29 脐带附着

脐带附着平面的胎儿腹部横切面（箭号）显示完整的前腹壁

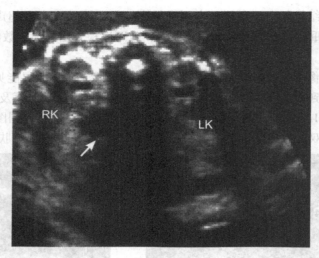

图 9 - 30　肾脏

腹部横切面肾脏位于腰椎两侧，肾盂内少量液体，LK:
左肾；RK：右肾箭号为低回声肠管

膀胱是胎儿盆腔或下腹部的无回声结构（图 9 - 31），12 周后开始显示。膀胱未排尿时较大，排尿后变小，正常膀胱每 20 ~45 分钟充盈和排气 1 次，正常膀胱直径在 50mm 以内，过大的膀胱需动态观察有无缩小。

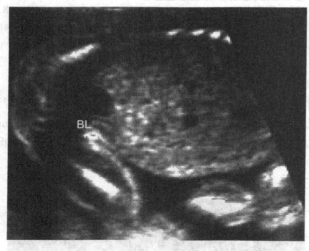

图 9 - 31　膀胱

胎儿腹部纵切面显示图显示盆腔和下腹部的膀胱（BL）

肠管和肠系膜大多在下腹部，其回声比肝脏强，比骨骼低。除非近足月，正常胎儿的肠襻很难看到，近足月时，可在胎儿腹部看到既有强回声又有低回声的结肠外周部（图 9 - 32）。越近足月结肠的横径越宽，但结肠的宽度应 <20mm，过宽应注意肠管的异常或畸形的存在。

（2）检查技巧：胎儿腹部扫查时要进行纵切面、横切面、冠状切面等多切面扫查，扫查过程中要结合脏器的解剖位置、脏器的回声以及血流信息综合判断。有时由于胎儿体位影响，检查不满意时可以改变孕妇体位或等待胎儿活动后再扫查。

6. 四肢

（1）正常胎儿四肢声像图：至中期妊娠时胎儿所有上、下肢长骨的骨干应骨化完成。前臂的尺骨、桡骨、下肢的胫骨、腓骨（图 9 - 33）、上臂的肱骨、大腿的股骨都很容易确定。尺骨较桡骨长，上端粗大，下端细小，与小指同侧。而桡骨相反，上端细小，下端粗大，与拇指同侧。胫骨的近端较腓骨的近端粗大得多。两根骨骼是平行的，不会出现交叉现象。股骨测量平面及方法（图 9 - 34）：尽量水平（与水平面夹角 <45°）；完全清晰显示骨头两侧末端；股骨长轴图像放大至少占屏幕 50% 以上；测量游标放置处：外侧—外侧（两端骨平面中点）。胎儿手常是握拢的，胎儿活动时常见胎儿手张开（图 9 - 35），胎足（图 9 - 36），常与胫骨和腓骨平面垂直。

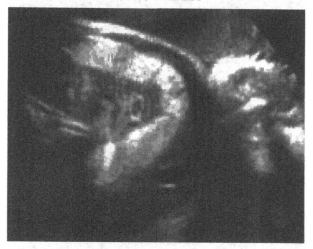

图 9 - 32　肠管
足月妊娠胎儿腹部外周可见结肠内容物呈增强致密光点

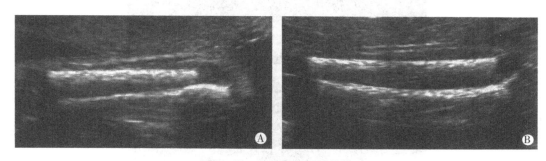

图 9 - 33　前臂和小腿的长骨
A. 前臂成像显示桡骨（上）和尺骨（下）；B. 小腿成像显示胫骨（上）和腓骨（下）

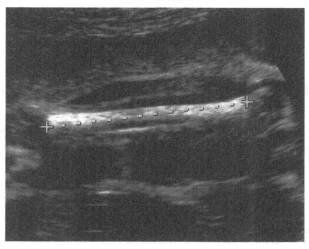

图 9 - 34　股骨测量
妊娠 26 周胎儿，电子游标标志骨化的股骨干两端，测量股骨的长度

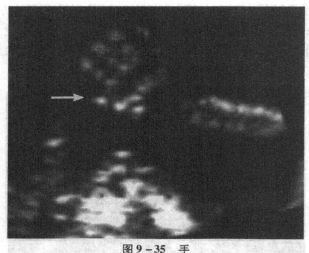

图 9 – 35　手

手张开，可见每个手指 3 个指骨，拇指 2 个指骨（箭号）

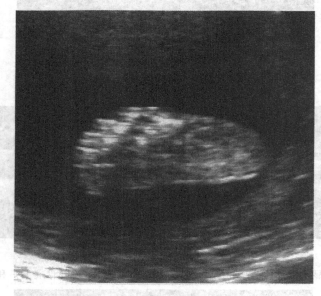

图 9 – 36　足

足成像显示其正常形状及 5 个足趾

（2）检查技巧

A. 上肢骨的扫查：在胎儿肩胛骨的稍外侧旋转探头可显示肱骨，沿肱骨长轴找到肘关节，再向远端追踪显示尺桡骨及手。

B. 下肢骨的扫查：沿胎儿脊柱向下纵向扫查直到骶骨，此时常可见一侧股骨，再慢慢转动探头显示股骨全长。确认股骨后顺着股骨向下找到膝关节，膝关节下方即为胫腓骨，继续追踪至双足。注意关节的连接及活动。

（3）点评：只要羊水适中，胎儿的四肢显像较好。检查者检查时一定要遵循连续性，一侧肢体检查完后再检查另一侧肢体，双胎妊娠时胎儿肢体较多，更应如此，以免遗漏。

（三）中晚期妊娠的非胎儿性结构

1. 脐带

（1）临床特征：脐带含有血管，用以沟通胎儿与胎盘间的血运。脐带最外面的一层膜是羊膜的延续，膜内充满华通胶和脐血管，正常脐带有一条静脉和两条动脉。脐动脉与胎儿盆腔内的髂内动脉连接。胎儿心脏收缩时脐动脉的血自胎儿流向胎盘，经脐静脉流回到胎儿体内，经左门静脉再经过静脉导管进入下腔静脉。

（2）声像图特征：只要不是严重的羊水过少，均可见羊水里的脐带自胎盘伸到胎儿（图9-37）。脐带在胎儿和胎盘的附着部位大多都能看清。利用彩色多普勒可加强对脐带的观察。脐带横切面可见到一个大的和两个小的光环，大的代表脐静脉，小的代表脐动脉。脐血管在胎儿体内的延伸可通过彩色多普勒显像，尤其是两条脐动脉于胎儿膀胱两侧，更易显示（图9-38）。脐动脉频谱多普勒显示搏动血流，在整个胎儿心动周期内正常前向的血流是连续不断向前流动的，随妊娠进展收缩期与舒张期的比值呈下降趋势，正常是妊娠26~30周<4，30~34周<3.5，在34周以后<3。

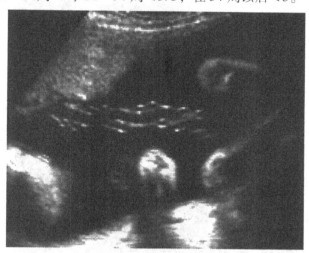

图9-37 脐带
图示脐带的胎盘附着处

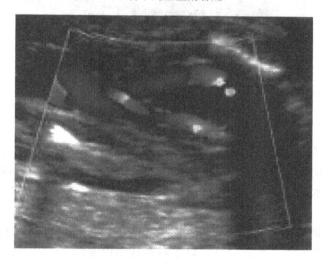

图9-38 脐动脉
CDFI清晰显示膀胱两侧的两条脐动脉

2. 胎盘

（1）病因病理：胎盘是胎儿和母体循环系统沟通的器官，它将氧和营养物质从母体输送到胎儿，并将胎儿的废物送回到母体。胎盘由多个绒毛叶组成。脐带正常附着差不多是在胎盘中央部位。自脐带附着部位脐动脉和脐静脉沿胎盘表面走行，然后分出多个分支穿入绒毛小叶。

（2）声像图特征：中期妊娠胎盘超声显像为外周妊娠囊上的一部分均匀回声结构（图9-39）。若无胎儿声影遮挡，均可看清脐带胎盘附着部位。晚期妊娠常可见到胎盘内的钙化（图9-40），晚期妊娠后期钙化可环绕绒毛小叶。

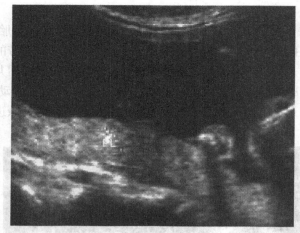

图 9 - 39　20 周胎盘
胎盘图显示为均匀回声结构

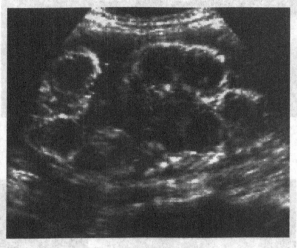

图 9 - 40　晚期妊娠胎盘
胎盘声像显示环状强回声

3. 羊水

（1）临床特征：羊水充满羊膜腔并包绕着发育中的胎儿，为胎儿提供生长空间，防止胎儿受到外来创伤。在早期妊娠和中期妊娠的前期，羊水来自羊膜渗入的液体。大约妊娠 16 周以后，羊水主要来自胎儿尿。在这期间，羊水量取决于其产生和消耗的动力学平衡：胎儿排尿产生羊水，胎儿吞咽和胃肠道吸收而消耗羊水。

（2）声像图特征：中期以前正常羊水是无回声的，晚期妊娠可见有回声的胎脂颗粒在羊水内飘动。超声评价羊水量常选用以下方法。主观评价：对羊膜囊整体扫查后，检查者要按照相应孕周羊水总量是否在正常范围来判断。单个最深羊水池测量：在羊水最深区域，垂直测量羊水最大深度。正常在 3 ~ 7cm。四象限羊水指数：通过孕妇脐部经由横向和矢状而将子宫分为四个象限，在每个象限测量最大羊水深度，并计算四个测量值的总和，就是羊水指数，羊水指数正常值是 8 ~ 18cm。

（杨绿敏）

第二节　流产

妊娠不满 28 周自行终止者，称为自然流产。终止于 12 周以前称为早期流产，发生在 12 周后称为晚期流产。早期流产为一发展过程，可分为先兆流产、难免流产、不完全流产、完全流产、胚胎停育。

一、病因病理

根据妊娠的不同阶段和发展过程，临床症状不同。先兆流产：子宫颈口未开，妊娠物未排出，仍有可能继续妊娠。难免流产：阴道流血增多，腹痛加重，宫颈口已扩张，临床诊断并无困难，超声检查的目的是了解妊娠物是否排出完全。不全流产：妊娠囊已排出，宫腔内仍残留部分组织物及血块，初期阴道出血较多，妇科检查宫颈口可见活动性出血或组织物堵塞。不完全流产组织物残留时间较长时，表现为不规则少量阴道流血，妇科检查没有阳性体征。如果组织物残留时间过长，可并发感染，临床上出现发热、白细胞增多等表现，为感染性流产。完全流产：阴道出血停止，宫颈口闭合，子宫缩小。胚胎停育是指胚胎已经死亡但未自然排出，也属于难免流产。

二、声像图特征

根据各种不同的类型，声像图表现有所不同。

1. 先兆流产

（1）超声表现：宫腔内见妊娠囊，孕囊位置正常，可见胎心搏动，胚胎大小符合孕周。宫颈内口紧闭。胚囊与子宫壁之间可见少量液性暗区（绒毛膜下血肿）（图9-41）。

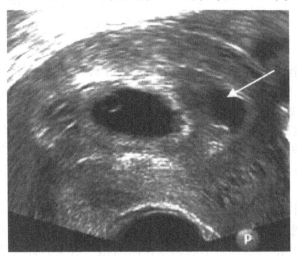

图9-41 先兆流产
子宫纵切面图显示胚囊外的液性暗区（箭号），孕囊位置、卵黄囊形态正常

（2）鉴别诊断

1）难免流产：孕囊变形，孕囊位置下移或无胎心搏动，宫颈口已开。

2）双胎妊娠：先兆流产伴宫内局限性液性暗区时需与双胎妊娠鉴别，双胎妊娠可见两个孕囊声像，形态规则，呈圆形或类圆形，周边可见强回声环，囊内可见卵黄囊、胚芽。先兆流产时宫内的局限性液性暗区形状呈新月形，周边为子宫内膜回声，暗区内无卵黄囊、胚芽。

2. 难免流产

（1）超声表现：可见剥离征象，宫颈口已开，妊娠囊下移达子宫下段或颈管内，胚胎可存活，也可无胎心搏动。

（2）鉴别诊断：宫颈妊娠：宫颈妊娠时，宫颈膨大，与宫体比例近1∶1，甚至大于宫体，宫腔内膜增厚并蜕膜化，宫颈内口闭合，胚芽可见胎心搏动。

3. 不全流产

（1）超声表现：子宫小于孕周，宫腔线粗细不均，宫腔内可见不规则斑状、团状高回声（图9-42），彩超示宫腔内不均质高回声区内无血流信号，但相邻局部肌层内可见丰富的血流信号，为低阻力的类滋养层周围血流频谱。

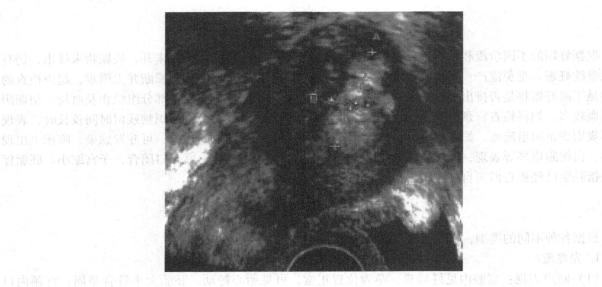

图 9-42　不全流产
人流术后一周，仍有阴道流血来诊，子宫正常大小，宫腔内可见不均质高回
声团，与子宫肌层分界清，CDFI 检测无明显血流信号

（2）鉴别诊断

1）子宫黏膜下肌瘤：形状呈类圆形，边界清楚，CDFI 检查可见环绕周边走行的血流信号。

2）子宫内膜息肉：形状呈类圆形，边界清楚，常为高回声，CDFI 可见血流信号自蒂部走向团块中心。

3）子宫内膜炎：宫腔线连续，内膜增厚，回声增强，并见少量液性暗区。

4）子宫内膜癌：内膜不均匀增厚，常呈局灶状，可伴宫腔内积液，侵犯肌层时与肌层分界不清，CDFI 检查子宫内膜内或内膜基底部可见条状或点状彩色血流信号，RI 小于 0.4。

4. 完全流产　超声表现：子宫大小接近正常，宫腔内膜已呈线状，宫腔内可有少许积血声像。

5. 胚胎停止发育

（1）声像图特征：经阴道超声显像见不到胚胎心跳和以下任一项来确立：①声像图显示胚胎的长度超过 5mm（图 9-43）。②已确知妊娠囊至少在 6.5 孕周以上（孕龄确定依据以前的超声检查及体外受精胚胎移植时间）。怀疑有胚胎停育而不能确定诊断的超声所见有以下几点：①平均妊娠囊直径 > 8mm，而见不到卵黄囊。②平均妊娠囊直径 > 16mm 而见不到胚胎。③β-HCG 在 1 000mIU/mL 而见不到妊娠囊。怀疑有胚胎停育时，应进行超声随访，以明确诊断。

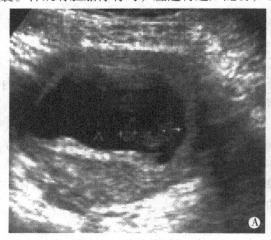 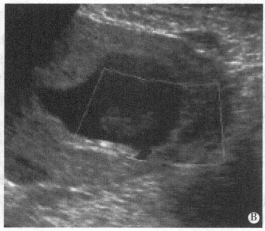

图 9-43　胚胎停止发育
A. CRL22mm，未见胎心搏动；B. CDFI 未见胎心闪烁

（2）检查技巧：可经腹或经阴道扫查，经腹扫查时，被检查者适当充盈膀胱，检查者将探头置于下腹部，对子宫进行系列纵切面及横切面扫查，扫查后位子宫时，探头可适当向足侧偏斜，避免声束与宫腔平行造成回声失落。经阴道扫查时，被检查者排空膀胱，探头置入阴道紧贴宫颈及阴道穹窿，重点观察宫腔内有无孕囊，孕囊位置、形态，孕囊内有无胚芽及胎心搏动，宫颈是否闭合，最后扫查双侧附件区。

（3）点评：超声能向临床提供重要的辅助诊断信息，如妊娠囊的位置、形态、胚胎的大小及是否存活、宫颈口闭合等情况，以便临床医生对患者流产类型做出快速正确的诊断及处理，如先兆流产可行积极保胎治疗，难免流产及不全流产应及时清除宫腔内容物，而完全流产则可以避免不必要的清宫。

（杨绿敏）

第三节　异位妊娠

异位妊娠是指受精卵种植在子宫体腔以外部位的妊娠。在所有妊娠中，0.5%～1%是异位妊娠，以输卵管妊娠最为多见，占95%，其中以输卵管的峡部和壶腹部最多。

输卵管有瘢痕的妇女或是通过辅助生殖技术怀孕的妇女，异位妊娠的危险度增加。由于盆腔炎症疾患发病率升高以及辅助生殖技术的增多，异位妊娠发病率增加。

患者可出现停经、阴道淋漓出血、腹痛，内出血也不少见。未破裂的输卵管妊娠无明显腹痛；流产型有腹痛但不剧烈；破裂型腹痛较剧烈，伴贫血；陈旧性输卵管妊娠不规则阴道流血时间较长，曾有剧烈腹痛，后呈持续性隐痛。体征：腹部压痛或反跳痛，宫颈举痛，宫体增大，宫旁可触及包块。

一、输卵管妊娠

（一）声像图特征

（1）宫腔内无胎囊，内膜增厚，可出现假妊娠囊（异位妊娠妇女宫腔内的血液或分泌物称为假妊娠囊。它与真妊娠囊的区别在于其内部没有卵黄囊及胚胎，囊的周围也没有双环征回声）。

（2）附件区包块：当宫外孕未破裂时，可表现为类妊娠囊的环状高回声结构，内为小液性暗区（图9-44）。有时可见妊娠囊，囊内可见有胎心搏动的胚胎或卵黄囊（图9-45）（停经6周以上）。在类妊娠囊的周围可记录到类滋养层周围血流频谱。宫外孕破裂时，附件区包块根据病程长短可表现为实性或囊、实性混合回声。经腹扫查不如经阴道扫查清晰，彩超有助于判断胚胎是否存活，存活胚胎可见小囊内有闪烁的血流。

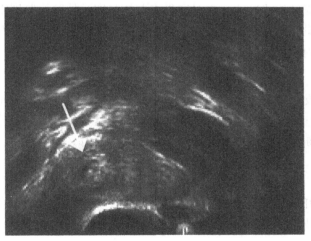

图9-44　异位妊娠之输卵管光环
卵巢（OV）内侧见一包块，包块内见环状高回声结构（箭号）

（3）有时患者腹腔内见大量的游离液体。

（4）彩色或频谱多普勒扫查时，附件包块周围的血流常常是高速低阻的血流。不过，多普勒对于异位妊娠的诊断意义不大，因为，无论有无多普勒血流特征，在"拟诊病例"中超声显示附件包块和子宫内没有妊娠囊的图像，诊断异位妊娠的概率已经高达90%。

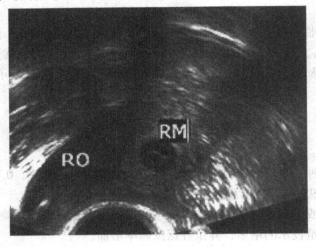

图 9 – 45　异位妊娠胚胎存活
右侧附件区包块（RM），其内见妊娠囊，囊内见卵黄
囊、胚芽及胎心搏动。RO：右侧卵巢信号

（二）鉴别诊断

1. 宫内早早孕　早早孕时子宫稍增大，内膜明显增厚，宫内未见明显妊娠囊声像，与输卵管妊娠的子宫声像表现一致，但附件区无明显包块回声，动态观察，宫内可出现孕囊声像。

2. 黄体破裂　黄体破裂一般无停经史，腹痛突起。超声表现子宫未见明显增大，子宫内膜无明显增厚，宫内未见明确妊娠囊，患侧卵巢增大，部分附件区可见低回声包块，对称卵巢正常，盆腹腔可见积液。有时声像图上很难鉴别，可通过仔细询问病史，及血 β – HCG 检查协助诊断。

（三）检查技巧

建议采用经阴道检查法，提高早期异位妊娠的检出率。先获取宫颈正中矢状切面，排除宫颈妊娠，再获取宫体矢状切面及横切面了解宫腔情况，然后探头向两侧摆动，在宫旁显示双侧卵巢声像，并在双侧附件区仔细寻找类妊娠囊结构或肿块。有时卵巢内黄体与卵巢外肿块鉴别困难，可用手推压腹部或移动探头，卵巢外肿块与卵巢间有相对运动。对于辅助生殖技术的患者，扫查发现宫内妊娠时，仍应仔细扫查双侧卵巢旁，排除宫内宫外同时妊娠。

（四）点评

当一个生育年龄的妇女出现盆腔疼痛和阴道出血，妊娠试验又是阳性行超声检查时，超声的解释应考虑临床表现。在临床拟诊病例有复杂附件包块时最有可能是异位妊娠，但是对于妊娠试验阴性的病例同样的超声所见却不能诊断异位妊娠。多普勒对异位妊娠诊断意义不大。

二、输卵管间质部妊娠

输卵管间质部妊娠是妊娠物种植在输卵管的壁内部分，即输卵管通过子宫角的部分。这是一种少见的异位妊娠，在辅助生殖技术妊娠的妇女中其发病率比自然怀孕的妇女要多。

（一）临床特征

输卵管间质部肌层较厚，妊娠可维持至14～16周才发生破裂。临床表现多为妊娠14～16周时突然腹痛，伴有脸色苍白、手脚冰冷、大汗淋漓等休克症状。妇科检查：子宫不对称性增大，一侧宫角明显突起。

（二）声像图特征

子宫增大，内膜增厚，宫腔内无孕囊结构，一侧宫角向外膨大突出，其内见妊娠囊。妊娠囊的侧方或上方肌层极少或根本就没有肌层。子宫内膜线在角部呈闭合状，与包块无连续关系（图9-46）。彩色多普勒在妊娠囊的周围可看到丰富血流信号。

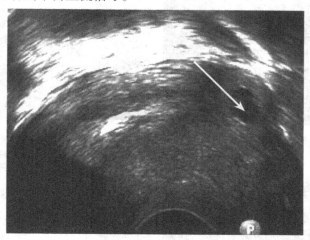

图9-46　输卵管间质部妊娠

左侧宫角外侧可见一包块回声（箭号），包块内可见孕囊结构，包块外侧未见明显子宫肌层回声，包块与子宫内膜未见明显连续关系

（三）鉴别诊断

间质部妊娠和偏心位置的子宫内妊娠可能有诊断上的困难，但是对它们的鉴别诊断特别重要。最能鉴别它们的超声图像是妊娠囊周围肌层的显像。若是偏心部位的妊娠囊，周围始终都包绕着正常厚度的肌层（5mm或更厚），即为子宫内妊娠；若是包绕妊娠囊的肌层极少或根本没有，则诊断为输卵管间质部妊娠。

（四）检查技巧

经阴道超声行子宫纵切面及横切面扫查，在横切面图上比较左右宫角的对称性，如果一侧宫角向外膨大突出，内见孕囊结构，孕囊周围肌层极少则应考虑输卵管间质部妊娠。

（五）点评

输卵管间质部妊娠破裂会造成大出血，甚至危及生命。由于临床上较难诊断间质部妊娠，故超声辅助诊断变得十分重要。超声可以较早地做出诊断，指导临床及时处理。

三、子宫颈妊娠

子宫颈妊娠即妊娠物种植在宫颈。这种妊娠在自然怀孕中非常罕见。种植在宫颈内的妊娠囊可以生长到早期妊娠的中期，由于包绕妊娠囊的子宫颈部分随妊娠囊的增长而过度伸展，患者出现疼痛及阴道流血，若不迅速处理严重出血足以威胁孕妇的生命。

（一）临床特征

有停经史、早孕反应、阴道流血，起初为血性分泌物或少量出血，继而出现大量阴道流血。出血多为孕5周开始，在孕7周至10周出血常为多量出血。

（二）声像图特征

宫颈径线增大，妊娠囊位于子宫颈内，囊内常有卵黄囊及胚胎（图9-47）。CDFI显示宫颈肌层血管扩张，血流异常丰富，可见滋养层周围血流，宫颈内口关闭。早早孕时期，宫颈可不明显增大。

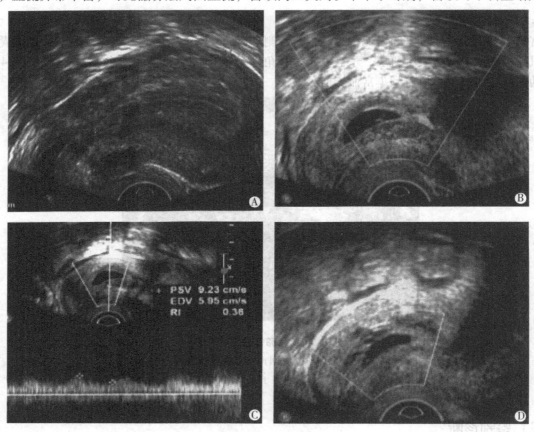

图 9－47　宫颈妊娠

A. 经阴道超声扫查，宫腔内未见孕囊，子宫内膜增厚，宫颈内口闭；B. 经阴道超声扫查，宫颈管膨大，其内见妊娠囊，囊内见卵黄囊及胚芽，CDFI 宫颈肌层内血流信号异常丰富；C. PW 显示滋养层周围血流频谱；D. 宫颈妊娠介入治疗后第二天，妊娠囊形态欠规则，囊内回声不清晰，滋养层周围血流消失

（三）鉴别诊断

子宫颈妊娠容易与进行中的自然流产相混淆。鉴别通常是根据子宫颈内的妊娠囊的显像做出诊断。子宫颈内有一个完整的、卵圆形的或是周围有厚厚的轮状回声的囊，高度提示子宫颈妊娠。若是囊内见到胚胎的胎心搏动，则子宫颈妊娠的诊断更加可靠。相反，若是囊塌扁，周围没有或几乎没有轮状回声，囊内也没有胚胎或是仅有死亡的胚胎，多半应诊断为进行中的自然流产。在不能确定诊断的时候，过一天再重复扫查有可能做出清楚的诊断，显像没有改变者为子宫颈妊娠，若是妊娠囊不显像或是显像有明显的改变，则表明是进行中的自然流产。

（四）检查技巧

在行超声检查时，对宫颈纵横切面扫查一般都能做出诊断。在不能明确诊断的时候，过一天再重复扫查有可能做出清楚的诊断。

（五）点评

临床早期诊断宫颈妊娠比较困难，超声是诊断宫颈妊娠的重要辅助手段。

四、剖宫产术后子宫瘢痕处妊娠

剖宫产术后子宫瘢痕处妊娠是一种宫内异位妊娠，胚胎着床于剖宫产子宫的瘢痕处，由于此处无正常的子宫肌层和内膜，绒毛直接侵蚀局部血管，局部血流异常丰富，如不警惕，宫腔操作时极易大出血，危及生命。

（一）临床特征

患者有剖宫产病史，有停经、早孕反应及阴道流血等。临床症状与宫颈妊娠及难免流产相似，容易误诊。

（二）声像图特征

孕早期表现为宫腔及颈管内无孕囊，宫颈管为正常形态，内外口闭，子宫峡部可向前突出，可见妊娠囊声像或杂乱回声结构，该处子宫肌层变薄，CDFI 检查局部肌层血流信号异常丰富，可记录到高速低阻的血流频谱（图 9 – 48）。

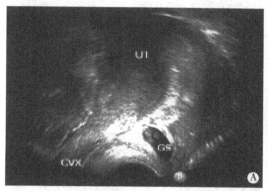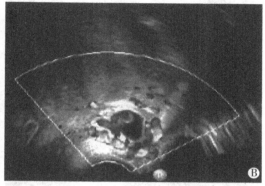

图 9 – 48 瘢痕处妊娠

剖宫产术后一年，停经 47 天，尿 HCG（＋），经阴道超声检查，子宫稍增大，剖宫产切口处可见孕囊声像，其内可见胚芽及胎心搏动，该处子宫肌层变薄，宫颈管为正常形态。CDFI 检测局部肌层血流信号异常丰富（UT：子宫；GS：妊娠囊；CVX：宫颈）

（三）鉴别诊断

1. 难免流产 宫腔内孕囊变形，妊娠囊下移达子宫下段或颈管内，宫颈内口可处于张开状态，孕囊周围肌层厚度正常，CDFI 检查无异常血流信号。

2. 宫颈妊娠 宫颈膨大，宫颈管内见孕囊结构，宫颈内口闭合，子宫峡部不突出。

（四）检查技巧

对于有剖宫产病史，临床拟早孕患者行超声检查时，如果发现孕囊位置位于峡部，应警惕瘢痕部位妊娠。重点观察前壁肌层的厚度及局部肌层血流信号的情况。如果肌层菲薄，肌层血流信号异常丰富，应考虑此病。

（五）点评

剖宫产术后瘢痕处妊娠时胚胎着床于瘢痕处，此处无正常肌层及内膜，绒毛直接侵蚀局部血管，局部血流异常丰富，如不警惕，行人工流产时极易大出血、穿孔甚至危及患者生命。准确地超声诊断对临床处理起到决定性的作用。

五、残角子宫妊娠

（一）临床特征

残角子宫为先天发育畸形，由于一侧副中肾管发育不全所致。残角子宫往往不与另一侧发育较好的子宫腔相通，但有纤维束与之相连。残角子宫妊娠是指受精卵种植于子宫残角内生长发育。残角子宫妊娠受精方式可能有两种情况：一是精子经过对侧输卵管外游至患侧输卵管内与卵子结合而进入残角；一是受精卵经对侧输卵管外游至患侧输卵管而进入残角着床。残角壁发育不良，不能承受胎儿生长发育，常于妊娠中期发生残角子宫破裂，引起严重内出血，症状与输卵管间质部妊娠相似。

（二）声像图特征

子宫稍增大，宫腔内见增厚的蜕膜回声，子宫一侧见一包块，内有妊娠囊，可见胚胎或胎儿，囊外有肌层回声，包块与子宫紧贴或有蒂相连（图9-49）。

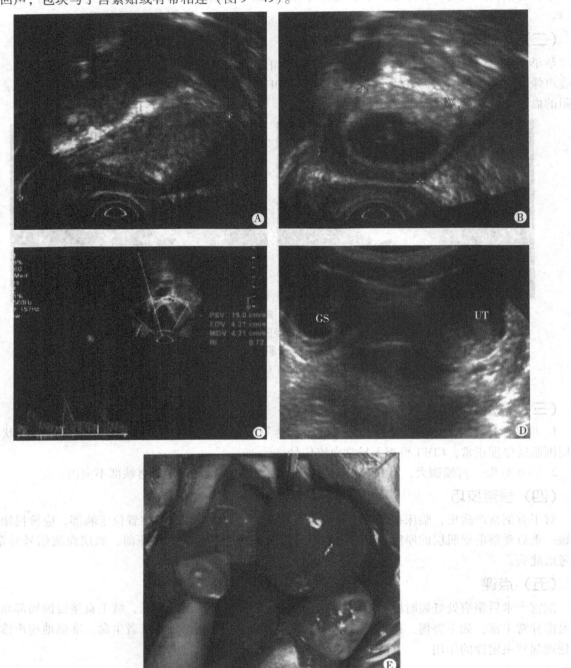

图9-49 残角子宫妊娠

A. 经阴道超声扫查宫腔内未见妊娠囊；B. 子宫右侧包块，其内见妊娠囊，囊内见胚芽及胎心，妊娠囊外有低回声肌层包裹；C. CDFI妊娠囊外低回声内探及子宫动脉频谱；D. 经腹部超声扫查，包块距离子宫较远；E. 术中见残角子宫妊娠（b），右侧卵巢增大，内见黄体（c），残角子宫与子宫（a）间见索带相连

（三）检查技巧

对于临床拟早孕行超声检查时，如果宫内未见妊娠囊，应重点扫查左右盆腔，范围尽可能大，如果在子宫一侧见到球形包块，包块内见孕囊回声，孕囊周围见低回声的肌层回声即可诊断。

（四）点评

残角子宫妊娠少见，如果不及时诊断，继而发生残角破裂会导致大出血，甚至危及患者生命。超声检查可早期发现残角子宫妊娠，确诊后应及早手术，切除残角子宫。

六、腹腔妊娠

（一）临床特征

腹腔妊娠是一种罕见的妊娠囊种植在腹腔的妊娠。这类妊娠的发生有两种途径，一种是妊娠囊直接种植在腹腔，另一种是异位妊娠先发生在输卵管，以后由于输卵管妊娠破裂或者妊娠囊从输卵管伞端排出，妊娠囊再种植于腹腔。

（二）声像图特征

在早期妊娠的前、中期，超声不可能区分腹腔妊娠和其他异位妊娠。在早期妊娠的晚期或更晚一些的时候，只要显示子宫外有存活的胎儿就高度提示是腹腔妊娠。因为输卵管妊娠不可能达到如此巨大的妊娠。由于腹腔妊娠可以接近子宫底部，必须仔细确定子宫的轮廓，才能确定妊娠囊是在子宫的外面。有时为了明确这一点需要行阴道超声扫查。

（杨绿敏）

第四节　多胎妊娠

一次妊娠宫腔内同时有两个或两个以上胎儿时称为多胎妊娠，双胎妊娠多见。由于辅助生殖技术发展广泛开展。多胎妊娠的发生率明显增加。

多胎妊娠的成因有二：一是由于超过一个卵子排出并受精而成。这类多胞胎儿的基因各异，并且都具有独立的羊膜（多羊膜型）、绒毛膜及胎盘（多绒毛膜型）。第二类多胎妊娠是由单一受精卵形成的胚胎质分裂为两个或以上基因相同的胎儿。这类多胞胎儿则可能共享同一个胎盘（单绒毛膜）、同一羊膜囊（单羊膜），甚至胎儿器官，视乎分裂在何时出现。

以单卵双胞胎而言，有1/3胚胎质在受精三天内分裂，每个胎儿各有独立的胎盘及羊膜囊（双绒毛膜双羊膜）。若胚胎在受精第四天或以后才分裂，胎儿各自有其羊膜囊但共享一个胎盘（单绒毛膜双羊膜型），单绒毛膜型胎盘可能带有互通双胎的血管。若在第九天或以后分裂，则会造成单绒毛膜单羊膜胎盘；而在第十二日以后分裂，则可能会造成连体双胞胎。

一、多胎妊娠声像图

妊娠6周前超声还不能清楚地检出胚胎及其心跳，可以通过计数妊娠囊（图9-50A）和卵黄囊的数目来判断妊娠的数目。大多数情况是每一个妊娠囊内都有和胚胎个数一样多的卵黄囊。妊娠6周以后则以计数有心跳的胚胎（或胎儿）数来确定胎儿的个数（图9-50B）。随着孕周增加，各个胎儿分辨清楚，检查各胎儿时分别从胎头沿脊柱追踪观察头、颈、胸、心脏、腹部、肢体，分别测量，注意胎儿间有无胎膜相隔，胎儿间有无联系，排除联体双胎。

通过声像图追踪发现，妊娠6周以前检出的妊娠个数可能少于或多于实际妊娠的个数（图9-51）。早期声像图计数的妊娠个数可能多于以后妊娠的个数，这是由于会有1个或更多个胚胎不发育，甚至连同其妊娠囊也被吸收的缘故。早期的声像图计数少于以后的妊娠个数，这是因为早期的妊娠囊大小有差异，在超声图上有的能看到有的还不能看到的缘故。

— 169 —

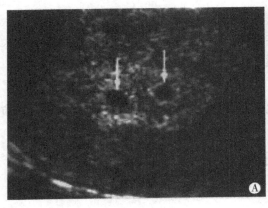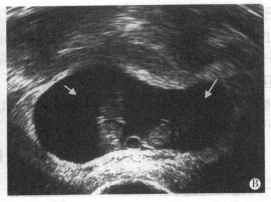

图 9 - 50　双胎妊娠

A. 妊娠 5 周，子宫横切面声像图显示 2 个妊娠囊，囊内未见卵黄囊及胚胎，囊之间有厚隔膜；B.
妊娠 8 周子宫横切面声像图显示 2 个胎儿，每一胎儿都有羊膜包绕（箭号），仅有一个妊娠囊

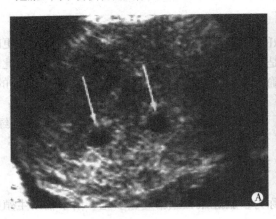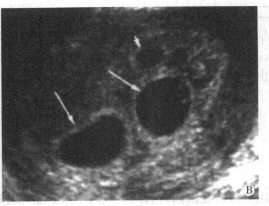

图 9 - 51　三胎妊娠

A. 孕 5 周时声像图显示子宫内为两个妊娠囊，囊内未见卵黄囊及胚胎（箭号）；B. 10 天后仍能见
到原来的妊娠囊（长箭号），并能见到第三个较小的妊娠囊（短箭号），三个妊娠囊内均见到有胎
心搏动的胚胎，后来的声像图显示三个胚胎正常发育，并分娩三个正常的新生儿

二、产前判断绒毛膜性的重要性

（1）妊娠临床结局的主要决定因素是绒毛膜性，而非同卵/异卵性。

（2）在单绒毛膜双胎中，流产、临产死亡、早产、胎儿生长迟缓及胎儿畸形的发生率远高于双绒
毛膜双胎。

（3）若单绒毛膜双胎的其中一个胎儿死亡，另一胎儿有很大机会突然死亡或出现严重神经受损。

三、超声多胎妊娠绒毛膜性的判断

要验证是单卵或双卵双胞，唯一方法是 DNA 纹印鉴证，而这要借助羊膜腔穿刺、绒毛取样或脐带
穿刺等侵入性检查。而判断绒毛膜性，则可透过超声检查胎儿性别、胎盘数目及双胎间之隔膜而得知。
异性别双胞胎必然是双卵双胎，因此亦必是双绒毛膜双胞胎；然而，约 2/3 的双胞胎的性别相同，这种
情况下，单卵或二卵双生均有可能。同样地，若双胞胎各有独立分开的胎盘，则胎盘必为双绒毛膜性。
然而，在大部分双胎中的两个胎盘融合，故不能单靠此分辨胎盘的绒毛膜性。

在双绒毛膜双胎中，双胎间之隔膜包含一层绒毛组织，夹在两层羊膜之间；而在单绒毛膜双胎中，
隔膜间并没有这层绒毛层。判断绒毛膜性的最佳方法和时间，是在孕 6～9 周进行超声检查。若在双胎
之间观察有一层厚膜分隔，该厚膜便为绒毛层，可确定是双绒毛膜，否则便是单绒毛膜。这层厚隔会渐

渐变薄，形成双胞膜的绒毛成分，但在膜底部则仍然保持厚度，成三角形状或"人"字状，这种超声特征又叫"双胎峰"（图9－52）。

在10～13周以后超声检查双胞胎间隔膜底部有否出现"人"字状，亦能可靠地分辨绒毛膜性。但随孕周增长，平滑绒毛膜会消退，"人"字状便渐渐变得难以辨认，至20周时，只有85%的双绒毛膜妊娠会出现"人"字状。故此，在20周及其后没有发现"人"字状并不构成单绒毛膜的证据，亦不能排除双绒毛膜或二卵双生的可能性。相反，由于没有单绒毛膜妊娠会在10～13^{+6}周扫描后出现"人"字状，因此在任何时候发现这特征，均可作为双绒毛膜的证据。

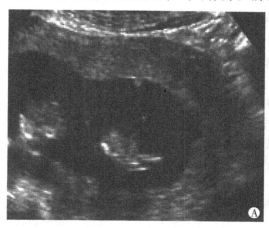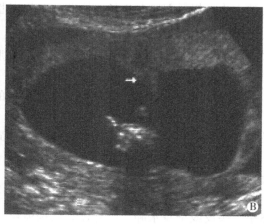

图9－52　孕13周单绒毛膜（A）和双绒毛膜（B）双胎声像图
在双绒毛膜妊娠中，隔膜底部出现"人"字状声像即"双胎峰"

四、多胎妊娠的并发症

（一）双胎体重生长不协调

1. 临床特征　双胎之间（可发生在双卵双胎或单卵双胎中）生长不协调的定义为双胎体重相差20%以上。据报道可发生于23%的双胎妊娠。

2. 声像图特征

（1）双胎体重相差20%或20%以上可提示双胎体重生长不协调；双胎体重相差百分比的计算方法：（A－B）×100%／A，A为体重较重的胎儿，B为体重较轻的胎儿。

（2）比较双胎的腹围可相对较准确地预测双胎体重生长不协调：24周后双胎腹围相差20mm或以上，对预测双胎体重生长不协调的阳性预测值为85%（图9－53）。

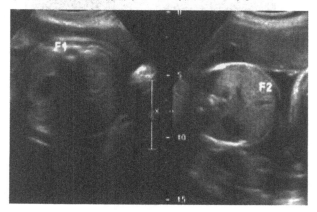

图9－53　双胎体重生长不协调
F1：胎儿 AC278mm；F2：胎儿 AC229mm

（3）超声发现体重较小的胎儿羊水过少也是危险因素：体重和羊水均不协调的双胎的预后较单纯体重生长不协调的预后差。前者的病死率、颅内出血、产后心肺复苏均较后者高。

3. 鉴别诊断 双胎输血综合征：常发生在单绒毛膜双羊膜双胎妊娠中，而双胎体重生长不协调可发生在各种类型的双胎妊娠中。前者除了双胎体重相差20%或20%以上外，还存在其他异常，Ⅰ期一胎儿羊水过多，一胎儿羊水过少；Ⅱ期羊水过少的供血儿膀胱不充盈；Ⅲ期供血儿脐动脉频谱异常；Ⅳ期羊水过多的受血儿出现水肿；Ⅴ期出现一胎儿或二胎儿死亡。

4. 点评 双胎生长不协调易发生早产、死产，较小胎儿发生低体温、低血糖等。超声能较准确判断双胎儿的大小，提示双胎儿生长不协调，对临床监测、处理等有非常重要的指导意义。

（二）双胎之一死亡

1. 临床特征 双胎之一死亡可以是双绒毛膜双胎或单绒毛膜双胎中的一胎儿死亡。

2. 声像图特征

（1）如果早孕期超声确诊为双胎妊娠，在以后的检查中仅发现一存活的胎儿，可诊断一胎儿死亡。

（2）早孕期双胎之一死亡者，宫腔内可以见两个孕囊回声，但只能显示一个孕囊内有发育正常的胚胎，而另一孕囊内胚胎组织少，无心管搏动，卵黄囊过大或消失。

（3）早孕晚期或中孕早期双胎之一死亡者，死亡胎儿可有人形，但内部结构难辨，有时可有少量羊水，有时仅能见一空囊，内见杂乱回声。

（4）中孕中晚期或晚期双胎之一死亡者，可以显示一死亡胎儿的图像，表现为颅骨严重变形，重叠，形态小，头皮或全身水肿，内部器官结构模糊，羊水少，无心脏搏动等。如能显示股骨或肱骨，可根据其测量值来估计胎儿死亡时间（图9-54）。

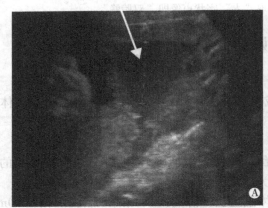
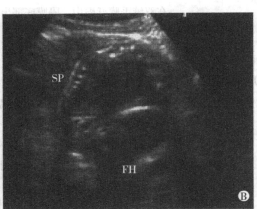
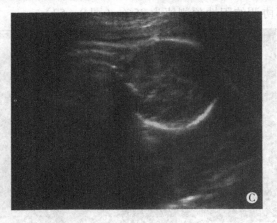

图9-54 双胎之一死亡

A. 双胎儿羊水回声明显不同，死胎儿羊水内密集低回声光点（箭号）；B. 死胎儿蜷曲结构不清晰；C. 另一正常胎儿。SP：脊柱；FH：胎头

3. 点评　早期妊娠双胎之一死亡，对孕妇及存活胎儿影响极少。但是，中、晚期妊娠双胎之一死亡，可明显增加存活胎儿的病死率和发病率，尤其是单绒毛膜双胎发病率更高。往往表现为神经系统和肾等功能受损。超声可判断绒毛膜性，双绒毛膜双胎存活胎儿绝大部分活胎儿出生后无明显并发症。同时，超声可监测存活胎儿的情况。

（三）联体双胎

1. 临床特征　联体双胎是指单卵孪生体部分未分离，在身体某部位互相连接的先天畸形。联体双胎的分型有头部联胎、胸部联胎、腹部联胎、脐部联胎、臀部联胎、双上半身联胎、面部寄生胎等。

2. 声像图特征　联体双胎类型不同，表现亦不同。

（1）仅有一胎盘，羊膜隔膜不能显示，仅有一个羊膜腔。

（2）两胎胎体的某一部位相连，不能分开，相连处皮肤相互延续（图9－55，图9－56）。

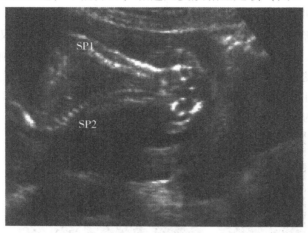

图 9－55　18 周联体双胎
双胎身体上半身颈、胸、腹部均融合，可见两个脊柱回声（SP1、SP2），未见颅骨光环

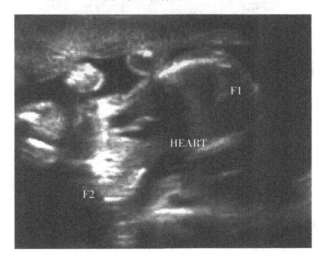

图 9－56　23 周联体双胎
横切面可见双胎儿共用一个心脏

（3）胎儿在宫内的相对位置无改变，总是处于同一相对位置，胎动时也不发生改变。

（4）仅有一条脐带，但脐带内的脐血管数增多，超过 3 条。

（5）早孕期超声检查时，如果胎儿脊柱显示分叉时应高度怀疑联体双胎的可能，应在稍大孕周进行复查。

（6）寄生胎为不对称性联体双胎，表现为两胎大小不一，排列不一，一胎儿器官正常发育，而另一较小的寄生胎未能发育成形，声像图上有时类似肿物样图像。

3. 检查技巧　超声诊断联体双胎时应特别谨慎，国外专家推荐至少复查一次超声检查。扫查时注意以下问题：①未分开的皮肤轮廓在同一解剖断面必须是恒定的表现，胎动时两胎之间的皮肤无错位现象，这样才能避免假阳性诊断。②双羊膜囊双胎之间的隔膜超声可能显示不清，两胎儿紧挨在一体时易造成联胎的假象。如果能显示隔膜，可排除联胎的可能。③双胎大小不一致时不能排除联体双胎，尤其是腹部、背部寄生胎，较小的寄生胎可能漏诊或误诊。④非常严重的联体双胎可能掩盖联体双胎的声像特征而形成一个巨体单胎的假象，应引起注意。

4. 点评　超声能准确地诊断联体双胎，判断联胎部位及其程度，为临床处理提供帮助。超声确诊为联体儿时，如需终止妊娠，妊娠26周前可行引产术，妊娠26周后一般宜剖宫取胎。

（四）无心畸胎序列征

1. 临床特征　无心畸胎序列征又称双胎动脉反向灌注综合征。是单卵双胎的独特并发症。无心畸形双胎有四种不同的类型：①无头无心型：最常见（图9-57）。其特征是颅骨缺失，上肢可缺失；②部分头无心型：可有部分发育的头部和大脑，躯干四肢可能存在；③无形无心型：胎儿为无定型团块或呈"水滴"样；④无心无躯干型：头部存在，脐带直接与头部相连或头部直接附着在胎盘上。无心畸胎对双胎均是一种致死性的严重畸形。

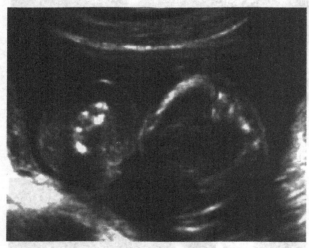

图9-57　无心畸胎
图左侧为无心畸胎，表现为团块结构，其内可见脊柱回声；图右侧为另一正常胎儿胸部横切面

2. 声像图特征

（1）双胎中一胎形态、结构发育正常，另一胎儿出现严重畸形，以上部身体严重畸形为主，可有下部身体如双下肢等结构。

（2）无心畸胎体内常无心脏及心脏搏动。

（3）上部身体严重畸形，可表现为无头、无双上肢、胸腔发育极差。

（4）部分无心畸胎仅表现为一实质性团块组织回声，内部无内脏器官结构。

（5）无心畸胎常有广泛的皮下水肿声像，在上部身体常有明显水囊瘤。

（6）频谱及彩色多普勒血流显像可显示无心畸胎脐动脉及脐静脉内血流方向与正常胎儿相反，无心畸胎脐动脉血流从胎盘流向胎儿髂内动脉达胎儿全身，脐静脉血流从胎儿脐部流向胎盘，正好与正常胎儿脐动脉和脐静脉血流方向相反。

3. 点评　无心畸胎是单卵双胎特有的并发症，可以是单绒毛膜囊双羊膜囊双胎或单绒毛膜囊单羊膜囊双胎。超声可定期监测胎儿生长情况和心血管状态。及时了解泵血胎儿是否存在水肿、心力衰竭、无心胎儿脐带有无血流信号等。超声监测对临床采取保守治疗、姑息治疗、介入治疗等有指导意义。

（五）双胎输血综合征

1. 临床特征　双胎输血综合征（TTTS）是指两胎儿循环之间通过胎盘血管的吻合进行血液输注，从而引起一系列病理生理变化及临床症状，是单绒毛膜囊双胎的一种严重并发症。

2. 声像图特征

（1）两胎儿性别相同，只有一个胎盘，隔膜与胎盘连接处无双胎峰，两胎间隔膜薄。据报道，隔膜厚度 <1～5mm，两胎儿性别相同时，可提示单绒毛膜性。

（2）胎儿各生长参数明显不同，两胎体重相差 20% 以上，腹围相差 20mm，均提示 TTTS 可能。

（3）出现典型的一胎羊水过多、一胎羊水过少序列征，受血儿羊水过多，最大垂直深度 >80mm，供血儿羊水过少，最大垂直深度 <20mm，严重羊水过少胎儿"贴附"在宫壁上，胎动明显受限，两胎之间的分隔常因与"贴附儿"皮肤紧贴而难以显示（图 9 - 58）。值得注意的是不是所有此序列征的都是 TTTS，以下情况亦有此种表现：①当一胎出现胎膜早破羊水外漏时，该胎儿表现为"贴附儿"。②当一胎儿有严重畸形如双肾严重畸形，羊水过少时可表现为"贴附儿"；如一胎儿近端胃肠道梗阻出现严重羊水过多时，另一正常胎儿可表现受压出现此特征性表现。

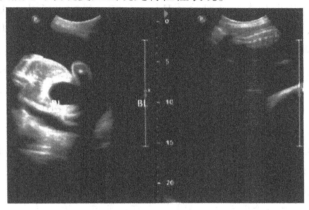

图 9 - 58　双胎输血综合征
左图示一胎儿羊水过多，膀胱增大；右图示另一胎儿羊
水过少，贴附于子宫前壁，活动明显受限，为贴附儿

（4）受血儿膀胱增大，供血儿膀胱过小或不显示。

（5）受血儿脐带直径大于供血儿脐带直径。

（6）脐带附着胎盘位置异常，常表现"贴附儿"附着胎盘边缘，亦可表现两脐带胎盘附着处极近，此时有可能发现两胎之间的血管交通。

（7）受血儿水肿或充血性心力衰竭，表现为胸水、腹水、心包积液，三尖瓣 E 峰 > A 峰，并可出现三尖瓣反流等。

3. 鉴别诊断　本病需与双胎生长不协调相鉴别，鉴别要点见上。

4. 点评　双胎输血综合征的围生期病死率很高。超声对怀疑 TTTS 综合征的病例，可动态观察，重点观察羊水情况，双胎之间羊水的巨大差异与两个胎儿的不良预后有关。同时，超声的分期评估对 TTTS 手术方案的选择十分重要。

（杨绿敏）

参考文献

[1] 余建明，刘广月．医学影像技术学［M］．北京：人民卫生出版社，2017．

[2] 高剑波．中华医学影像技术学［M］．北京：人民卫生出版社，2017．

[3] 刘万花．乳腺比较影像诊断学［M］．南京：东南大学出版社，2017．

[4] 胡蓓蓓．盆部影像检查技术［M］．南京：江苏大学出版社，2017．

[5] 周汉，韩白乙拉，王彩生．常见肝胆疾病影像学诊断图谱［M］．沈阳：辽宁科学技术出版社，2017．

[6] 郭万学．超声医学［M］．北京：人民军医出版社．2015．

[7] 任卫东，常才．超声诊断学［M］．北京：人民卫生出版社，2013．

[8] 刘延玲，熊鉴然．临床超声心动图学［M］．北京：科学出版社，2014．

[9] 王新房，谢明星．超声心动图学［M］．北京：人民卫生出版社，2016．

[10] 白人驹，张雪林．医学影像学诊断［M］．北京：人民卫生出版社，2014．

[11] 田家玮，姜玉新．临床超声诊断学［M］．北京：人民卫生出版社，2016．

[12] 龚渭冰，李颖嘉，李学应．超声诊断学［M］．北京：科学出版社，2016．

[13] 薛玉，吕小利．超声诊断学［M］．北京：科学出版社，2014．

[14] 张小红，王如瑛．腹部常见疾病超声诊断［M］．太原：山西科学技术出版社，2014．

[15] 姜玉新．中国胎儿产前超声检查规范［M］．北京：人民卫生出版社，2016．

[16] 姜玉新，张运．超声医学［M］．北京：人民卫生出版社，2016．

[17] 王浩．阜外医院心血管超声模板［M］．北京：中国医药科技出版社，2016．

[18] 黄道中，邓又斌．超声诊断指南［M］．北京：北京大学医学出版社，2016．

[19] 姜玉新，冉海涛．医学超声影像学［M］．北京：人民卫生出版社，2016．